Cathleen Lewis

Mein Wunderkind

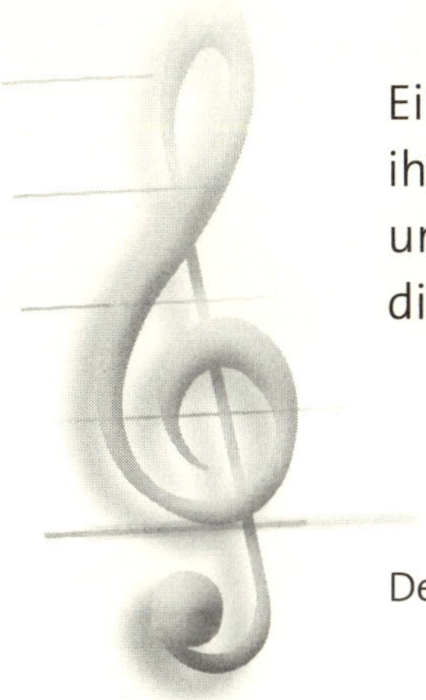

Eine Mutter,
ihr autistischer Sohn
und die Musik,
die alles veränderte

Deutsch von Wolfgang Günter

GerthMedien

FSC
Mix
Produktgruppe aus vorbildlich
bewirtschafteten Wäldern und
anderen kontrollierten Herkünften

Zert.-Nr. SGS-COC-1940
www.fsc.org

Verlagsgruppe Random House FSC-DEU-0100
Das FSC-zertifizierte Papier *Super Snowbright* für dieses Buch
liefert Hellefoss AS, Hokksund, Norwegen.

Die amerikanische Originalausgabe
erschien im Verlag Nelson Publishers, Nashville, Tennessee,
unter dem Titel „Rex".

Die Bibelzitate wurden, sofern nicht anders angegeben,
der folgenden Bibelübersetzung entnommen:
– Gute Nachricht Bibel, revidierte Fassung, durchgesehene Ausgabe
in neuer Rechtschreibung, © 2000 Deutsche Bibelgesellschaft, Stuttgart (GN).

1. Auflage 2010
Bestell-Nr. 816 456
ISBN 978-3-86591-465-1

Umschlaggestaltung: Hanni Plato; Christopher Tobias
Umschlagfoto: Micah Kandros Photography
Satz: Die Feder GmbH, Wetzlar
Druck und Verarbeitung: GGP Media GmbH, Pößneck
Printed in Germany

Prolog

Ich betrat mit meinem Sohn an der Hand den Raum. Er war aufgeregt und ging mit federnden Schritten. Als wir auf die Frau zugingen, die aufgestanden war, um ihn zu begrüßen, stand er fast unter elektrischer Spannung, und ein breites Lächeln umspielte seine Lippen. Sie sah wie immer elegant aus – perfekt gekleidet und frisiert. Sie lächelte, als er auf sie zukam.

Seine Begeisterung eilte ihm sozusagen voraus, noch bevor er sie erreicht hatte: „Schön, dich zu sehen, Lesley. Geht es dir gut?“, fragte er eifrig.

Lesley fragte ihn, ob sie ihm die Hand schütteln dürfe. Er streckte ihr eine schlaffe Hand entgegen, was im seltsamen Gegensatz zu seinen ansonsten eher überschwänglichen Bewegungen stand. Sie sah so zerbrechlich aus. Doch als die schicke Frau ihm die Hand gab, wirkte das auf ihn wie ein Adrenalinstoß, und unter ihrem Griff wurde auch sein Händedruck fester. Als er seine Hand wieder zurückzog, musste er sich augenscheinlich einfach bewegen, um seinen Gefühlen ein Ventil zu geben. Er beugte und streckte die Arme, seine Unterarme ließ er wie Flügel flattern, während er den Kopf schüttelte wie eine außer Rand und Band geratene Aufziehfigur.

Lesley ließ sich von diesem plötzlichen und extremen Begeisterungsausbruch und den fahrigen Bewegungen nicht stören. Sie reagierte durch und durch professionell und meinte einfach: „Rex, du bist in den letzten zwei Jahren aber ordentlich gewachsen.“ Lesley Stahl hatte zwei Jahre zuvor – er war damals 7 Jahre alt gewesen – die erste Fernseh-Dokumentation über Rex gemacht. Jetzt wollte sie ihn wieder treffen, um zu sehen, wie es ihm ging.

Ich stand hinter ihm, legte meine Hände auf seine Schultern und übte sanften Druck aus, was ihm half, seinen Körper wieder unter Kontrolle zu bringen.

„Wie alt bist du jetzt, Rex?“, fragte Lesley.

„*Neun* Jahre!“, erwiderte er, als handele es sich dabei um eine besondere Leistung. Doch damit war es nicht getan, seine Gedanken schossen weiter. „Ich *mag* dich, Lesley.“

Lesley erwiderte darauf etwas Unverbindliches, in der Erwartung, sie könne den Gesprächsfaden wieder aufnehmen. Doch Rex blieb unbeirrt: „Ich mag dich *so gern*, Lesley!“

„Rex, in welche Klasse gehst du dann jetzt?“, fragte Lesley und ignorierte seine Bemerkung völlig. Ich sagte nichts – man hatte mich gebeten, mich so weit wie möglich aus dem Gespräch herauszuhalten –, doch ich wusste, was passieren würde, wenn ich nicht eingriff.

Rex wiederholte eifrig wie eine defekte Schallplatte: „Ich mag dich *so gern*, Lesley“, und wartete auf ihre Antwort. Wieder erwiderte sie nichts darauf und wartete vermutlich, dass er ihre Frage beantwortete. Ich biss mir auf die Lippen, als er wie ein Automat wiederholte: „Ich mag dich *so gern*, Lesley.“ Eine Platte mit Kratzer. Und eine Pattsituation.

Schließlich griff eine andere Frau ein, die sich ebenfalls im Zimmer aufhielt. Shari war die Produzentin und überwachte Kameras und Tontechnik für die Fernsehsendung für das CBS-Fernsehnachrichtenmagazin *60 Minutes* mit Lesley Stahl, in der es um Rex' Entwicklung seit der letzten Sendung gehen sollte. Die Produzentin hatte vor dem Interview einige Tage bei uns verbracht und erklärte Lesley jetzt: „Er wartet darauf, dass du sagst: ‚Ich mag dich auch *so gern*, Rex.‘“

Mein Sohn musste einem festgelegten Drehbuch folgen ... und in alltäglichen Unterhaltungen fiel es ihm schwer, davon abzuweichen. Erst wenn Lesley die erlösenden Worte sagte: „Ich mag dich auch *so gern*, Rex“, konnte er aus diesem Muster ausbrechen und weiterdenken. Das war ein bisschen wie ein automatisches Telefonauswahlmenü, das ohne korrekte Rückmeldung in einer

Endlosschleife immer die gleichen Ansagen macht. Nur Lesleys Antwort würde ihm genau die Rückmeldung liefern, die er brauchte, um ihre weiteren Fragen beantworten zu können.

„Ich mag dich auch *so gern,* Rex“, entgegnete Lesley nun endlich.

Die Wirkung setzte augenblicklich ein. Rex entspannte sich spürbar. Und obwohl man es weniger merkte, entspannte auch ich mich, als er nun begann, auf ihre Fragen zu antworten.

Obwohl Lesley aufgestanden war, um Rex beim Hereinkommen zu begrüßen, hatte sie sich nun wieder hingesetzt und er stand vor ihr, sodass sie auf gleicher Augenhöhe waren. Rex hatte sich einen Augenblick lang entspannen können, doch nun verrenkte er vor Aufregung wieder alle Gliedmaßen. Lesley fragte, ob sie ihn mit einer Hand stützen könnte, doch im Moment konnte er seine Arme dafür nicht still genug halten. Wieder legte ich ihm eine Hand auf die Schulter, was ihn normalerweise beruhigte und ein besseres Gefühl für sich selbst gab. Heute würde es schwer werden – Rex war einfach zu aufgedreht.

Lesley interviewte meinen Sohn eine Weile, für ihn ein schwieriger Vorgang. Manchmal schwieg er, wenn ihn eine Frage verwirrte, oder antwortete einfach mit Ja oder Nein, ohne das weiter zu erläutern.

„Bist du schon mal in einem Swimmingpool gewesen?“, fragte ihn Lesley beispielsweise.

„Nein“, antwortete er sofort. Shari hatte mich gebeten, nur dann einzugreifen, wenn es unbedingt notwendig war. Sie wollten, dass Rex möglichst selbstständig antwortete, doch das konnte ich nicht so stehen lassen, denn er schwamm gerne und oft und musste für seine Antwort in die richtige Richtung gestupst werden.

„Aber Rex, wir haben doch einen Pool zu Hause. Du schwimmst doch so gern.“ So versuchte ich ihm das Stichwort zu geben, damit er sich auf die Frage konzentrieren konnte.

„Du kannst also schwimmen“, hakte Lesley nach.

„Ja“, entgegnete er. Sein Körper war nun ganz ruhig. Er gab sein Bestes. Die Kameras hatten alles eingefangen.

Die Frage nach dem Swimmingpool hatte er nicht erwartet.

Vielleicht lag es daran: Der Zusammenhang hatte ihn verwirrt. Möglicherweise war es aber auch der Begriff *schon mal*. Verstand Rex, was das bedeutete? Es war abstrakt, unbestimmt. Wenn sie ihn gefragt hätte, ob er gestern geschwommen wäre, hätte er sicher mit einem herzhaften: „Ja, Lesley!" geantwortet, vielleicht sogar noch hinzugefügt: „Und es hat Spaß gemacht." Eine Frage musste konkret in Raum und Zeit eingebettet sein, damit mein Sohn sie beantworten konnte.

Die vielen Fragen führten langsam, aber sicher in eine Sackgasse, bis Lesley ihn nach einer kurzen Autobiografie fragte, die er für einige Schüler in North Carolina verfasst hatte, die ihm geschrieben hatten. Daraufhin zitierte er den ganzen Text wortwörtlich und war sichtlich begeistert. Für ihn war das eine Art Drehbuch, das er auswendig gelernt hatte, und deshalb fiel es ihm leicht, es wiederzugeben. Als er die letzten Sätze sagte: „Und jetzt lerne ich Ski fahren. Mir gefällt es, wenn ich den Hügel in Schussfahrt nehme", da war er von Kopf bis Fuß ein Kind, das das Leben liebte.

Als das Interview endlich ein Ende nahm, ging uns Lesley voraus auf die Bühne, und ich bot Rex meinen Arm zum Unterhaken. Ich war glücklich, dass wir dieses beschwerliche Gespräch hinter uns gebracht hatten.

„Das war ein Interview-issimo", meinte Rex zu mir, als wir den Gang hinter der Bühne entlangliefen. „Das ist nämlich italienisch und bedeutet ‚kleines Interview'", erklärte er mir in verschwörerischem Tonfall, als ob er mir eine höchst geheime Information zukommen ließ. Ich war mir nicht ganz sicher, vermutete aber, dass „-issimo" genau das Gegenteil bedeutete – nämlich groß. Ich fragte mich, ob Rex es so verstanden hatte, dass es sich eigentlich um ein kleines Interview handelte, doch für ihn – und für mich – hatte es sich als ganz große Sache erwiesen.

Ich war froh, dass wir den zweiten Teil des Interviews auf der Bühne durchführen würden. Das würde Rex viel leichter fallen. Wir hatten dieses Theater schon oft besucht, allerdings nur als Zuschauer. Heute war es für unsere Gruppe reserviert, und die Zuschauerränge würden leer bleiben. Der krasse Kontrast zwischen unserer bunten Alltagskleidung und der schwarzen, dramatisch ausgeleuchteten Bühne brachte mich ein wenig aus der Fassung. Doch noch mehr fiel mir auf, wie klein Rex vor den mächtigen Instrumenten wirkte. Da standen sie nebeneinander – zwei Steinway-Konzertflügel, einschüchternd in ihrem Glanz und ihrer majestätischen Größe. Rex allerdings ließ sich davon nicht beeindrucken. Sein ganzer Körper schien sich zu entspannen, als er das vertraute Instrument berührte.

Mein Junge tastete nach der Klavierbank und manövrierte sich in die richtige Position vor dem Flügel. Er streckte seine kleinen Füße aus, um die Pedale zu erreichen. Dann schlug er das mittlere C an und berührte seinen Bauchnabel mit demselben Finger. „Ich sitze genau vor dem mittleren C", verkündete er, was bedeutete: *„Ja, ich bin da, wo ich hingehöre."*

Sein Flügel wurde angestrahlt, doch glücklicherweise saß er selbst nicht im Scheinwerferkegel. Ich wusste genau, wie empfindlich seine Augen auf Licht reagierten. Mit diesem Instrument war er sehr vertraut, auch wenn er es noch nie auf einer Bühne gespielt hatte, sondern nur im Proberaum. Seine Finger erwachten zum Leben, sie griffen in die Tasten und wirkten nicht mehr zerbrechlich, sondern gewandt, kraftvoll und schnell. Wie schon beim Interview fingen die Kameras alles ein. Doch hier standen sogar noch mehr Kameras, und sie nahmen aus jedem nur erdenklichen Blickwinkel auf. Nichts, was Rex tat, entging ihnen – die Kameraleute von *60 Minutes* fingen jede Bewegung seiner Finger und seines Körpers ein.

„Was spielst du da?", fragte Lesley. Es klang nach Mozart – oder vielleicht doch Bach? Wahrscheinlich war es ein echter Rex. Oder genauer gesagt verwob Rex verschiedene klassische Einflüsse mit anderen, eher romantischen, zu seinen eigenen Improvisationen.

Er bestätigte meine Vermutung mit seiner Antwort: „Ich weiß gar nicht, Lesley." Das war seine Art zu sagen: „Das fällt mir alles beim Spielen ein."

„Auf jeden Fall ist es schön", sagte Lesley, als sie am anderen Steinway Platz nahm. Hier würde das eigentliche Interview stattfinden. Das war ein Glück, denn hier war Rex zu Hause.

„Rex, ich möchte dir ein neues Lied vorspielen. Ich trage es einmal vor, und dann hätte ich gern, dass du es mir nachspielst. Ist das in Ordnung?", fragte Lesley.

„In Ordnung, Lesley", erwiderte Rex.

„Das Lied heißt ‚Try to Remember'", erklärte sie, als sie zu spielen begann. Die erste Strophe hatte sie fast geschafft, als ihre Hände plötzlich erstarrten. Sofort wandte sie sich zu Rex um und sagte: „Ich habe einen Fehler gemacht. Kann ich es noch einmal spielen?"

„Ja, Lesley", erwiderte er schlicht. Sie versuchte es noch einmal. Dieses Mal kam sie ein Stückchen weiter, verspielte sich jedoch wieder. Bevor sie noch etwas sagen konnte, hielt sich Rex die Hände an die Ohren und rief mit lauter Stimme: „So ein Durcheinander, Lesley!"

So ein Durcheinander! Nur einige Augenblicke zuvor war er selbst total durcheinander gewesen, als Lesley ihm ihre Fragen gestellt hatte, und nun forderte er Präzision ein! Alles andere schien seinen Ohren buchstäblich wehzutun.

„Du hast absolut recht, Rex. Es ist wirklich ein Durcheinander. Ich kann nicht so gut Klavier spielen wie du", entschuldigte sie sich. Sie entschloss sich, es mit einem anderen Lied zu versuchen. Sie war sichtlich nervös, als sie „I've Never Been in Love Before" vom ersten bis zum letzten Takt spielte. Doch sie bat Rex nicht, ihr das Stück genau nachzuspielen, wie sie es für das erste Stück geplant hatte oder wie sie es in ihrer ersten Sendung mit ihm gemacht hatte, als er das Lied „Do You Know the Way to San Jose?" nach einmaligem Hören Ton für Ton nachgespielt hatte. Stattdessen baute sie eine zusätzliche Schwierigkeit ein.

„Rex, könntest du das für mich so spielen, wie Mozart es gespielt hätte?", fragte sie ihn.

Er reagierte augenblicklich. Nicht einen Moment lang zögerte er, um nachzudenken, zu planen und zu transponieren. Sofort legte er die Hände auf die Tasten und erfüllte das Theater mit perlenden und heiteren Tönen, Trillern und Verzierungen, eben den Mozart-typischen Läufen, um die Melodie zu umspielen. Lesleys Lied wurde unter den kleinen Händen meines Sohnes zu einem klassischen Mozartstück.

Es war eine unglaubliche Vorstellung, und Lesleys Miene spiegelte das wider. Wie immer spendete sich Rex zum Schluss selbst Applaus. Wir anderen auf der Bühne klatschten ihm ebenfalls Beifall. Nach einmaligem Hören ein Stück auswendig nachzuspielen war schon eine besondere Fähigkeit, doch diese kreative Bearbeitung stellte noch eine ganz andere Dimension dar. Und jetzt begann der Spaß erst richtig! Lesley fragte ihn, ob er das Stück noch einmal spielen könnte, doch dieses Mal im Stil des Romantikers Chopin.

„Ich werde es wie einen Chopin-Walzer spielen", kündigte Rex an, als er mit der linken Hand im Dreivierteltakt die Tastatur auf- und absprang. Eins, zwei, drei, eins, zwei, drei ... mit der linken Hand bewältigte er die Sprünge fehlerlos, während die rechte die Melodie spielte. Und er nahm sich die typischen Freiheiten mit dem Tempo heraus – erst wurde er schneller und spielte die Töne in rascher Folge, dann setzte er sie breiter, ganz so, wie Chopin es gemacht hätte. Der Zuhörer wurde gefesselt und auf die Folter gespannt, nur um dann wie ein abgewiesener Liebhaber weggeschickt zu werden.

Lesley schüttelte ungläubig den Kopf, als sie das hörte. Dieses übernervöse Kind ohne Körperbeherrschung meisterte Tempo und Melodie mit Leichtigkeit. Wie konnte er mit solchem Können spielen? Als ich ihm zusah, fragte ich mich, wieso er in seinem eigenen Körper nicht ebenso zu Hause war wie am Klavier.

„Rex, glaubst du, du könntest es noch einmal variieren? Vielleicht wie einen russischen Tanz?"

„Ja, Lesley, ich spiele es jetzt wie einen russischen Tanz", nickte er. Und dann, als würde man auf dieser Bühne *Anatevka* proben, wurde aus „I've Never Been in Love Before" ein mitreißender Tanzrhythmus, anstelle der romantischen Melodie trat schiere Kraft. Rex fand Spaß daran, und als wir wieder applaudierten, war er nicht nur übermütig, sondern sah aus, als stünde er unter Strom. Sein Körper versteifte sich etwas, was ihn zwang, sich auf der Klavierbank zurückzulehnen. Ich konnte sehen, wie das Gelächter in ihm hochstieg und sich Luft machte. Der Klang seines Lachens versetzte mich ebenso in Erstaunen wie das selbstvergessene Musizieren. Dieses Lachen rief weiteres Gelächter hervor.

„Du bist ein Wunder, Rex", rief Lesley aus und musste selbst lachen.

„Ja, Lesley", sagte er nur. Spontan, arglos, fröhlich – eben einfach Rex.

„Ich kann dir offenbar keine Aufgabe stellen, die du nicht bewältigen kannst, Rex", meinte sie.

„Nein, Lesley", entgegnete er schlicht.

Mein Sohn hatte Lesley Stahl gerade zu verstehen gegeben, dass er es mit jeder Herausforderung aufnehmen würde, die sie ihm vorlegte – zumindest, wenn es um Musik ging. Sein außerordentliches Talent machte das möglich. Die Kameras hatten alles für dieses zweite Feature über meinen Jungen eingefangen, nur zwei Jahre nach der ersten Sendung. Doch warum schon so bald? Die Welt war voll von Wunderkindern. *Doch solche wie Rex gibt es nicht viele*, dachte ich mit einem Kloß im Hals. Es gab nicht viele Kinder, die immer und immer wieder vor so große Herausforderungen gestellt wurden, ob nun am Klavier, wo er Wunderbares vollbrachte, oder bei der Erledigung ganz alltäglicher Aufgaben. Rex war ein außergewöhnliches Kind, daran gab es gar keinen Zweifel. Er war außergewöhnlich begabt und hatte mit außergewöhnlichen Schwierigkeiten zu kämpfen. Doch warum war Rex so viel geschenkt und gleichzeitig so viel zugemutet worden?

Als ich ihn beobachtete, wie er über das ganze Gesicht strahlte, voller Stolz über seine musikalischen Fähigkeiten, musste ich einfach daran denken, was das Leben ihm im Guten und Schlechten gebracht hatte. Zusammengefasst war dies alles in den ersten Sätzen von „Musically Speaking", dem ersten Bericht über ihn in *60 Minutes*, den man aufgenommen hatte, als er 7 Jahre alt war, und der kurz nach seinem 8. Geburtstag ausgestrahlt wurde. Lesley Stahl begann mit den Worten: „Eine der faszinierendsten und geheimnisvollsten Eigenschaften des menschlichen Gehirns ist seine Fähigkeit, außergewöhnliche Begabungen und schwere Behinderungen in ein und demselben Menschen anzusiedeln, wie wir bei einem achtjährigen Jungen namens Rex entdeckt haben."

Faszinierend, geheimnisvoll. Wie konnte Rex so meisterhafte Musik hervorbringen und gleichzeitig nicht in der Lage sein, einfache Fragen zu beantworten oder sich selbst die Schnürsenkel zu binden? Wie war es möglich, dass er seinen eigenen Körper nicht unter Kontrolle hatte, das Klavier dagegen vollkommen beherrschte? Diese und viele andere Fragen, die ich mir immer wieder stellte, seit er auf der Welt war, brachten mich ins Nachdenken darüber, welcher geheimnisvolle Schöpfer dieses bemerkenswert komplexe Wesen, meinen Sohn Rex, erschaffen hatte.

Kapitel 1

Wie alles anfing

Fürchte nicht, dass dein Leben ein Ende nehmen wird, sondern dass es niemals wirklich anfängt.
John Henry Cardinal

Ich war schwanger – hochschwanger. Ich sah auf meinen Babybauch herab und umarmte ihn. Wir wussten schon, dass wir einen Jungen bekommen würden. Bald wollten wir ihm einen Namen geben, doch der musste perfekt passen. Alles andere wäre, nun ja, eben nicht perfekt gewesen. Mein Mann William und ich hatten uns beide einen Jungen gewünscht und freuten uns sehr. William stammte aus Südafrika und war ein richtiger Macho, und ich liebte Sport, meinen Mann und die ganze Welt! Mir war richtig schwindlig vor lauter Glück.

Drei Wochen vor der Entbindung wurde ich immer aufgeregter, weil ich mich so auf das wachsende Leben in meinem Bauch freute, den kleinen Jungen, der mir im Profil so ähnlich sah. Im Ultraschallbild hatte ich meine Stupsnase sehen können – sie war unverkennbar. An diesem Punkt hatte ich erst wirklich begriffen, dass wir ein Kind bekommen würden.

Ich wusste, dass diese Euphorie zum Teil darauf zurückzuführen war, dass ich so lange auf ein Kind hatte warten müssen. Mit 36 Jahren ist man ja an sich noch nicht alt, doch es ist schon ein recht später Zeitpunkt, um das erste Kind zu bekommen. Und in dem Lebensjahr hörte ich meine biologische Uhr immer lauter ticken, wie so viele Frauen in meinem Umfeld. Zum Glück war ich gerade frisch verheiratet und alle äußeren Umstände waren ideal. Nachdem ich 12 Jahre in Frankreich gelebt und gearbeitet hatte, war ich im Jahr zuvor wieder in die USA zurückgekehrt und dort dem Mann meiner Träume begegnet. Er war auf Geschäftsreise aus Südafrika gekommen, und weil ich so lange im Ausland gelebt hatte, hatten wir in gewissem Sinn beide das Gefühl, Ausländer zu sein.

Wir begegneten uns an einem sonnigen Tag in Los Angeles, und es lag etwas Schicksalhaftes darin, dass wir uns gleich unheimlich verbunden fühlten. Ich wusste, dass so etwas eigentlich nur in kitschigen Liebesromanen vorkommt, aber nicht im wirklichen Leben. Doch in dieser großen Welt mit ihren vielen Zufällen musste unsere Begegnung wohl irgendwie gelenkt worden sein.

Ich seufzte zufrieden und umarmte noch einmal meinen Bauch.

Die Schwangerschaft war bisher überhaupt nicht problematisch gewesen. Morgendliche Übelkeit kannte ich praktisch nicht, ich hielt mich mit Schwangerschaftsgymnastik fit und ging davon aus, dass die Geburt auch gut laufen würde.

Darum fiel mir wortwörtlich der Telefonhörer aus der Hand, als ich die Stimme meines Arztes hörte: „Der Ultraschall zeigt eine auffällige Struktur im Hirn des Fetus." Ich spürte einen stechenden Schmerz in der Bauchgegend. Oder bildete ich mir das nur ein? Am selben Morgen hatte ich einen Untersuchungstermin gehabt, und der Arzt hatte die Ultraschallbilder direkt vor meiner Nase angesehen und nichts gesagt. Im Gegenteil – er hatte die ganze Zeit gelächelt. Darum war ich ja den ganzen Nachmittag in Hochstimmung gewesen. Und jetzt ließ er am Telefon diese Bombe platzen? Er erklärte mir, dass er sich die Bilder habe genauer ansehen wollen, bevor er mit mir sprach. Darum hatte er nichts gesagt.

„Vor einem Monat war davon noch nichts zu sehen", fügte er hinzu, als ob das eine werdende Mutter, die sich auf ihr erstes Kind freute, darüber hinwegtrösten könnte, dass sich im Gehirn ihres Babys irgendein „Fremdkörper" befand. Natürlich wusste ich, dass dieses Ding vor einem Monat noch nicht da gewesen war. Was glaubte er denn? Dass ich so eine Information vergessen hätte? Dass ich mich an die Stupsnase, aber nicht an die „auffällige Struktur" erinnert hätte? Ich zwang mich, mit diesen Gedanken aufzuhören. Doch mehr hatte er nicht zu sagen. Er wusste nicht, was diese „Struktur" sein könnte. Weitere eingehende Ultraschalluntersuchungen waren notwendig, um das herauszufinden. Und sie mussten sofort durchgeführt werden.

Nach einer Serie von Untersuchungen stand die Diagnose fest – bei der „Struktur" handelte es sich um eine Zyste im Gehirn. Das also befand sich im Kopf meines Babys – eine riesige, mit Flüssigkeit gefüllte Zyste. „Sie ist gutartig", sagte der Arzt, der die hochauflösenden Bilder im Cedars Sinai Hospital gemacht hatte. Mit dem Wort „gutartig" wollte er mich beruhigen. Das wusste ich, doch es erleichterte mich nur ein wenig, weil mich die Fachbegriffe verwirrten. Ich hatte damit zu kämpfen, dass man diesen Begriff benutzte, um etwas zu beschreiben, das den Kopf meines Babys zu einem Viertel einnahm und eigentlich nicht da sein sollte. Die Ärzte teilten mir in ganz nüchternen Worten mit, dass die Zyste nicht lebensbedrohlich sei. Ich müsste zwar vorzeitig entbinden, doch die Chirurgen konnten dann mit der Operation noch einige Wochen warten – kritische Wochen, die meinem Sohn die Möglichkeit geben würden, zuzunehmen und Widerstandskräfte zu entwickeln, bevor die minimalinvasive Operation durchgeführt werden würde.

Ich tröstete mich mit der Aussicht, dass sich das Problem offenbar beheben ließ. Die Ärzte hatten mir sogar gesagt, dass es Erwachsene gebe, die ihr ganzes Leben mit Gehirnzysten verbracht hätten, ohne überhaupt davon zu wissen. Ich redete mir ein, dass die ganze Sache völlig harmlos wäre, einfach ein Problem, das man eben lösen müsse. Wenn wir die Operation erst einmal hinter uns gebracht hätten, könnten wir ein ganz normales Leben führen – man würde unseren Sohn „reparieren", und William und ich könnten uns dann wieder unseren Träumen und Zukunftsplänen widmen.

Rex wurde durch einen Kaiserschnitt entbunden, um die Gefahr eines Hirntraumas zu vermeiden, und sein Gesicht wirkte wie das eines Engels – rein und vollkommen. Es sah nicht rot und verschrumpelt aus, wie man es mit dem typischen Neugeborenen in Verbindung bringt. Er hatte winzige Füße mit krummen Zehennägeln – mit der Zeit würden sie sich sicherlich glätten – und vollkommene Hände. Lange, schlanke Finger mit wie ziselierten Nägeln. Ich hatte nicht gewusst, dass ein Neugeborenes so wunderschön aussehen konnte. Die Krönung waren nach Williams Ansicht allerdings seine Schultern. Sie sorgten für Aufsehen, als der Gynäkologe bei der Geburt ausrief: „Schauen Sie sich nur einmal die Schultern dieses Jungen an!" Da war er also, unser kleiner breitschultriger Junge. Wir wollten ihn Rex nennen, kurz und bündig. Ein guter Jungenname. Und er bedeutete „König".

Rex.

Als er mit 8 Wochen viereinhalb Kilogramm wog, hielt man ihn für kräftig genug, die Operation zu überstehen. Dazu gehörte auch ein etwa 10 Zentimeter langer Schnitt in den Schädel, der insgesamt kaum größer war. Der Neurochirurg wollte mehrere Löcher in die Zyste schneiden, sodass die Flüssigkeit austreten und sie in sich zusammensinken würde wie ein Ball, der Luft verlor. Als ich fragte, warum sie nicht gleich alles entfernen könnten, meinte der Arzt, die Zyste sei so groß, dass sie ganz in Hirngewebe eingebettet sei; wenn man sie ganz herausholen wollte, müsste man dazu das halbe Gehirn meines Sohnes entfernen!

Ich zwang mich, stark zu sein, als ob ich damit Rex' Schwäche entgegenwirken könne. Unser Baby war doch viel zu klein, um eine so große Sache durchstehen zu können! Ich versuchte, mich auf den Gedanken zu konzentrieren, dass bald alles vorüber sein würde, und zwang mich, meine Emotionen und Gedanken im Zaum zu halten. Und mein Mann war ein echter Stoiker – meiner Meinung nach eine Kleinigkeit zu gelassen. Das war ein Charakterzug an ihm, den ich bisher noch nicht kennengelernt hatte.

Vor der Intensivstation warteten wir in gespanntem Schweigen. Die Operation war ohne Probleme verlaufen – das jedenfalls hatte man uns mitgeteilt. Die Zyste war ordnungsgemäß „fenestriert", also durchlöchert worden. Nun warteten wir darauf, dass unser Sohn aus dem Aufwachzimmer auf die Intensivstation gebracht würde, wo er einige Tage bleiben sollte. Es schien eine Ewigkeit zu dauern. War irgendetwas schiefgelaufen?

Plötzlich wurde die Stille durchbrochen, als die Flurtür aufschwang und eine ganze Armee sehr großer Leute hereinkam. So jedenfalls kam es uns vor. Sie beugten sich über das Bett, das sie zur Intensivstation rollten. Zuerst konnte ich im Bett nur ein Gewirr von Schläuchen entdecken. Diese Menschen versperrten uns den Blick auf ihren winzigen Patienten, doch er war es eindeutig – *Rex!*

Mein Herz machte einen Sprung, und ich auch! Ich stellte mich so hin, dass ich sein Gesicht sehen konnte, als er an uns vorbeigeschoben wurde. Wie ein Football-Team, das die wertvolle Fracht sicher in die Endzone befördern will und jede Störung vom gegnerischen Team unterbindet, drängten sie sich wie eine Wolke um ihn, was Rex noch kleiner und zerbrechlicher wirken ließ. Doch an *dieser* Mutter gab es kein Vorbeikommen, ohne dass ich wenigstens einen Blick auf meinen Sohn geworfen hatte. Ich stürzte hinterher, als sie an mir vorbeieilten. Meine Reflexe waren durch einen Cocktail aus nackter Angst und Liebe geschärft.

In diesem Augenblick sah ich seine Augen. Ich hatte das Gefühl, mir pressten sich die Lungen zusammen. Sein Blick war starr auf mich gerichtet, als warte er auf eine Erklärung. Mir schien es, als bettelte er darum, den Grund für das zu erfahren, was er erleben musste. In diesem Moment spürte ich, wie zwischen uns ein stählernes Band der Liebe geschmiedet wurde. Denn obwohl ich Rex vom Augenblick seiner Geburt an geliebt hatte, ja seit dem Moment, da ich ihn zum ersten Mal in meinem Bauch spürte, war nun etwas Neues dazugekommen, ein ungezügelter, umwerfend starker Beschützerinstinkt. Bei manchen Müttern kommt dieses Gefühl hoch, wenn sie zum ersten Mal in das Gesicht ihres Neugeborenen sehen, bei anderen wächst es mit der Zeit. Manche Mütter erleben es traurigerweise niemals. Mir passierte es in diesem Augenblick und es war, als durchbohre ein Pfeil mein Herz.

Rex' Blick an diesem Tag – flehend und verständnislos – sollte mich noch jahrelang verfolgen. Doch ich hatte diesen starren, glasigen Blick missverstanden. Vielleicht hätte ich schon damals ahnen sollen, was er wirklich bedeutete. Aber ich hatte nicht hinter diese undurchdringlichen Augen und meine eigenen Schuldgefühle und Gewissensbisse schauen können.

Erst zwei Monate später sollte ich die Wahrheit von einem Arzt erfahren. Diese Information sollte allem eine neue Bedeutung geben – Zeit und Raum verschoben sich und gerieten aus den Fugen. Wie hatte ich das nicht bemerken können? Rex hatte mich an diesem Tag im Krankenhaus nicht mit flehenden Augen angesehen. Er hatte mich überhaupt noch nie gesehen. Das wusste ich nun.

Ich kann mich noch daran erinnern, wie hell die Sonne an dem Tag schien, als ich die Wahrheit erfuhr – der Herbst trug seine schönsten goldenen Farben. Bald würde die Sonne ihren Glanz verlieren, und niemals wieder würde ich die Herbstfarben genau so wahrnehmen.

Ich hatte einen Termin mit dem Augenarzt im Kinderkrankenhaus vereinbart, weil ich Rex' Augen untersuchen lassen wollte. Das durch die Hirnoperation verursachte Trauma hatte sich gebessert, und Rex' vermehrte Augenbewegungen machten mir Sorgen. Seine Augen flatterten hin und her, und er hatte offenbar Schwierigkeiten, Dinge richtig zu fixieren. Manchmal verfolgte er bewegte Gegenstände, wie es sein sollte, manchmal auch nicht, und seine Augen bewegten sich dann wie zufällig. Ich hatte keine Ahnung, ob er vielleicht irgendeine Korrektur brauchte oder einen kleinen Eingriff über sich ergehen lassen musste, um das Problem zu beheben. Mein Mann meinte, dass es im Vergleich zu dem, was wir bereits durchgestanden hatten, keine große Sache sei, und deshalb begleitete er mich nicht.

Der Augenarzt beendete die Untersuchung, indem er mit einer kleinen Lampe in die Augen meines Sohnes leuchtete und sie durch eine Lupe betrachtete, während ich zusah. Als ich ihm dann gegenübersaß, schrieb er einige Notizen nieder. Ich wartete darauf, dass er mir erklärte, welche Maßnahmen zur Augenkorrektur notwendig seien, doch bald wurde die Spannung für mich so unerträglich, dass ich ihn unterbrach.

„Herr Doktor, was können wir denn nun tun?", fragte ich und bemühte mich, nicht allzu ungeduldig zu klingen.

Ich beobachtete die Miene des Arztes, als er die letzten Worte niederschrieb. Kurz flackerte so etwas wie eine Gefühlsregung in seinem Gesicht auf, doch dann wurde seine Miene wieder undurchdringlich, als er seinen Stift niederlegte. Nur ein deutlich hörbares Durchatmen verriet, was in ihm vorging, als er mir in die Augen sah.

„Wir können leider gar nichts tun", sagte er und machte eine bedeutungsschwangere Pause. Ich konnte ihm nicht folgen, wusste nicht, worauf er hinauswollte. Der Arzt blickte mir direkt in die Augen und sagte geradeheraus: „Ihr Sohn ist blind."

Ich spürte, wie auf bizarre Weise mein Körper und mein Geist auseinandergerissen wurden, als ich diese Worte hörte. Sein Tonfall war so nüchtern gewesen, als er mir diesen brutalen und unerwarteten Schlag versetzte. Ich spürte ihn fast körperlich, doch meine Gedanken liefen ins Leere, und ich war nicht in der Lage zu begreifen, was er mir gerade gesagt hatte. Er wartete auf eine Reaktion. Ich hatte einen Schock, vermute ich. Ich weinte nicht, doch er reichte mir trotzdem eine Schachtel mit Taschentüchern. Vielleicht wusste er, dass es nicht lange dauern würde, bis mich die Wucht seiner Worte traf. Wahrscheinlich war er es gewöhnt, dass sich irgendwann die Schleusentore öffneten.

Seitdem habe ich oft darüber nachgedacht, wie man Eltern am besten vermittelt, dass ihr Kind blind ist, und möglicherweise musste er es mir so direkt ins Gesicht sagen, weil es keine „schonende" Art gab, so etwas zu sagen. Für mich war es wie ein Schlag in die Magengrube. Doch letzten Endes kann man nichts tun, um diesen Schlag zu mildern. Blind ist blind. Ich bin überzeugt, dass es keinen Sinn hat, solch eine Mitteilung gewissermaßen mit einer Schicht Zuckerguss zu versüßen. Der Augenarzt erklärte mir, dass Rex' Blindheit von einer angeborenen Hypoplasie – auf Deutsch Unterwicklung – des Sehnervs verursacht worden war.

Für mich bedeutete es einfach das Unmögliche, das Undenkbare – Rex würde sein ganzes Leben in Dunkelheit verbringen. Es bedeutete, dass mein Kind, das mit 8 Wochen diese schreckliche Hirnoperation überlebt hatte, niemals sehen würde. Ich konnte das alles nicht so recht begreifen – mir war es zu viel, als würde das Leben meines Babys ausgelöscht, bevor es noch eine Chance gehabt hatte. Ich saß da und hörte mir die erklärenden Worte des Arztes über diese Missbildung an, doch im Grunde wäre ich am liebsten geflohen.

„Das Problem sind nicht seine Augen", erklärte der Arzt, „sondern die Sehnerven."

„Was meinen Sie damit? Was ist denn genau ein Sehnerv?"

„Das ist der Nerv, der das Auge mit dem Gehirn verbindet", sagte er. „Das Licht trifft auf das Auge, und der Sehnerv übermittelt den Reiz an das Gehirn, wo es in ein Bild übersetzt wird. Um richtig sehen zu können, müssen also drei verschiedene Teile richtig funktionieren – das Auge, der Sehnerv und das Gehirn."

„Ich verstehe", murmelte ich wie betäubt und versuchte mich auf den medizinischen Aspekt zu konzentrieren, während ich zu zittern begann. Ich zwang mich, nicht auf der Stelle zusammenzubrechen. *Ich muss diese Informationen verarbeiten – Gefühle stören da nur; halte sie im Zaum, wenigstens für ein paar Minuten.* Auf wunderbare Weise gelang es mir, Herz und Verstand zu trennen.

„Und was stimmt nun nicht mit Rex' Sehnerven?"

„Sie sind unterentwickelt und viel kleiner als gesunde Sehnerven. Normalerweise besteht ein Sehnerv aus Millionen winziger Fasern, die das Licht in Bilder übersetzen. In Rex' Sehnerven gibt es viel weniger dieser Fasern. Selbst wenn das Licht hindurchkommt, hat er nicht genug Fasern, damit das Gehirn diesen Signalen irgendeinen Sinn abgewinnen könnte."

„Wie ist das passiert?", fragte ich kläglich und ließ zu, dass meine Gefühle wieder hochkamen. „Meine Schwangerschaft war unproblematisch. Drei Wochen vor dem errechneten Termin fand man eine Zyste in seinem Gehirn, und jetzt erzählen Sie mir, dass er auch noch blind ist? So etwas darf doch nicht passieren! Ein Baby darf nicht blind geboren werden!" Ich wurde lauter und musste mir die Tränen mit den Taschentüchern abwischen.

„Wir wissen nicht genau, wodurch so etwas verursacht wird, nehmen aber an, dass es ungefähr in der zehnten Schwangerschaftswoche geschieht, weil dann der Sehnerv ausgebildet wird", sagte er. „Auch die meisten neurologischen Wachstumsprozesse werden um diese Zeit herum angestoßen. Vielleicht entstand um diese Zeit auch die Zyste in Rex' Gehirn, auch wenn sie sich erst im späteren Verlauf der Schwangerschaft voll ausbildete."

Er erklärte mir, dass es weitere Beispiele dafür gab, dass Kinder mit einer Hypoplasie des Sehnervs außerdem auch eine Gehirnzyste hatten. „Die beiden Dinge könnten miteinander in Verbindung stehen", sagte er, und es klang mehr wie eine Frage als eine Antwort.

„Aber Sie haben keine Ahnung, wodurch die beiden Probleme verursacht werden?", fragte ich in ungläubigem Ton, der eigentlich besagen sollte: „Ich will, dass Sie mir Rechenschaft ablegen."

„Es gibt keine stichhaltigen Beweise", entgegnete er und erging sich in Erklärungen, die so klangen, als zitiere er aus einem medizinischen Lehrbuch. „Aber wir wissen, dass es in den Jahren vor 1970 nicht einmal hundert dokumentierte Fälle von Hypoplasie des Sehnervs gab; in den Siebzigerjahren gab es dann Hunderte von Fällen, in den Achtzigern Tausende, und heute ist es eine der maßgeblichen Ursachen für Blindheit bei Kindern. Wir glauben, dass sich das auf Umwelteinflüsse zurückführen lässt."

Erstaunlicherweise nahm ich diese Informationen alle auf, als hätte mich der Schock in einen hellwachen Zustand versetzt. *Keine stichhaltigen Beweise, Umwelteinflüsse, wir wissen nicht, warum! Blind! Blind, blind, blind.* Das waren die Worte, die mir immer wieder durch den Kopf rasten, als ich aus dem Sprechzimmer taumelte. Die Welt, wie ich sie kannte, hatte innerhalb eines einzigen Augenblicks unwiderruflich aufgehört zu existieren. Es war einfach passiert. Einfach so. Als ob wir das „Blinden-Los" in einer riesigen Babylotterie gezogen hätten.

Der Arzt hatte mir einen letzten Strohhalm geboten, nach dem ich greifen konnte. „Kinder mit einer Hypoplasie des Sehnervs entwickeln manchmal eine gewisse Sehkraft, wenn sie älter werden. Bei manchen Kindern ist das so, bei anderen nicht. Warum, wissen wir auch nicht."

Da war er wieder, dieser Satz: „Wir wissen nicht, warum." Er erklärte mir, dass es sich um sein spezielles Interessengebiet handele und er im Krankenhaus eine aus Bundesmitteln geförderte Studie durchführe, die den Fortschritt von Kindern mit diesem Krankheitsbild untersuchte. „Kinder mit einer Hypoplasie des

Sehnervs weisen auffällige Gemeinsamkeiten auf", sagte er. Damals wusste ich nicht, was er damit meinte, abgesehen von der offensichtlichen Tatsache, dass sie alle blind waren. Die Ironie der Tatsache, dass ich ausgerechnet in der Praxis des maßgeblichen Spezialisten für dieses Krankheitsbild gelandet war, ging völlig an mir vorbei.

Doch bevor ich ging, willigte ich ein, mich an der Studie zu beteiligen. Man gab mir außerdem die Telefonnummer einer Vorschule für blinde Kinder mit, die ich anrufen sollte. Als ich das Krankenhaus fluchtartig verließ und Rex' Kinderwagen so schnell wie möglich vor mir herschob, merkte ich, dass mich schon der Name dieser Vorschule – *Blind Children's Center* – krank machte.

Kapitel 2

Hinein in die Dunkelheit

Mein ganzes Leben habe ich geglaubt, ich besäße einiges Wissen.
Doch dann kam ein seltsamer Tag, an dem ich begriff,
dass ich nichts wusste, überhaupt nichts wusste.
Und so verloren die Worte ihre Bedeutung.
Zu spät bin ich bei dieser letzten Unsicherheit angelangt.
Ezra Pound

Ich ließ meinen Blick über das Meer schweifen, immer noch wie gelähmt von dem, was mir der Arzt nur Stunden vorher mitgeteilt hatte. Rex lag neben mir unter dem Sonnenschirm und schüttelte seine Rassel, als wollte er den vorüberpaddelnden Kajakfahrern Signale geben. Unsere Decke lag auf unserem Lieblingsplatz, auf einem Fleckchen Sand, umgeben von verwitterten Felsblöcken. Das Wasser stand jetzt, am frühen Nachmittag, recht hoch und ließ nur einen schmalen Strandstreifen unbedeckt. Das bedeutete, dass wir auf dem Weg über einige niedrige Felsen klettern mussten. Doch ich kannte den Gezeitenkalender nahe unserer Heimatstadt gut – vor einer Stunde hatte die Flut ihren Höhepunkt erreicht, und das Wasser würde sich schnell zurückziehen und uns so den Heimweg erleichtern.

Dieses Plätzchen lag versteckt und war für Spaziergänger praktisch unzugänglich. Auch standen hier keine Ferienhäuser, doch unsere Wohnung lag nur 200 Meter hinter dem Strand.

Als wir wieder zu Hause angekommen waren, spürte ich, wie es mir den Hals zuschnürte. Die Gefühle kamen in mir hoch, es fühlte sich an wie ein Luftballon, der gleich platzen würde. William war immer noch im Büro, und ich musste einfach an die frische Luft. In meinen eigenen vier Wänden fühlte ich mich wie eingesperrt. Deshalb ging ich zum Strand herunter, rannte praktisch den ganzen Weg, um einmal richtig durchzuatmen. Die salzige Luft, die schaumgekrönten Wellen und die kreischenden Möwen – das war wie eine wohltuende Massage für meine Seele. Das Meer hatte die Kraft, mich zu beruhigen. Das war schon immer so gewesen, und darum waren William und ich nach unserer Heirat an diese einsame Bucht in Malibu gezogen.

Die Ereignisse des Tages hatten mich körperlich ermüdet, und das Pochen in meinem Kopf wurde schwächer, als ich Ebbe und Flut beobachtete. Die Wellen brachen sich am Strand und rollten über die Felsblöcke hinweg, um sich wieder ins Meer zurückzuziehen oder in Schaum aufzulösen. Wo Meer und Sand aufeinandertrafen, kräuselten sich winzige Wellen, während die gewaltigen Wogen draußen neue Kraft sammelten. Die Rhythmen des Meeres veränderten sich ständig und waren doch verlässlich und vorhersagbar.

Oft kam ich hierher, um Frieden in der Schönheit der Natur zu suchen. Eine Möwe flog über mich hinweg und stürzte sich frech hinab auf eine heranrollende Welle, als wollte sie die Brandung warnen, ihr nur ja nicht die Flügel zu stutzen. Sie stieß einen hohen, siegesbewussten Schrei aus, als sie sich mit einem Fisch im Schnabel wieder in die Lüfte erhob. Ich musste über ihre Waghalsigkeit lächeln, doch dann ließ sich ein anderes Geräusch vernehmen, das mich wieder in die Gegenwart zurückholte – das begeisterte Kreischen an meiner Seite, wie in Nachahmung der Möwe. Rex. Er wedelte mit den Armen, während er diese Laute ausstieß.

Wie unschuldig mein Baby war! Er sah nichts von alledem, was uns umgab, nicht den Sand und die Schönheit des Meeres. Ich neigte den Kopf und ließ meinen Tränen freien Lauf.

Äußerlich schien mein Mann die Blindheit unseres Sohnes viel schneller zu akzeptieren als ich. Ich konnte einfach nicht glauben, dass Rex niemals die Welt um uns herum sehen würde. Verzweifelt klammerte ich mich an die Hoffnung, dass er vielleicht doch ein gewisses Sehvermögen entwickelte, wie der Arzt angedeutet hatte. Ich hatte das sichere Gefühl, er fixiere mich mit seinen Augen, wenn ich ihn vor mich hielt. Oft führte ich eine Lichtquelle an seinen Augen vorbei oder hielt ihn vor den Spiegel. Manchmal reagierte er, manchmal auch nicht. Seine Reaktionen folgten keinem bestimmten Muster und ließen auch keine Rückschlüsse zu, doch ich hatte das Gefühl, dass eine Stimulation mit Lichtreizen der Schlüssel sein könnte.

„Ich bin sicher, dass er zumindest ein wenig sehen kann", sagte ich zu William. „Ich weiß es einfach. Was meinst du?"

„Er ist völlig blind", sagte William geradeheraus. Er nahm niemals ein Blatt vor den Mund.

Am *Jules Stein Eye Institute*, das der Universität von Kalifornien angegliedert war, holten wir eine zweite Meinung ein. Dieses Mal kam William zum Arzttermin mit. Er wollte alles aus erster Hand hören.

„Ihr Sohn hat eine Hypoplasie des Sehnervs", meinte der Arzt und wiederholte damit die schon bekannte Diagnose. Er schwenkte ein paar Spielsachen vor Rex' Gesicht hin und her, doch mein Sohn schien sie gar nicht zu bemerken. „Ihr Sohn reagiert nicht auf visuelle Reize, und er ist schon fast sechs Monate alt."

Verzweifelt warf ich ein: „Aber der Arzt im Kinderkrankenhaus meinte, es sei möglich, dass er im Lauf der Zeit ein gewisses Sehvermögen entwickelt."

„Irgendwann ist er vielleicht in der Lage, große Gegenstände wahrzunehmen oder Unterschiede zwischen Hell und Dunkel zu erkennen", räumte der Arzt ein. Gerade als ich das Gefühl hatte, die Tür öffne sich einen Spalt, schlug sie der Arzt wieder zu, und es war noch schlimmer als vorher. „Aber wird er Sie von einem Pferd unterscheiden können? Das bezweifle ich." Seine Worte wirkten herzlos und unsensibel, doch damit war im Grunde alles gesagt. Doch konnte ich trotzdem einfach aufgeben?

Für William war die Aussage des Arztes ein Urteil, das die Blindheit unseres Sohnes für alle Zeiten in Stein meißelte. Als wir das Gebäude verließen, fragte ich ihn, was ihm durch den Kopf ging. In letzter Zeit hatte er nur wenige Worte verloren. Jetzt sagte er einfach: „Das Wichtigste ist, dass er glücklich wird."

Ich hielt das für unmöglich. Wie konnte ein blindes Kind glücklich sein, wenn man es von Anfang an um etwas so Wichtiges wie das Sehvermögen betrogen hatte? Er würde sicher nicht glücklich sein, wenn er erst alt genug war, um das zu verstehen! Ich hatte Schuldgefühle, solch ein Kind zur Welt gebracht zu haben, weil ich ahnte, welche harten Kämpfe ihm bevorstanden. Eine Freundin hatte mir ein Buch geschenkt, um mich zu ermutigen. Es trug den Titel: *Wenn guten Menschen Böses widerfährt*. Ich wusste nicht genau, ob ich daraus Mut schöpfen konnte, dass ich immer noch ein „guter" Mensch und Rex' Blindheit keine Strafe Gottes für vergangene Sünden war, oder ob ich mich einfach der Realität stellen sollte, dass mir „Böses" widerfahren war.

Obwohl es wehtat und ich nicht gewillt war, Rex' Diagnose zu akzeptieren, wollte ich so viele Informationen sammeln wie nur möglich. Deshalb folgte ich dem Ratschlag des ersten Arztes und nahm mit dem *Blind Children's Center* Kontakt auf. Man lud mich ein, dorthin zu kommen, um die weitere Vorgehensweise zu besprechen. Die Anwesenheit beider Elternteile wurde erwartet. Wir machten uns auf die lange Fahrt von unserem Haus am Meer zu dem kleinen Komplex mitten in der grauen Innenstadt von Los Angeles. Die Dame am Empfang begrüßte uns freundlich und rief die Schulpsychologin Miranda herbei, die gemeinsam mit zwei Sozialarbeitern unser erstes Treffen leitete. Sie sagten, wie süß Rex, der im Kinderwagen saß, in seinem grünen Pullover und den hochgekrempelten Cordhosen aussah, während er ständig seine Bootsschuhe abstreifte. Vielleicht waren das nur kleine Komplimente, um uns das unbehagliche Gefühl zu nehmen. Die Mitarbeiter mussten ja wissen, wie sehr uns dieses Wechselbad der Gefühle belastete.

Miranda stellte uns viele Fragen zu unserer Familie und Rex' Geburt. Sie nickte, wenn ich etwas sagte, achtete auf jedes Wort und begegnete meiner Nervosität mit Ruhe und Gelassenheit.

Darüber hinaus wirkte sie nachdenklich und voller Mitgefühl, wobei sie das eigentliche Thema unseres Treffens nie aus den Augen verlor: Es ging darum herauszufinden, ob Rex hier eingeschult werden könnte. Miranda stellte uns eine Menge persönlicher Fragen, doch die eine, die bei mir bleibenden Eindruck hinterließ, drehte sich um unsere Ziele für unseren Sohn.

Meist hatte ich geredet, doch diese Frage beantwortete mein Mann: „Cathleen und ich sind beide sehr sportlich. Wir möchten, dass aus ihm ein aktiver, sportlicher Junge wird."

Er wirkte ebenso ruhig wie Miranda. Ich verstand das nicht. Nicht seine Ruhe und schon gar nicht seine Antwort, die mit der Realität offenbar gar nichts zu tun hatte. Begriff er denn nicht, dass unser Sohn *blind* war? Ich starrte ihn an, und die ganze Zeit gingen mir neue Schwierigkeiten durch den Kopf, an die ich noch gar nicht gedacht hatte, weil diese Situation so neu für mich war. Rex konnte doch niemals Tennis spielen wie ich oder Golf wie sein Vater. Ja, natürlich, wir hatten schon gewollt, dass aus ihm ein sportliches Kind werden würde ... vorher.

Projizieren nicht alle Eltern ihre Hoffnungen und Träume auf ihre Kinder und sehen sie in Gedanken schon als Ärzte oder Astronauten? Ich bekam kaum noch Luft, als ich daran dachte, wie viele Träume zerbrochen waren, bevor sie sich überhaupt entfalten konnten. Das Leben unseres Kindes war aus meiner Sicht mit kreischenden Bremsen zum Stehen gekommen, bevor es überhaupt angefangen hatte.

Mir war schwer ums Herz. Das ganze Gespräch hindurch saß Rex fröhlich in seinem Kinderwagen und war sich unserer Sorgen glücklicherweise nicht bewusst. Es beunruhigte mich, dass mein Mann anscheinend ähnlich sorglos war wie er.

„William", sagte ich, bevor er sich noch zu anderen Zukunftsplänen hinsichtlich unseres Kindes äußern konnte, „ich glaube wirklich nicht, dass das möglich ist."

Miranda ließ ihren Blick von mir zu William wandern und meinte dann vorsichtig, um die emotional belastete Situation nicht noch zu verschärfen: „Rex wird wahrscheinlich nicht alle Sportarten ausüben können, aber das wird ihn nicht davon abhalten, sich zu einem sportbegeisterten Jungen zu entwickeln und fit zu halten, wenn er das will." Sie machte eine Pause und legte besonderes Gewicht auf ihre nächsten Worte. „Wir wollen Kindern helfen, ihr volles Potenzial auszuschöpfen und Interessengebiete zu entdecken, die ihnen im Leben helfen."

Mir wurde klar, dass ich noch viel über Blindheit lernen und Miranda gut zuhören musste. „Ein Baby lernt zu neunzig Prozent über den Gesichtssinn", sagte sie. „Das bedeutet, dass ein blindes Baby nur wenig nebenbei lernt, sondern fast alles gezielt beigebracht bekommen muss."

Rex würde nicht in der Lage sein, wie andere Babys die Welt zu beobachten und nachzuahmen, um neue Fähigkeiten zu entwickeln. Der Luxus des passiven Lernens stand ihm nicht offen. Rex würde sich auf das Leben einlassen müssen, weil die Welt nicht über das Auge zu ihm kam. Er würde durch den Tastsinn lernen und sich alles aktiv aneignen müssen, indem er es anfasste. Miranda gebrauchte die Begriffe „zielgerichtet" und „methodisch". So würde der Unterricht für Rex aussehen, und er sollte so bald wie möglich beginnen. Die Aufgabe, ein Defizit von 90 Prozent wettzumachen, schien monumental, von meinem Standpunkt aus gesehen praktisch unmöglich. Einen schrecklichen, unerklärlichen Geburtsfehler auszugleichen verlangte von Rex endlose Arbeit und von uns allen unbedingtes Engagement. Doch selbst dann – konnten unsere Anstrengungen seine Blindheit aufwiegen?

Ein Rundgang durch die Räume und den Spielplatz des *Blind Children's Center* schenkte mir die Ermutigung, die ich bitter nötig hatte. Wir warfen einen Blick in die Klassenräume, wo sich die Kinder allerlei Aktivitäten widmeten – überall tobte das Leben. In einem Klassenzimmer übten Vierjährige, Flaschenverschlüsse aufzuschrauben und Münzen zu finden, die sie dann in die Flaschen warfen. „Hier geht es um die Geschicklichkeit mit Fingern und Händen und die Schärfung des Tastsinns", erklärte Miranda. In einem anderen Klassenzimmer arbeiteten Schüler mit Fingerfarben. „In den Farben ist Götterspeisepulver enthalten, und damit wird eine Struktur geschaffen, die sie gut erfühlen können", erläuterte die Psychologin. Dann sahen wir einige Babys in Hochstühlen, die mit den Händen über ihr Tischchen fuhren. „Sie lernen, nach den Frühstücksflocken zu greifen." Die Pausenglocke klingelte.

Miranda führte uns auf den Hof, auf dem es so bunt zuging wie in den Klassenzimmern. Einige ältere Kinder liefen über den Spielplatz, die langen weißen Stöcke vor sich herschwenkend, bis sie die Stufen vor einem Spielgerät gefunden hatten. Diese Aufgabe bewältigten sie augenscheinlich mit Leichtigkeit.

„Sie kennen den Weg genau", meinte Miranda. „Die Linie, wo das Gras in das Schaumgummipolster unter dem Spielgerät übergeht, nutzen sie zur räumlichen Orientierung."

Beide Schüler erklommen nacheinander die Stufen, drehten sich nach rechts, gingen über eine Wackelbrücke und wandten sich schließlich wieder nach rechts, um die lange, gewundene Rutsche hinabzusausen. Als das erste Kind wieder unten angekommen war, bemerkte ich ein kleines Mädchen. Es stand ganz allein vor einem großen Haufen Herbstlaub in Braun- und Orangetönen.

Miranda hatte uns während des Rundgangs laufend Erläuterungen zum Lehrplan und den Methoden gegeben, und auf dem Spielplatz erzählte sie uns: „Wir wollen die Schüler darauf vorbereiten, ein ganz normales Leben zu führen. Damit meine ich, dass wir ihnen alle nötigen Fähigkeiten vermitteln, sodass sie sich schließlich in die Welt der Sehenden integrieren können. Um das zu erreichen, sitzt in jedem Klassenzimmer ein sehendes Kind, das den anderen gewissermaßen als Prüfstein und Vorbild dient."

Plötzlich bückte sich das Mädchen vor dem Laubhaufen, griff sich einen Arm voll und warf die Blätter gen Himmel. Als sie wieder auf ihrem Kopf landeten, lachte sie aus vollem Herzen.

„Das ist offensichtlich eins der sehenden Kinder, von denen Sie gerade gesprochen haben", sagte ich.

Sie lächelte, offensichtlich erfreut von meiner Vermutung, und sagte: „Keineswegs. Abby ist völlig blind."

Aber sie wirkt so glücklich, dachte ich. Dieses kleine flackernde Lichtzeichen erreichte mein Herz – kurz, aber deutlich.

Mit nur sechs Monaten wurde Rex „eingeschult"! Das war keineswegs zu früh, wenn man das „90-Prozent-Defizit" bedenkt, das über ihm schwebte wie ein Damoklesschwert. Er kam in die „Mama-und-ich"-Klasse, was bedeutete, dass wir gemeinsam zur Schule gingen und er dort Neues lernte, während man mir zeigte, wie ich zu Hause mit ihm arbeiten konnte. Zur Philosophie dieses Blindenzentrums gehört es, nicht nur mit den Kindern, sondern auch mit den Familien zu arbeiten. Ihre Bemühungen in der Schule konnten nur so gut sein wie die Bereitschaft der Eltern, zu Hause weiterzumachen. Daher „Mama und ich" – und theoretisch würde das ab einem gewissen Zeitpunkt auch den Papa einschließen.

Die Lehrer arbeiteten auch außerhalb des Klassenzimmers mit den Eltern, und zwar im Rahmen eines Forums, das vor allem in Hinblick auf die psychologischen und emotionalen Aspekte von entscheidender Bedeutung war. Man war sich dort bewusst, dass für die Eltern von blinden Kindern gerade eine Welt zusammengebrochen war, und man sah es als den Auftrag des Zentrums, diese Welt wieder zusammenzusetzen, *uns* wieder neu zusammenzusetzen. Die Mitarbeiter kannten die Statistik – unsere Kinder konnten kaum hoffen, die ihnen bevorstehenden Schwierigkeiten zu bewältigen, wenn sie keine starken Eltern zu Hause hatten, die sie unterstützten und ihre Interessen vertraten. Gebrochene Eltern nützen ihren Kindern nichts. Darum legten Miranda und drei Sozialarbeiter so großen Wert darauf, uns Eltern zu helfen, mit der Situation zurechtzukommen und sie zu verstehen.

Für mich war das Zurechtkommen eine Sache, das Verständnis jedoch eine völlig andere. Mit der Zeit konnten sie mir vielleicht helfen, die Lage zu bewältigen, doch verstehen würde ich sie niemals. Wie sollte ich denn auch etwas so Sinnloses und Unverständliches begreifen?

Rex konnte in seinen ersten Monaten im Blindenzentrum beachtliche Erfolge verbuchen, weitaus mehr als ich. Er hatte das formbare Gehirn eines Babys, während meines starren, festgefügten Denkmustern folgte. Er war dabei, sich auf das Abenteuer Leben einzulassen, während ich in meiner lebenslangen Prägung gefangen war, die mir vorschrieb, wie alles zu sein hatte. Mein Junge begann neue Fähigkeiten zu entwickeln, lernte selbstständig mit den Fingern zu essen und Gegenstände auf altersgemäße Art zu erforschen. Das gab mir zwar etwas Hoffnung, doch im Ganzen gesehen waren die Fortschritte doch recht unbedeutend. Das Ganze – und damit meinte ich die Welt der Sehenden – war für ihn zu groß und unerreichbar. Wie konnte Rex etwas von der Unermesslichkeit des Ozeans begreifen, den er niemals sehen würde? Oder in einer farblosen Welt Sensibilität und ein Gefühl für Harmonie entwickeln?

Gleichzeitig hatte ich mit meinen eigenen Problemen zu kämpfen – den Emotionen, die ein schweres Trauma nach sich zieht. Davon gab es vier, wie ich von Miranda und den Sozialarbeitern des Zentrums erfuhr, nämlich Trauer, Zorn, Schuldgefühle und Furcht. Ich trauerte um den Verlust des „perfekten" Kindes, von dem wir geträumt hatten. Gleichzeitig war ich zornig. Miranda erklärte mir, dass Zorn etwas völlig Normales sei, weil man uns gefühlsmäßig eines kostbaren Geschenks beraubt hatte. „Sinnlos" und „willkürlich" – das waren die Begriffe, die ich dafür benutzte, und die Worte „Es ist eben einfach passiert" erfüllten mich mit wildem Zorn. Ich wollte, dass mir jemand erklärte, *warum* das passiert war. Und dann kamen die Schuldgefühle ins Spiel, denn irgendwie musste ich ja meinen Teil dazu beigetragen haben. Widerfuhr guten Menschen wirklich einfach so Böses? Zumindest hatte ich das Gefühl, ich hätte irgendwie versagt, meinen unschuldigen, schutzlosen Sohn nicht davor beschützt, dass es „eben einfach passiert" war. Ich vermute, unter dem Strich hatte ich einfach furchtbare Angst vor der Zukunft.

Für mich war es ein täglicher Kampf, gegen diese emotionalen Probleme anzugehen, und das umso mehr, als Rex' Vater augenscheinlich in der Lage war, sein Leben ganz normal weiterzuführen, als wäre nichts geschehen. Natürlich schirmte die Arbeit William in gewissem Maß vom Alltagsleben mit Rex ab, das ich führte. Ich hatte mich entschieden, nicht wieder an meinen Arbeitsplatz zurückzukehren. Für mich ergab das alles keinen Sinn mehr. Die Finanzmärkte, auf denen ich vorher leidenschaftlich gern gearbeitet hatte, verwirrten mich nun. Kaufen, verkaufen,

kaufen, verkaufen – das schien mir nun sinnlos und leer. Endlose Wiederholungen, die nichts hervorbrachten; nicht, wenn man es mit dem verglich, was die Wiederholung von bestimmten Handgriffen bei Rex bewirken konnte.

Wenn ich den Mitarbeitern im Blindenzentrum glauben durfte, waren Arbeit und Wiederholung der Schlüssel zur Welt, mit dem er Begriffe formen und unerlässliche Fertigkeiten lernen konnte. Nicht einmal die einfachste Aufgabe, wie etwa selbstständig mit dem Löffel zu essen, war für Rex so selbstverständlich wie für ein sehendes Kind.

Ich erfuhr, dass man ohne Sehvermögen jeden denkbaren Prozess in verschiedene Schritte zerlegen musste – den Löffel finden, den Teller finden, den Tellerrand erkennen, das Essen auf dem Teller ausfindig machen. Und eine endlose Reihe von damit zusammenhängenden Fragen: Woher weiß man, was man auf den Löffel geschoben hat? Woher weiß man, ob das Essen wieder auf den Teller oder den Fußboden gefallen ist oder der Löffel sich zwischen Teller und Mund gedreht hat, wenn überhaupt irgendetwas darauf war? Wie unterscheidet man Kartoffelbrei von Erbsen, ohne sie zu berühren? Und so weiter. Und das bedeutete faktisch, dass Rex seine Mutter brauchte. Ich musste rund um die Uhr bei meinem Sohn sein. Mein „Arbeitsplatz" war also ein emotionales Schlachtfeld. An manchen Tagen fühlte ich mich davon erschlagen, an anderen gelang es mir einfach, mein Kind zu lieben.

So sah unsere Situation aus, als Rex seinen ersten Geburtstag feierte. Ich war fest entschlossen, an diesem Tag alle widerstreitenden Gefühle zu begraben. Diesen Geburtstag wollten wir einfach feiern! Das war ein Tag für Kinder, und „Erwachsenengedanken" hatten dabei nichts zu suchen. Für meinen einjährigen Sohn bestellte ich den schönsten Kuchen, den man sich denken kann, mit Luftschlangen darauf, die er anfassen konnte, und einer Kerze, die „Happy Birthday" spielte, wenn man sie drehte. Wir feierten im Blindenzentrum. Mittlerweile wusste ich zu schätzen, dass die Spezialität der Leute hier „Normalität" war. Sie hatten sich wirklich zum Ziel gesetzt, diesen Kindern schon von klein auf alle Fertigkeiten und Verhaltensmuster zu vermitteln, damit sie später eine Regelschule besuchen konnten. Sie arbeiteten hart daran, dass sich jedes blinde Kind normal fühlen konnte, und unterstützten bewusst und besonders Feste und alltägliche Aktivitäten, die für sehende Kinder etwas Selbstverständliches waren.

Als Rex die Luftschlangen von seinem Kuchen riss und aufzuessen versuchte, statt mit ihnen zu spielen, war das vermutlich die ganz normale Reaktion eines Einjährigen. Und als er ein Stück der schweren, süßen Torte probierte und gleich wieder ausspuckte, war auch das eine ganz normale Reaktion!

All das bildete ein solides und wunderschönes Gegengewicht zu den psychischen Problemen, mit denen ich mich herumschlug. Auch ich selbst begann mich allmählich normaler zu fühlen. Man konnte es nicht leugnen – die ersten sechs Monate, die Rex im Blindenzentrum verbracht hatte, waren sehr erfolgreich gewesen. Das konnte jeder sehen. Als ich ihn beobachtete, wie er hinter seinem Geburtstagstisch stand, war ich stolz auf mein Kind, das bestimmt bald laufen können würde, obwohl blinde Kinder das im Durchschnitt erst mit zwei Jahren lernten. Und Rex konnte schon allein stehen. Unser Sohn mit den breiten Schultern würde bald allein laufen können. Die Lehrerin lächelte, als sie seine Hände in die ihren nahm und ihm half, die Kerze zu drehen, damit sie noch einmal „Happy Birthday“ spielte. Ursache und Wirkung – aus allem konnte man eine kleine Unterrichtsstunde machen. Rex war begeistert von der Melodie und begann zu brabbeln. Er redete gern, das jedenfalls meinte der Sprachtherapeut und bezog sich damit auf sein endloses Gebrabbel. Ich konnte es kaum erwarten, dass er in wenigen Monaten die ersten Wörter sagen würde, sodass wir uns richtig unterhalten konnten.

Es war sehr schwer für mich, daran zu denken, dass mein Kind nicht sehen konnte. Ich musste jedoch einräumen, dass ich zum ersten Mal seit Rex' Geburt das Gefühl hatte, er könne ein gutes Leben führen. Mein Sohn würde sich nicht nur in die normale Welt der Sehenden eingliedern können, sondern dort sogar glänzen. Die Zeichen dafür standen günstig, und inzwischen hatte ich von Leuten wie Helen Keller gelesen, die nicht nur blind, sondern auch noch taub gewesen war und ein außergewöhnliches Leben geführt hatte. Ich glaubte, dass Rex einen ähnlichen Weg einschlagen würde: er war zwar blind, doch zu hervorragenden Leistungen befähigt, selbst wenn man den Maßstab der Sehenden zugrunde legte. Sein erstes Lebensjahr hatte er mit Energie und Enthusiasmus gemeistert, und er versuchte alle Chancen zu ergreifen, die ihm angeboten wurden. Er war neugierig und ganz normal entwickelt für sein Alter. Seine Fröhlichkeit war ansteckend. Wenn er selbstvergessen lachte, ging die Sonne auf, wie gerade jetzt, als seine Lehrerin ihm half, die Geburtstagskerze noch ein letztes Mal zu drehen. Ein gutes Zeichen, wirklich ein sehr gutes Zeichen.

„HAPPY ... BIRTHDAY ... to ... you." Noch drei Tage später konnte ich den Refrain in Gedanken hören, zusammen mit dem langsam verklingenden Kichern im Klassenzimmer, als ich mit meinem Sohn im Wartezimmer saß, während der Arzt das Magnetresonanztomogramm auswertete. „Routineuntersuchung der Gehirnzyste im Alter von einem Jahr", hatte die Anweisung des Arztes gelautet.

Der bekannte Neurochirurg betrat das Zimmer mit den Aufnahmen in der Hand. „Die Zyste wächst wieder", sagte er ohne Vorwarnung. „Wir müssen wohl einen Shunt legen."

Sprachlos starrte ich ihn an. Mein Blick verschwamm, mir drehte sich alles im Kopf. Sie wuchs wieder? Ein Shunt? Ich konnte nur das Geburtstagslied für meinen Sohn hören, sein Lachen. In Gedanken war ich wieder bei seiner Party und nicht hier.

„Es ist nur ein kleiner Eingriff, Mrs Lewis. So können wir sicherstellen, dass die Löcher in der Zyste sich nicht wieder verschließen und sie sich wieder mit Flüssigkeit füllt."

Ich nahm den Arzt nur noch verzerrt wahr, seine Worte ergaben keinen Sinn. Er redete immer weiter auf mich ein, doch ich war geistig nicht mehr anwesend. *Drehen wir die Kerze noch einmal um, Rex!* Ach, dieses herrliche Kichern.

„Ein Shunt leitet die Flüssigkeit ab, sodass sie normal im Gehirn zirkulieren kann."

Er hörte einfach nicht auf zu reden! Warum sprach er immer

weiter? *Operation? Flüssigkeit ableiten?* Nicht noch eine Operation! Hatte er überhaupt gemerkt, dass ich ihm nicht antwortete? Ich wollte Rex schützend in meinen Armen bergen und davonlaufen.

„Glauben Sie mir, es ist die beste Möglichkeit, Rex vor einem Wasserkopf zu bewahren", fügte er hinzu.

Dieses Wort schreckte mich auf, und ich brach mein Schweigen. „Wasserkopf?", murmelte ich.

Er nickte, seine Augen sahen todernst aus. Der fürchterliche Schreck musste sich in meinem Gesicht widergespiegelt haben, als ich die Botschaft wirklich begriff. Die Party war vorbei. Hier war kein Platz mehr für Geburtstagskuchen und Fähnchen, und das „Happy Birthday" lachte uns jetzt höhnisch ins Gesicht. Ich sah meinen kleinen Sohn an, der bald einen Shunt im Gehirn haben würde. Ich hatte keine Wahl, denn ich wusste, was ein Wasserkopf bedeutete: eine Schwellung im Gehirn. Und das wiederum – ich biss mir auf die Lippen – konnte eine Hirnschädigung nach sich ziehen.

Kapitel 3

Meine Welt steht Kopf

Wenn die Welt sagt: „Gib auf",
flüstert die Hoffnung: „Versuch es noch einmal."
Autor unbekannt

„Heute hat Rex wieder kaum Appetit gehabt", meinte die Lehrerin der „Mama-und-ich"-Klasse zu mir, als ich nach dem Treffen der Eltern-Selbsthilfegruppe den Klassenraum betrat. Sie saß neben Rex und versuchte, ihn zu füttern. Er saß auf seinem Hochstuhl, klopfte mit den Fingern auf das Tablett und ignorierte seine Lehrerin wie auch das vor ihm stehende Schälchen mit den pürierten Pfirsichen völlig. Seine Lehrerin legte den Löffel in die Schale zurück. „Heute hat er nur Keksbröckchen gegessen."

„Anscheinend mag er im Augenblick nur Sachen, die er mit der Hand essen kann", meinte ich. „Mittags und abends Kekse, zum Frühstück Cornflakes." Die Lehrerin sah besorgt aus, und deshalb fügte ich schnell hinzu: „Aber die Operation liegt erst drei Wochen zurück. Vielleicht müssen wir nur geduldig sein. Im letzten Jahr ist er jedenfalls ordentlich gewachsen, er wird schon wieder Appetit bekommen."

Ich lächelte zuversichtlich, ohne wirklich daran zu glauben. Irgendwie hatte sich mein Sohn verändert. Natürlich war er von der letzten Operation noch geschwächt, und sein Organismus musste sich vermutlich noch an den Fremdkörper in seinem Gehirn gewöhnen. (Und der Shunt war ein Fremdkörper, auch wenn er dafür sorgte, dass sein Gehirn entwässert wurde.)

„Ich bin sicher, dass er bald wieder bei Kräften ist und auch sein Appetit zurückkommt", meinte die Lehrerin, die sich ebenso wie ich darüber im Klaren war, wie apathisch Rex zurzeit wirkte.

Die ersten deutlichen Hinweise, dass mit Rex irgendetwas grundsätzlich nicht stimmte, bemerkte ich etwa sechs Wochen nach seinem ersten Geburtstag. Er war sehr wählerisch beim Essen geworden, ja, aber ich wusste, dass Kinder nun einmal so sein konnten. Sie machten beim Essen verschiedene Phasen durch. Doch dann fielen mir seine Hände auf. Da war etwas anders als vorher. Niemals konnte ich die Vollkommenheit seiner winzigen Finger vergessen, die er als Neugeborener gehabt hatte. Sie waren immer noch wunderschön und schlank wie bei seiner Geburt, doch nun gebrauchte er sie im Gegensatz zu früher nur noch zögernd, um die Welt zu entdecken. Er benutzte sie noch immer, um trockene Nahrung zu sich zu nehmen oder ein Glas Milch zu halten, doch damit hatte es sich auch.

Wenn man ihm nun ein Spielzeug oder einen anderen Gegenstand hinhielt, zog er die Hände zurück und ballte sie zu Fäusten. Man musste sie sanft öffnen und ihm gut zureden, damit er nach dem Spielzeug griff. Außerdem schien er nicht mehr in der Lage zu sein, Dinge festzuhalten – sogar wenn er nach einem Gegenstand griff, ließ er ihn fast augenblicklich wieder fallen. Das machte mir wirklich Sorgen, denn er musste ja seine Augen durch seine Hände ersetzen.

„Man bezeichnet das als taktile Hypersensitivität", erklärte uns die Ergotherapeutin in der Blindenschule. „Viele blinde Kinder haben überempfindliche Hände. Darum lassen wir sie zum Beispiel Schlagsahne und gekochte Spaghetti anfassen, um sie zu desensibilisieren." Sie sprach über sensorische Integration, ein therapeutisches Konzept, mit dem man diese anomale Überempfindlichkeit bekämpfen konnte. „Wir könnten ihn sofort in ein Intensivprogramm aufnehmen." Ihre Zuversicht konnte mich nur für kurze Zeit beruhigen.

Darüber hinaus wurde Rex auch immer reizbarer. Zuerst schienen seine Hände und die Dinge, die er berührte, der Auslöser zu sein. Doch nun schaffte ich es kaum noch, ihm Socken und Schuhe anzuziehen. Wenn ich es nicht fertigbrachte, ihm die Socken mit einer einzigen fließenden Bewegung überzustreifen, fing er unweigerlich zu brüllen an, als ob er Schmerzen hätte. Er schien auch nicht mehr gern zu stehen, und die Beine gaben unter ihm nach. Manchmal trugen sie ihn, doch im nächsten Augenblick sackte er zusammen. Der Spezialist für sensorische Integrationsstörungen meinte, dass möglicherweise nicht nur seine Hände, sondern auch die Füße überempfindlich seien.

Darüber hinaus machte er nun manchmal eigenartige Bewegungen. Sich wiederholende Bewegungen sind – in unterschiedlichem Maß – typisch für Blinde, und auch Rex war davon nicht ganz frei. Weil sie nicht sehen können, suchen sie nach anderen sensorischen Reizen, indem sie beispielsweise hin- und herschaukeln oder wiederholt mit den Füßen oder Händen stampfen und klopfen. Ich hatte gelernt, dass sich diese Bewegungen vermindern, wenn das Kind und damit das Gehirn heranreift. Doch bei Rex schien eine gegenteilige Entwicklung einzutreten. Wie ein Krebsgeschwür breiteten sich diese Übersprungbewegungen auf Körperteile aus, die bisher nicht davon betroffen gewesen waren. Er wedelte mit den Händen, schlug mit dem Kinn gegen die Brust und schüttelte den Kopf so schnell, als verfolge er ein Tennismatch in Lichtgeschwindigkeit. Wenn er saß oder auf dem Rücken lag, bewegte er die Beine wie beim Fahrradfahren.

„Du musst ihm Zeit geben", meinte William eines Abends zu mir, als ich wieder einmal von allem sprach, was mit unserem Sohn nicht stimmte. „Er wird schon wieder zu seinem alten Ich zurückfinden."

Ich wollte ihm nur zu gern glauben, doch es fiel mir schwer, geduldig zu sein. Ich wollte, dass sofort alle Symptome verschwanden.

Als William sich am nächsten Morgen auf den Weg zur Arbeit machte, versuchte ich, mehr als trockene Cornflakes in Rex' Magen zu bekommen, bevor wir zur Blindenschule fuhren. William hatte es eilig, dem morgendlichen Frühstücksdrama zu entkommen, und schlug die Tür ein wenig lauter zu als sonst. Rex fuhr zusammen und fing an zu schreien. An diesem Tag entdeckte ich zum ersten Mal, dass er noch in anderer Hinsicht überempfindlich war – er erschreckte sich schneller als zuvor.

Bald stellte sich heraus, dass es nicht nur laute Geräusche waren, die ihn zusammenfahren ließen. In der Blindenschule verstörte ihn das Geräusch von fließendem Wasser so sehr, dass er sich jedes Mal die Ohren zuhielt, wenn sich jemand die Hände wusch. Dabei schrie er immer lauter, als hätte er schreckliche Schmerzen. Dann waren es die Lichtschalter, das leise Klicken war die reinste Folter für seine Ohren. Es war, als wären die Sinnesorgane meines Sohnes nicht mehr in der Lage, Eindrücke zu filtern. Ganz normale Geräusche wirkten auf ihn so, als fahre man mit den Fingernägeln über eine Tafel. Alltägliche Dinge zu berühren war für ihn so, als greife er in ein Hornissennest. Und auch gefühlsmäßig neigte er zu Extremen: Völlig unerklärlich schwankten seine Stimmungen innerhalb von Sekunden zwischen zwei extremen Polen. Manchmal lachte er hysterisch, um im nächsten Augenblick zu schreien. Ebenso konnte er von gequältem Weinen zu unbändigem Gelächter übergehen. Es machte mir Angst, diese Stimmungsschwankungen zu beobachten; mir kam es vor, als hätte ein Marionettenspieler die Kontrolle über den Körper meines Kindes und ließe ihn nach seinen Vorstellungen tanzen.

Als Rex 18 Monate alt war, waren seine Reaktionen auf Sinnesreize völlig außer Kontrolle geraten. Jeden Tag griffen sie seinen Körper und seinen Geist an – und meinen auch. Dafür war ich nicht ausgerüstet. Was tut man, wenn die Verbindungen im Gehirn eines Kindes plötzlich verrückt spielen? Wie bringt man sie wieder in Ordnung? Keiner der anspruchsvollen Kurse, die ich in Stanford belegt hatte, konnte mir dafür eine Erklärung liefern. Auch mein Auslandsaufenthalt und meine vielseitigen Erfahrungen in der Berufswelt halfen mir hier kein bisschen weiter.

Und um dem Ganzen die Krone aufzusetzen, hatte ich keine Sekunde Zeit zum Nachdenken. In den sechs Monaten, seit man Rex den Shunt eingesetzt hatte, waren meine Nerven nonstop aufs Äußerste angespannt gewesen; einen Großteil meiner Zeit verbrachte ich damit, Rex' überempfindlichen Körper zu beschützen, statt ihm bei neuen Entwicklungsschritten zu helfen. Rex und ich (und William, wenn er nicht zu beschäftigt war – oder vermied er es absichtlich?) waren zu Geiseln seiner Hypersensitivität geworden – seiner Hände, seiner Ohren und seines Mundes, denn er nahm nur noch fast flüssige Nahrung zu sich. Im Leben vorwärtszukommen stand nun an zweiter Stelle, denn es kostete uns gewaltig viel Kraft, im Kampf gegen Rex' sensorische Überempfindlichkeit überhaupt über die Runden zu kommen.

Vom Aufstehen bis zum Schlafengehen war die Welt nun für uns ein feindlicher Ort geworden, und von jedem Bereich unseres Lebens konnte ein Angriff ausgehen. Dieses Schlachtfeld war auf den Kopf gestellt, denn nichts ergab mehr einen Sinn. Nicht für meinen Sohn, und für mich auch nicht. Das wurde mir an einem düsteren Januarmorgen überdeutlich. Draußen braute sich ein Unwetter zusammen – und in meinem Innern auch.

Ich machte Rex gerade fertig, um mit ihm zur Blindenschule zu fahren. Die Weihnachtsferien waren gerade vorüber, er war 18 Monate alt, und die Lehrerin der „Mama-und-ich"-Klasse hatte mich zu einem Gespräch gebeten, während eine Vertretung ihren Unterricht übernahm. Ich hoffte, sie hätte einige Ratschläge für mich, denn so konnte es nicht weitergehen. Ich hatte Rex die Hose angezogen und den Kragen seines T-Shirts so weit gedehnt, dass es seinen empfindlichen Kopf nicht berührte. Bisher war der tägliche Kampf mit dem Anziehen also recht gut gelaufen, und nun streifte ich ihm die erste Socke über.

Ich krempelte sie zusammen, sodass ich sie ihm mit möglichst wenig Körperkontakt über die Zehen ziehen konnte, und erklärte dabei: „Rex, ich ziehe dir jetzt die rechte Socke an." Ich streifte sie ihm über, er reagierte mit einem Zucken, entspannte sich aber sofort wieder. Dann zog ich die Socke schnell über die Knöchel. Noch einmal schreckte er auf, doch das ging wieder rasch vorbei. Heute lief es gut. Zuversichtlich meinte ich: „Und nun die linke Socke." Wieder streifte ich sie ihm über die Zehen. Noch einmal hochziehen, und dann war alles geschafft. Doch gerade, als ich sie ihm in einer fließenden Bewegung hochziehen wollte, schlug das Unheil zu! Die Socke verdrehte sich und blieb an seiner Ferse hängen.

Er schrie und kreischte, als hätte ich ihm eine Wunde zugefügt oder ihn mit Kohlen verbrannt, statt ihm nur eine Socke aus weicher Baumwolle anzuziehen. Meine Hände zitterten, als ich versuchte, den Fehler wiedergutzumachen, indem ich die Socke geradezog und über seine Ferse streifte. Nun strampelte er wild mit beiden Füßen, damit er nur ja keine Schuhe anziehen müsste.

„Es ist alles in Ordnung, mein Schatz", beruhigte ich ihn und war mir doch bewusst, dass nichts in Ordnung war. „Jetzt hast du deine Socken an. Mit den Schuhen warten wir noch ein bisschen." Ich wiegte ihn in meinem Arm. Als er sich beruhigt hatte, hob ich ihn in seinen Hochstuhl und gab ihm eine Tasse Milch.

„Hier ist eine schöne, große Tasse Milch, damit du Appetit bekommst." Milch liebte er, und das kalte Getränk beruhigte ihn noch weiter. An diesem Morgen versuchte ich nicht einmal, ihm mehr als trockene Frühstücksflocken anzubieten. „Und jetzt schütte ich die leckeren Cornflakes auf dein Tablett. Wenn du bereit bist, kannst du sie dir einfach in den Mund stecken."

Doch heute ließ ihn auch das Geräusch der trockenen Flocken, die auf das Tablett fielen, zusammenfahren. Meine Güte – es handelte sich nur um Cornflakes, die auf ein Tablett geschüttet wurden! Ich machte mir Vorwürfe, dass ich sie nicht ganz leise und vorsichtig daraufgelegt hatte. Er setzte die Tasse ab, doch statt nach den Frühstücksflocken zu greifen, wie er es normalerweise tat, indem er mit der Hand langsam über das Tablett fuhr, um sie zu finden, ballte er seine Hände zu Fäusten und schnippte die Cornflakes weg, sodass sie auf den Boden fielen. Dann schnappte er sich wieder seine Tasse, als hinge sein Leben davon ab, und trank gierig. Ich dankte Gott, dass er wenigstens die immer noch festhalten wollte. Doch dann klingelte das Telefon, und es durchfuhr ihn wie ein elektrischer Schlag. Schreiend ließ er die Tasse fallen, die Milch ergoss sich auf das Tablett, tropfte auf den Fußboden und weichte die Cornflakes auf.

„Rex, mein Schatz, es ist nur das Telefon", sagte ich, während der Anrufbeantworter ansprang.

Rex stopfte sich die Finger in die Ohren und sein Körper begann zu zittern, ebenso wie meiner. Ich hob ihn aus dem Hochstuhl heraus, drückte ihn an mich und sang ihm leise ins Ohr. Der feste Druck wie auch mein Gesang halfen ihm normalerweise, obwohl meine Stimme gerade nicht ganz fest klang. Allmählich beruhigte er sich. Mit einer neuen Tasse Milch setzte ich ihn in den Hochstuhl zurück und holte dann aus dem Badezimmer ein feuchtes Wischtuch, um das Chaos zu beseitigen. Ich vermied es, den Wasserhahn in der Küche laufen zu lassen, damit ihn das Geräusch nicht noch weiter verstörte. Sogar die Tür zum Badezimmer schloss ich, damit man den Wasserstrahl nicht hören konnte.

Ich wischte den Boden, während er seine Tasse austrank. Dann stellte er die Tasse ab und begann mit seinen Händen auf sein Hochstuhltablett zu trommeln. Der Rhythmus beruhigte ihn vollends, und er wirkte ganz zufrieden. Doch meine Nerven lagen blank, und der Tag hatte gerade erst angefangen. Ich wagte es nicht, ihn noch weiter aufzuregen, warf seine Schuhe und seine Jacke in eine Tasche, setzte ihn in den Kinderwagen und machte mich auf den Weg zum Auto.

Die dunklen Wolken begannen sich abzuregnen, als ich mit dem Wagen aus der Garage setzte. Ich mochte das gleichmäßige Geräusch des Regens und hoffte, dass unsere Nerven damit zur Ruhe kommen würden. Doch es sollte nicht sein. Wir hatten noch nicht die Auffahrt verlassen, als Rex den Kopf hin- und herzuschwenken begann, als wollte er etwas abschütteln. Dann wurden auch seine Schultern von dieser Bewegung ergriffen, und er hielt sich die Ohren zu, als wünschte er sich nichts sehnlicher, als seinen Körper zu verlassen.

Gott, nein!, schrie ich in Gedanken auf. *Nicht der Regen! Er kann ja wohl nicht auf den Regen reagieren, der auf das Autodach trommelt.* Und doch wusste ich mit Bestimmtheit, dass genau das der Fall war.

„Rex, wir können nicht vor dem Regen davonfahren", appellierte ich an ihn. Doch für vernünftige Argumente war in diesem Auto kein Platz, nicht, wenn das Gehirn meines Sohnes nicht richtig funktionierte. Ich versuchte es mit einer anderen Taktik und redete ihm gut zu, als er laut zu stöhnen begann. „Das ist Regen, Rex, hör mal, wie schön er klingt. Der Regen, der auf das Autodach fällt." Ich begann einen rhythmischen Sprechgesang. „Plitsch, platsch, plitsch, platsch, fällt der Regen auf das Dach." Sein Körper entspannte sich etwas. Er nahm die Hände von den Ohren, fasziniert von meinem Sprechgesang, doch dann donnerte es. Es goss wie aus Kübeln, und sein Stöhnen steigerte sich zu Gebrüll. Verzweifelt fummelte ich am Radio herum und versuchte einen Sender zu finden, egal welchen, wenn er ihn nur von diesem Sturzregen ablenkte. Doch es kam nur Rauschen. Rex schrie noch lauter.

Ich versetzte dem Radio einen Schlag mit der Hand, als ob ich damit einen Sender einfangen könnte. Einen einprogrammierten Sender nach dem anderen probierte ich aus, bis ich endlich ein Programm ohne Rauschen empfing. Es war ein Klassiksender, und man brachte gerade ein Mozart-Stück. Gerade wollte ich weiterschalten, weil ich fürchtete, dass klassische Musik nicht in Rex' Bewusstsein dringen würde, wenn sie mit dem Sturzregen konkurrieren musste, der sich auf das Autodach ergoss, als ich bemerkte, dass sich mein Sohn spürbar entspannte. Das Schütteln und Zittern ließ nach, und mit einem Mal saß er zufrieden da, hörte sich glücklich die Mozart-Sonate an und hatte den Regen anscheinend völlig vergessen. Danke, Mozart.

Vor der Blindenschule brachte ich das Auto zum Stehen und atmete tief durch. Dann saß ich einen Augenblick da und versuchte mich vor dem Gespräch mit der Lehrerin zu sammeln. Rex klopfte zufrieden mit seinen Händen auf den Autositz, ein Lächeln umspielte seine Lippen. Ich beugte mich zu ihm herüber und küsste ihn sanft auf die Wange. Dann umarmte ich ihn fest, damit ihn der Körperkontakt noch weiter beruhigte.

Ich musste ihn schnell aus dem Auto heben, damit er nicht klitschnass wurde, und schaffte es, ihn relativ trocken ins Klassenzimmer zu bringen. Dort ließ ich ihn zurück und ging dann wie vom Autopiloten gesteuert weiter, um mich mit seiner Lehrerin Linda zu treffen.

Mit einem Plumpsen ließ ich mich auf den Stuhl fallen und hatte kaum Zeit anzukommen, als Linda auch schon das Wort ergriff: „Ich mache mir Sorgen wegen Rex." Sie redete nicht um den heißen Brei herum oder erging sich in Small Talk, sondern schnitt das entscheidende Thema sofort an.

„Ich mache mir auch Sorgen um ihn", entgegnete ich wie zu meiner Verteidigung. Ich zitterte immer noch. Wann würde Rex wieder der Alte werden? „Ich bürste ihn andauernd ab und mache mit ihm die Übungen, die Jill empfohlen hat", sagte ich und bezog mich damit auf die Techniken, Druck auf seine Hände und

Füße auszuüben, die mir seine Ergotherapeutin gezeigt hatte, um damit seiner Überempfindlichkeit entgegenzuwirken.

„Ich weiß", sagte sie, doch dann wiederholte sie: „Ich mache mir *sehr große* Sorgen um Rex. Im Unterricht verhält er sich so apathisch, es gelingt mir kaum, ihn für irgendetwas zu interessieren."

„Natürlich ist er apathisch", erwiderte ich erregt. „Sein kleiner Körper ist vollauf damit beschäftigt, sich gegen Dinge wie *fließendes Wasser* oder *Regen* zu verteidigen." Ich regte mich auf, weil ich Antworten haben wollte, keine weiteren Fragen. Warum war er so apathisch? Warum wollte er nichts mehr essen? Oder stehen? Oder irgendetwas berühren? Wie lange sollte das alles noch dauern?

Linda antwortete nicht gleich, vielleicht aus Respekt. Ich fügte hinzu: „Er horcht auf, wenn jemand singt, und haben Sie schon einmal darauf geachtet, wie rhythmisch er klopft?"

„Ja, das stimmt", räumte sie ein. „Und er klopft gern auf Gegenständen herum", meinte sie, sagte dann jedoch: „Aber er berührt sie nicht oder hält sie so fest, wie er das sollte." Dann sagte sie in mitfühlendem Ton, aber dennoch unglaublich direkt: „Ich fürchte, Rex ist Autist."

„Autist!", rief ich ungläubig aus und dachte an das überaus eigenartige, distanzierte Verhalten, das ich mit Autismus in Verbindung brachte. „Das ist unmöglich. Autisten können keine Beziehungen mit einem Menschen eingehen, aber Rex hängt sehr an mir." Das konnte niemand leugnen. Seine Persönlichkeit kam wirklich voll zur Geltung, wenn wir allein waren.

Linda räumte ein, dass das stimme, meinte jedoch, dass die sensorische Überempfindlichkeit typisch für ein autistisches Kind sei, wenn er zum Beispiel mit den Armen wedelte und immer dieselbe Bewegung wiederholte, etwa in rhythmischen Mustern auf sein Kinn oder den Tisch klopfte.

Autistische *Verhaltensmuster* waren aber doch nicht mit Autismus gleichzusetzen! Überhaupt nicht! Denn es war doch offensichtlich, dass Rex Beziehungen pflegte. Ich hatte alles über Autismus gelesen, und er war nicht so distanziert, wie diese Kinder in der Literatur geschildert wurden – außer natürlich, er zog sich in sein Schneckenhaus zurück. Doch das wurde durch äußere Reize verursacht und hatte nichts mit seinem Zustand zu tun.

„Er ist kein Autist", behauptete ich im Brustton der Überzeugung, keinen Widerspruch duldend. „Er braucht einfach Zeit, damit sein Gehirn heranreifen kann."

Verärgert ging ich aus dem Gespräch und dankte der Lehrerin nicht einmal, weil sie mir meiner Meinung nach ihre Einschätzung ungefragt und vorschnell mitgeteilt hatte.

Allerdings konnte ich nicht abstreiten, was so klar zutage lag, dass sich Rex nämlich mehr und mehr zurückzog, statt aus sich herauszukommen. Warum schlugen die klassischen Therapien nicht an, mit denen man gegen seine sensorische Überempfindlichkeit anging? Manchmal blickte ich in sein Gesicht, und ja, seine Miene war vollkommen leer, als ob sich das Kind so weit in sich selbst zurückgezogen hätte, dass man es von außen nicht mehr sehen konnte. Eines Nachmittags saß ich im Wohnzimmer und beobachtete, wie mein Sohn mit leerem Gesichtsausdruck gegen sein Kinn trommelte. Es war ein schwerer Tag für ihn gewesen, und deshalb konnte ich das verstehen. Aber ich *wusste,* dass er da drin war – selbst wenn er sich verborgen hielt.

Autismus? Nein, unmöglich, denn ich bekam den wirklichen Rex zu sehen, der ein völlig anderes Kind war, wenn er sich nicht der großen weiten Welt stellen musste. Dieser Rex war fröhlich. Ich konnte sein Lachen hören, seine Augen aufblitzen sehen. Er war da, doch nur dort, wo nicht alle Eindrücke ungefiltert auf ihn einprasselten, und das war im Grunde nur zu Hause möglich. Vor allen Dingen jetzt, da er sogar auf Regen empfindlich reagierte.

Wie konnte dieses wunderbare Kind, das nur in einer geschützten Umgebung existierte, mit der Welt da draußen vertraut gemacht werden? Und dort nicht nur überleben, sondern auch gedeihen? Würde er jemals in der Lage sein, die Klänge und die Schönheit dieser Welt schätzen zu lernen, oder würde er sie tragischerweise immer nur verzerrt wahrnehmen können? Wie hatte Gott zulassen können, dass einem Kind so etwas widerfuhr? Rex war unschuldig, er hatte nichts getan, um solch ein Schicksal zu verdienen.

Mein Sohn hatte seit seinem ersten Geburtstag kein Gramm zugenommen. Damals hatte er gut 9 Kilo gewogen, zwei Monate vor seinem zweiten Geburtstag zeigte die Waage genauso viel an. Im Verlauf von 10 Monaten hatte der bald Zweijährige überhaupt nicht zugenommen! Rex nahm nur Flüssigkeit und kleine Bissen pürierter Nahrung zu sich, weil auch sein Mund überempfindlich war. Über uns schwebte immer häufiger das Schreckgespenst der künstlichen Ernährung mit einer Sonde. Was seine Entwicklung betraf, fielen die Nachrichten sogar noch schlechter aus als bei der fehlenden Gewichtszunahme: Rex hatte manche Fertigkeiten wieder verloren, die er im ersten Lebensjahr erworben hatte, wie zum Beispiel mit den Fingern zu essen oder sich an Gegenständen hochzuziehen. Rex' Überempfindlichkeit hatte unser Leben im Lauf des letztes Jahres völlig durcheinandergebracht. Anfangs hatte mein Mann mir die gesamte emotionale und psychische Belastung bei der Erziehung unseres Sohnes aufgebürdet. Mit der Zeit entfremdeten wir uns. Nun war unsere Beziehung am Boden, und er sagte mir, dass er gehen würde. Er „hielt es einfach nicht länger aus", so drückte er es aus, als er mich um die Scheidung bat.

Das war statistisch gesehen beinahe die Normalität. 70 Prozent aller Paare mit schwerbehinderten Kindern trennen sich schließlich. Ich kannte ja die Rollenverteilung bei uns zu Hause, und offenbar folgten wir der statistischen Norm. Der Vater verdient den Lebensunterhalt, während die Mutter sich um den ganzen Rest kümmert. Miranda, die Psychologin an der Blindenschule, hatte uns erklärt, dass sich die Väter oft abkapseln und nicht mit den alltäglichen Problemen auseinandersetzen, mit denen die Mütter zu kämpfen haben. Letzten Endes führe dies zu Isolation und Entfremdung. Die Väter entwickeln nicht dieselbe Bindung zum Kind, dieses enge Band der Liebe, das absolut notwendig ist, wenn man ein behindertes Kind hat.

Als mein Mann uns verließ, war ich dankbarer als jemals zuvor, dass ich mir vor meiner Heirat eine solide Karriere aufgebaut hatte. Auch wenn ich im Augenblick überhaupt nichts mehr mit Aktien und Börsengeschäften zu tun hatte, würde mein beruflicher Erfolg in dieser Sparte uns eine Zeitlang finanziell über Wasser halten und uns davor bewahren, neben allen anderen Problemen auch noch als Sozialfall in die Statistik einzugehen. Wie viele Mütter in einer ähnlichen Situation stehen vor der schrecklichen Wahl, entweder den Lebensunterhalt zu verdienen oder sich ihrem Kind zu widmen, das besondere Pflege braucht? Ich würde unsere finanzielle Situation im Blick behalten müssen, doch zunächst lief alles in geordneten Bahnen.

Von meinen Gefühlen konnte ich das nicht behaupten.

In der Zeit, nachdem mein Mann mich verlassen hatte, gaben manchmal meine Beine einfach unter mir nach, manchmal konnte ich auch nicht mehr klar denken. Einmal kam ich nach Hause und sah, wie eine Mitarbeiterin der Stiftung für blinde Kinder gerade aus unserer Auffahrt kam. Ich hielt sie an und sagte: „Anna, was machen Sie denn am Dienstag hier?“ Als sie mir erklärte, dass es Mittwoch sei, der Tag, an dem sie normalerweise mit Rex zu Hause arbeitete, starrte ich sie eine Weile verwirrt an. *Ist es wirklich schon Mittwoch?* Ein Tag ging in den anderen über.

„Alles in Ordnung mit Ihnen?“, fragte sie.

„Ja, natürlich“, entgegnete ich. Aber stimmte das auch?

Mein eigenes Nervensystem war ebenso durcheinander wie das von Rex. Aus nichtigen Anlässen fing ich an zu weinen. Ich hatte Angst, dass ich durchdrehen würde. Mir war, als stünde ich am Rand eines Abgrunds, und je mehr ich mich in Sicherheit zu bringen versuchte, desto mehr gab der Boden unter mir nach. Manchmal schaffte Rex es, mich mit einem Lächeln wieder auf festen Boden zu holen, doch die Last unserer beider Leben war mir zu schwer geworden.

Rex und ich waren allein.

Einen Monat vor Rex’ zweitem Geburtstag machten wir, Mutter und Sohn, beide zerbrechlich und zerbrochen, uns auf den Weg zur *Malibu Presbyterian Church*, die auf einem Hügel lag. Mein großer Bruder Alan war vor einigen Tagen aus San Diego zu Besuch gekommen, und wir hatten zusammen im Wohnzimmer gesessen. Ich schüttelte den Kopf und meinte: „Ich verstehe das alles nicht. Ich verstehe nicht, was das alles für einen Sinn haben soll.“ Damit meinte ich Rex, seine Behinderung, Williams Weggehen, unser Leben, einfach alles.

Mein Bruder blickte mich lange und aufmerksam an. Er hatte den entschlossenen Blick eines Menschen, der gerade eine Entscheidung getroffen hat, und seine Stimme nahm eine warme und doch ernste Färbung an. „Das ist einfach: Der Sinn besteht darin, Gott zu verherrlichen."

Seine Antwort überraschte mich; das hatte ich nicht erwartet, wenn ich denn überhaupt etwas erwartet hatte. Ich hatte keine Ahnung, wovon er redete. Als Familie waren wir früher nie in die Kirche gegangen, außer zu den großen Feiertagen, und mein großer Bruder war doch gemeinsam mit mir aufgewachsen. Wusste er etwas, von dem ich keinen blassen Schimmer hatte?

„Ich habe keine Ahnung, was du meinst", erwiderte ich schwach. Ich konnte ganz gewiss keine Verbindung zwischen Herrlichkeit, Gott und einem Kind herstellen, das leben musste wie Rex. Das klang so zusammenhanglos und surreal. Wäre ich nicht so müde und verwirrt gewesen, hätten mich seine Worte verärgert.

Alan wurde still. Das bedeutete, wie ich wusste, dass mein normalerweise geselliger Bruder, dem ich in unserer Kindheit so nahegestanden hatte, wirklich bewegt war. Er sagte: „Ich wollte schon eine ganze Weile mit dir über dieses Thema reden." Jedes Wort klang bedeutungsschwanger, und so schenkte ich ihm noch mehr Aufmerksamkeit.

Mein Bruder hatte ein gutes Leben geführt. Das wusste ich, obwohl wir nur bis zum Schulabschluss engen Kontakt hatten. Danach hatte ich das College besucht und war von dort ins Ausland gegangen, bis kurz vor Rex' Geburt. Alan war immer unglaublich beliebt gewesen, in der Grundschule schon ein Baseball-Star und auch auf der weiterführenden Schule ein guter Sportler. In seinem letzten College-Jahr hatte man ihn sogar zur „Besten Persönlichkeit" gewählt. Inzwischen war er mit seiner College-Liebe Jeanine verheiratet und hatte zwei Kinder. Von meinem Standpunkt aus wirkte das alles sehr gut, und deshalb verstand ich nicht, worauf er hinauswollte.

„Ich habe in letzter Zeit ziemlich viel über mich gelernt", sagte er. „Ja, ich habe immer geglaubt, dass ich in der Highschool eine ganz große Nummer war – der tolle Sportler." Er machte eine Pause und schüttelte von seinen Gefühlen überwältigt den Kopf. „Ich war völlig von mir eingenommen." Das nächste Wort spuckte er förmlich aus: „Ich war voller Stolz."

So, wie er es sagte, klang es abscheulich, als triefte pures Gift daraus. Ich hatte noch nie gehört, dass jemand diesen Begriff so benutzte, denn für mich war Stolz immer etwas Gutes gewesen. Stolz half einem, hochgesteckte Ziele zu erreichen, und das war doch etwas Erstrebenswertes. Ich konnte mich noch erinnern, wie wichtig mir das während meiner Kindheit gewesen war. Ich hatte hart dafür gearbeitet, meine Mutter und meinen Vater mit Stolz zu erfüllen. Ich bekam einen Kloß im Hals, als ich mich an den kurzen Augenblick erinnerte, als ich auf meinen eigenen Sohn stolz gewesen war – meinen kleinen, blinden Sohn, der an seinem ersten Geburtstag bereit war, es mit der Welt aufzunehmen. Und nun behauptete mein Bruder, den ich als Heranwachsende immer maßlos bewundert hatte, *Stolz* sei etwas Schlechtes. Ein Hindernis, kein Mittel, um erfolgreich zu sein.

„Mächtig stolz war ich", sagte er. „Ja, ich glaube, der Stolz war größer als ich", fügte er lachend hinzu, „aber ich begriff irgendwann, wie leer es in Wirklichkeit in mir aussah." Er dachte offenbar an diese Zeit zurück, die für ihn sehr schmerzhaft gewesen sein musste. „Wie leer es in mir aussah", wiederholte er wie zur Bestätigung. „Und ich stellte mir genau dieselbe Frage wie du gerade eben. ‚Was soll das alles für einen Sinn haben?'"

Ich bemühte mich, alles zu erfassen, als mein Bruder nun schilderte, wie er zum Glauben gefunden hatte. Nicht zum Glauben an *sich selbst* – davon hatte er als Heranwachsender mehr als genug gehabt –, sondern zum Glauben an Gott.

Seine Worte überraschten mich total, denn mit so etwas hätte ich niemals gerechnet, doch irgendetwas an dem, was er sagte, bewirkte, dass ich mich ihm so eng verbunden fühlte wie noch nie seit dem Ende unserer Schulzeit. Trotzdem konnte ich meinen eigenen Zustand beim besten Willen nicht als innere Leere bezeichnen. Im Grunde war das Gegenteil der Fall – jeden Tag musste ich Krisen bewältigen, und ich war eigentlich ständig überlastet und der Verzweiflung nahe.

Als ich mir an jenem Abend vor dem Zubettgehen das Gesicht

wusch, schaute ich in den Spiegel. Ich war schockiert, als ich mein Spiegelbild sah. Das war doch nicht ich! Was war denn nur mit der zuversichtlichen und fröhlichen Frau passiert, die ich früher einmal gewesen war? Wo war Cathleen geblieben, das junge Mädchen, das nach Paris gegangen war, um Abenteuer zu erleben, die Welt zu sehen und das Leben zu genießen? Wo war sie hin?

Ich sah die Ringe unter meinen Augen, meine blasse Haut. Erst jetzt merkte ich, dass ich die Zähne zusammenbiss und sich meine Augenbrauen zusammengezogen hatten. Meine Miene wirkte barsch. Als ich die Muskeln aktiv entspannte, blickte mich eine zusammengesunkene Gestalt aus dem Spiegel an, gerädert und völlig fertig mit den Nerven. Da begriff ich erst, wie fest und wie lange ich die Zügel krampfhaft in der Hand gehalten hatte. Doch jetzt konnte ich die Wahrheit nicht mehr leugnen, da sie mir aus dem Spiegel entgegenblickte. Man sah mir deutlich an, dass ich am Rande eines Nervenzusammenbruchs stand. Zu lange schon hatte ich so gelebt – 24 Stunden am Tag, 7 Tage die Woche –, um ohne Pause so weiterzumachen. Ich wusste nicht, ob Gott mir oder Rex irgendwie helfen konnte, aber ich wusste, dass es niemanden gab, an den ich mich sonst wenden konnte.

Nun setzten wir also unseren Fuß in die „Kirche auf dem Berg" – so hatte ich sie für mich immer genannt. Ich hatte ein wenig Angst, mich verteidigen zu müssen, weil Rex mich im Kinderwagen in die Kirche begleitete. „Er kann nicht in die Kinderbetreuung", meinte ich zu dem Mann, der mich am Eingang begrüßte und mir diesen Vorschlag machte. „Er ist blind."

Als ob das alles erklärt hätte. Der Mann am Eingang war schon älter, hatte schlohweißes Haar und blickte mich freundlich an, was dazu beitrug, dass ich mich in meiner Haut schnell wieder wohlfühlte.

„Das ist schon in Ordnung. Machen Sie sich keine Sorgen – wir sind an Kinder im Gottesdienst gewöhnt", meinte er, als Rex bereits vor Beginn des Gottesdienstes eigenartige Laute von sich gab.

Doch als die Musik einsetzte, beruhigte er sich zum Glück und hörte still, ja sogar aufmerksam zu. Ich weiß nicht, ob es die freundlichen Worte des Fremden waren, Rex' zufriedener Gesichtsausdruck, als er der Musik lauschte, oder Gottes heilige Gegenwart, die mich so zur Ruhe kommen ließen, wie ich es seit Monaten nicht mehr erlebt hatte. Wie gut es tat, einfach hier zu sitzen! Ich spürte, wie sich der Knoten in meinem Inneren löste und der Druck nachließ. Ich schaute Rex in seinem Kinderwagen an. Seine Miene strahlte Zufriedenheit aus, eine Ruhe, die nichts mit der bei ihm so oft zu beobachtenden Apathie zu tun hatte. Hatte ich hier endlich eine Zuflucht vor dem Sturm gefunden? Plötzlich merkte ich, dass ich anfing leise, aber unaufhaltsam zu weinen – das hatte ich mir vorher nie gestattet.

Im Lauf der nächsten Wochen merkte ich, dass ich hauptsächlich zur Kirche ging, um bei Gott Fürbitte für meinen Sohn einzulegen. Vielleicht war es geistlich naiv zu glauben, dass ich mit Gott einen Kuhhandel abschließen und ihm vorschreiben konnte, wie ich die Dinge gern gehabt hätte, aber genau das war ich – geistlich naiv. Damals erschien es mir vollkommen logisch, dass Gott Rex heilen würde, wenn ich im Gegenzug genug betete. Und so begann ich, für meinen Sohn zu bitten. Ich hatte keine Ahnung, ob Gott mir überhaupt zuhören würde, denn immerhin war ich mein ganzes Leben lang kein Kirchgänger gewesen. Deshalb brachte ich die ganze Gemeinde dazu, ebenfalls für Rex zu beten.

Lass ihn laufen lernen, Herr! Gib, dass er sprechen kann! Zeig deine ganze Macht! Zu deiner Ehre soll es geschehen! Tag für Tag, Woche für Woche sprach ich dieses Gebet.

Einige Tage vor seinem zweiten Geburtstag hatte Rex immer noch nicht laufen gelernt, obwohl er ein Jahr zuvor schon so dicht davor gewesen war. Auch konnte er immer noch nicht sprechen; sein unaufhörliches Gebrabbel im letzten Jahr war unverständlichen Lauten gewichen, die nicht mal entfernt an Sprache erinnerten.

Dennoch gab es etwas, das seit jenem regnerischen Tag im Januar zu einem Fixpunkt in seinem Leben geworden war. Es brachte mich immer neu zum Staunen, wenn ich ihn beim Musikhören beobachtete, vor allen Dingen bei klassischer Musik, seit er Mozart entdeckt hatte. Oh ja, ich kannte den Zusammenhang zwischen solcher Musik und der Leistungsfähigkeit des Gehirns, doch diese Verbindung war noch unmittelbarer. Wenn mein Sohn den Stücken der großen klassischen Komponisten lauschte, setzte er eine Miene auf, die zu besagen schien: „Das verstehe ich." Es war, als ließe er uns bloße Sterbliche hier auf der Erde zurück, um sich für ein Weilchen mit Bach und Beethoven in den himmlischen Gefilden zu tummeln, als hätte er unmittelbaren Zugang zu ihnen. Der Gegensatz trat noch schärfer hervor, wenn man an die Welt dachte, die ihm verschlossen blieb.

Außerdem durfte man seine rhythmischen Fähigkeiten nicht vergessen. Er liebte das „Klatschspiel". Ich klatschte Rhythmen, die so komplex waren, dass ich mich kaum erinnern konnte, was ich eigentlich gemacht hatte. Doch er konnte sie immer fehlerlos nachklatschen, und zwar mit einem Zwinkern in den Augen, das mir sagte: „Das war doch gar nichts."

Rex' zweites Lebensjahr hatten wir ohne William angefangen. Als Rex' Vater uns einige Zeit später besuchte, brachte er ein Geschenk mit. Ich war angenehm überrascht, dass er mir tatsächlich zugehört hatte, als ich etwas über Rex' Liebe zur Musik gesagt hatte. Er hatte für Rex ein Casio-Keyboard mit 48 Tasten ausgesucht, komplett mit Ständer. William baute es auf, und wir stellten Rex vor das Instrument.

„Rex, schau mal, ich habe dir ein Klavier mitgebracht", sagte sein Vater.

Rex ballte seine Hände zu winzigen Fäusten und zog sie augenblicklich bis zu den Schultern zurück, als sein Bauch den fremden Gegenstand berührte. Das war seine normale Reaktion, wenn er mit etwas Neuem in Kontakt kam. Üblicherweise musste ich dann seine Hände sanft öffnen und ihn zwingen, den betreffenden Gegenstand zu berühren. Dann zog er entweder wortlos die Hände zurück oder er begann zu schreien, als hätte man ihn mit kochendem Wasser verbrüht.

„Es ist ein *Klavier*!", sagte ich begeistert. Damit wollte ich es Rex schmackhaft machen und ihn ablenken. Gleichzeitig nahm ich seine Hände, ohne die empfindlichen Handflächen zu öffnen, und setzte sie auf die Tasten. Sie schossen augenblicklich in die Höhe – das war ein konditionierter Reflex –, als die Töne erklangen. Wir beobachteten Rex, und ich fragte mich schon, was wir als Nächstes tun sollten, als sein Gesicht wie von einem inneren Licht aufleuchtete. Ich wagte nicht zu atmen, aus Angst, dieser Ausdruck könne gleich wieder verschwinden. Doch er blieb, ganz deutlich und für mich atemberaubend. Rex war fasziniert!

Während ich noch den Atem anhielt, spürte ich einen Kloß in meinem Hals, und ich sah, wie mein Sohn seine winzigen Ärmchen entspannte, als er die Fäuste noch einmal auf die Tasten legte, um sie anzuschlagen. Doch dieses Mal ließ er sie auf den Tasten liegen, als wären sie von den Tönen, die an sein Ohr drangen, dort festgeklebt worden. Auf seinem Gesicht spiegelte sich Staunen, während er langsam die Fäuste öffnete. Dann schlug er einen Ton an, dann noch einen, dann spielte er mit beiden Händen abwechselnd, als schlüge er einen Trommelwirbel.

„Hör mal, Rex", sagte ich, als ich einen Ton ganz rechts auf der Tastatur anschlug. Weil er nicht sehen konnte, wusste er nicht, wie weit sich die Tasten nach beiden Seiten erstrecken, und schlug nur die an, die sich unmittelbar vor ihm befanden. *Was war das? Ein neuer Klang?*, schien er zu fragen. Jetzt wollte er die hohen Töne spielen und streckte sich nach den Tasten rechts aus, konnte sie jedoch nicht erreichen, ohne hinzufallen. Stattdessen landete er bei einigen Tasten dazwischen. Seine Miene hellte sich auf und zeigte, dass er verstanden hatte: *Das hier sind neue Töne.* Dann nahm er beide Hände gleichzeitig und spielte einen aus sechs Noten bestehenden Rhythmus, jeder Ton höher als der vorhergehende, und wiederholte ihn dann noch einmal, im selben Rhythmus mit denselben Tönen.

William und ich sahen gebannt zu, wie er seine Hände auf mehrere Tasten legte, um verschiedene Töne miteinander zu kombinieren, als wäre er auf der Suche nach einem komplexeren Klang. Der Akkord war dissonant, doch die Töne verschmolzen miteinander. Dann forschte er weiter. Er war völlig fasziniert, genau wie wir auch. Seit dem Tag, an dem wir von seiner Blindheit erfahren hatten, hatte sich der Graben zwischen William und mir immer weiter verbreitert, was schließlich zu unserer Trennung geführt hatte. Doch an diesem Nachmittag waren wir wieder ganz beieinander, als wir Zeugen dieses außergewöhnlichen Schauspiels wurden. Einen kleinen Augenblick lang verband uns unser kleiner Junge, der seine ersten beiden Lebensjahre damit verbracht hatte, einen praktisch aussichtslosen Kampf gegen eine feindliche Welt zu führen.

Ich sah, wie sich ein Tränenschleier über Williams Augen legte, als er begriff, wie sein Sohn in jeder Note versank. Es war, als hätte man unseren Sohn in eine freundlichere Welt getragen, wo die Schmerzen und Probleme seines Alltagslebens von ihm ferngehalten wurden. In diesen kurzen Augenblicken schien ihn das Klavier von den Fesseln seines Körpers zu befreien. Es wurde zu seinen Augen und die Töne zu seiner Stimme.

Nur allzu schnell war der Bann gebrochen. Rex hatte keine Lust mehr, auf dem kleinen Keyboard zu spielen, und jäh wurden wir zurück in das wahre Leben katapultiert. Ohne die Musik erfüllte wieder eine unbehagliche Stille das Zimmer, durchbrochen nur von unseren gezwungen wirkenden Kommentaren.

„War das nicht erstaunlich?", meinte William mit tonloser Stimme. Mit einem Mal hatte er es eilig und wollte gehen. Er nannte Rex einen „klugen kleinen Kerl" und warf ihn einige Male in die Luft, was Rex immer juchzen ließ, und dann war er verschwunden. Als die Tür hinter ihm zuschlug, wusste ich, dass es für immer war; die Trennung war nun endgültig. Rex und ich waren allein; allein mit dem kleinen Keyboard.

Doch noch etwas anderes war geschehen, das für mich so klar war wie Williams Abschied – ich war Zeuge eines außergewöhnlichen Ereignisses geworden. Hatte sich die Tür, die hinter Rex' Vater ins Schloss gefallen war, für Rex geöffnet? Hatte er gerade eine Rettungsleine in die Hand bekommen?

In den folgenden Monaten stellte sich heraus, dass das kleine Keyboard Rex so fesselte, wie es nichts anderes jemals geschafft hatte. Weder handelte es sich um eine Eintagsfliege, noch spielte mir meine verzweifelte Fantasie einen Streich. Er spielte auf dem kleinen Instrument, bis er vor Erschöpfung umfiel, und zwar an jedem einzelnen Tag. An manchen Tagen stand er vor dem Keyboard, und das kräftigte seine Beine. Wenn er keine Kraft mehr hatte, ließ er sich auf den Boden sinken. Selbst dann noch konnte ich einige Male beobachten, wie er die Arme über den Kopf streckte, weil er einfach weiterspielen musste. Manchmal spielte er auch im Sitzen und haute in die Tasten, bis er schließlich seitlich umfiel, doch immer noch streckte er seine Arme nach dem Keyboard aus, als wäre es ein Magnet, der ihn anzog und festhielt, bis seine Arme schließlich vollkommen entkräftet niedersanken.

Mir war leicht ums Herz, zumindest im Vergleich zu vorher. Rex' endlose Stunden am Keyboard verschafften uns beiden eine Erholungspause und nahmen ihm die entsetzliche Last, die er in seinem zweiten Lebensjahr mit sich herumzutragen hatte.

Geräusche, auf die er normalerweise gereizt reagierte, wie zum Beispiel fließendes Wasser oder ein klingelndes Telefon, störten ihn überhaupt nicht, wenn er am Keyboard saß, das vorübergehend seine Überempfindlichkeit ausschaltete. Gleich nach dem Aufstehen wollte er Klavier spielen, und auch wenn er körperlich völlig erschöpft war, konnte er es kaum lassen. Ich selbst bin nicht besonders musikalisch, doch ich merkte, dass sein Spiel harmonisch, rhythmisch und voller Leben war. Nach diesem finsteren und verzweifelten zweiten Lebensjahr sah ich endlich wieder Licht. Mir kam es wie eine Neugeburt vor. Allmählich hörte man neben der Musik noch etwas anderes in unserem Heim erklingen – Rex' Lachen. Es war, als setzte er sich gegen sein Schicksal zur Wehr. Für mich war es ein Geschenk.

Als die Monate ins Land zogen, musste er in der Schule immer noch hart arbeiten, auch wenn das Leben zu Hause von immer größerer Leichtigkeit geprägt war. Ich glaube, dass es in seinem Leben einen immer breiter werdenden Graben zwischen der Harmonie zu Hause am Klavier und seinem Kampf gegen den ganzen Rest gab. Am Klavier hatte er geschickte Hände und entwickelte immer größere rhythmische Sicherheit, doch in anderen Bereichen war davon nichts zu sehen. Zwar hatte er dort auch Fortschritte gemacht, doch das war ein langsamer und mühseliger Prozess, der ihm, seinen Lehrern und mir zu schaffen machte.

Es war im Juni, kurz vor seinem dritten Geburtstag, und sein Schultag war durchwachsen gewesen; hart, aber zu bewältigen. Das Spiel mit den Fingerfarben, an dem sich seine Klassenkameraden frühmorgens begeistert beteiligt hatten, hatte ihn zum Weinen gebracht. Ich hatte beobachtet, wie ein kleiner Junge namens Manuel seine Hände in die zähflüssige Masse getaucht und darin herumgerührt hatte, und ich hatte gehofft, Rex würde es ihm gleichtun. Ich betete dafür, dass Gott auf der Stelle ein Wunder tun würde.

Rex' Lehrer halfen ihm, die Fingerfarben als eine Art Trommelrhythmus zu betrachten. „Schau mal, Rex, das ist keine Fingerfarbe. Du trommelst bloß!" Auf und nieder, auf und nieder, *rat-tat-tat-tat*, und immer in die klebrige Farbe hinein! Es funktionierte; er ballte die Hände nicht zu Fäusten.

Musik brachte ihn dazu, Dinge zu tun, die sonst für ihn unmöglich waren. Zu Hause half mir dieses Wissen bei jedem Schritt, und seine Lehrer setzten es nun auch in der Schule ein. Doch sobald der trommelnde Rhythmus aussetzte und er begriff, dass er in Wirklichkeit in Fingerfarbe herumrührte, schien sein gesamtes Nervensystem Alarm zu schlagen.

Zum Glück war danach eine Musikstunde angesetzt, und er konnte sich wieder erholen. Wie immer klatschte er den Rhythmus der Lieder fehlerfrei mit und summte die Melodien dazu. Eigentlich summte er nicht, sondern sang eine Reihe von „A"s. Er konnte noch kein einziges Wort sprechen, doch zu einem beliebigen Lied in der richtige Tonhöhe „A" zu singen, gelang ihm perfekt.

Meistens mussten ich oder die Lehrer ihn noch herumtragen, doch inzwischen konnte er – inspiriert durch die Musik – auch einige Schritte laufen. Doch dann versagten seine Beine ihm regelmäßig den Dienst – ich nannte das seine „Spaghettibeine". Sechs Monate zuvor hatte ich noch geglaubt, Gott hätte mein Gebet erhört, als er seine ersten Schritte machte. Damals hatte ich meinen kleinen Jungen umarmt und einen Freudentanz aufgeführt. Doch meine Freude war etwas voreilig gewesen, weil Rex sich, anders als die meisten anderen Kinder, nicht stetig weiterentwickelte, sondern manche Dinge lernte und dann wieder verlernte. An einem Tag glaubte ich, seine Beine würde stärker und sein Gleichgewichtssinn besser, doch am nächsten knickten seine Knie sofort ein, wenn ich ihn aufrichtete. An den schlechten Tagen versuchte ich, mich davon nicht allzu sehr mitnehmen zu lassen, sondern konzentrierte mich auf den Gedanken, dass ich selbst beobachtet hatte, wie er lief, auch wenn davon oft nichts mehr zu ahnen war.

Das Mittagessen stellte die Krönung von Rex' Schultag dar. Doch über das, was nach seinem Maßstab eine „große Portion" war, hätten andere nur gelacht. An guten Tagen schaffte er etwa eine Achteltasse pürierte Tomaten, doch auch das nur dann, wenn die Ergotherapeutin sie ihm auf die Lippen schmierte und ihn so dazu zwang, sie abzulecken, damit der Mund sauber war. Aus freien Stücken aß er gar nichts und drehte normalerweise den Kopf sofort zur Seite, wenn man es wagte, mit einem Löffel seine Lippen zu berühren. Es sah so aus, als fühle er sich von jeder Form von Nahrung bedroht. War das Essen erst einmal auf seinen Lippen gelandet, streckte er vorsichtig die Zunge heraus, probierte und leckte kleine Stückchen ab. Ein langwieriger Prozess, doch an einem guten Tag wie heute verspeiste Rex tatsächlich alles, was er mit seiner Zunge fand.

Sein Schultag war hart. Es bestand kein Zweifel daran, dass das, was wie ein Spiel aussah, in Wirklichkeit schwere Arbeit für ihn bedeutete. Doch nun beobachtete ich, wie er zu Hause zufrieden an seinem Keyboard saß, unbeeindruckt von dem wunderbaren Meerblick, den man aus dem Wohnzimmerfenster genoss. Die Sonne glitzerte auf der Wasseroberfläche und schien Rex' perlende Kaskaden auf der Tastatur widerzuspiegeln.

Ich lebte so gern in der direkten Nachbarschaft des Meeres mit seinem weiten Horizont. Nur die Insel Catalina ragte aus einem dünnen Nebelschleier heraus. Es war ein schöner Junitag; die Palmenblätter raschelten sanft im Frühlingswind. Rex hatte beide Arme bis an die Ränder des Keyboards ausgestreckt, als ob er die ganze Welt umarmen wollte, eine Welt, die so groß war wie die draußen vor dem Fenster. Die Zeigefinger legte er auf die oberste und unterste Taste und schlug sie mit entrücktem Gesichtsausdruck immer wieder abwechselnd an. Dann hob er ganz langsam die beiden Finger, um die Kanten des Keyboards zu berühren, als wollte er sich vergewissern, dass es dort wirklich aufhörte.

Oft spielte er Läufe über die ganze Tastatur, und ich fragte mich, ob er damit die Grenzen seines eigenen Denkens festlegen oder aber ausreizen wollte. Ich hatte seinen faszinierten Blick gesehen, als ich ihm eine *Nocturne* von Chopin auf CD vorspielte – sie enthielt eindeutig Töne, die er auf seinem Keyboard nicht hervorbringen konnte. Wo waren die fehlenden Tasten? Chopins hohe Triller konnte man auf dem Keyboard mit den 48 Tasten nicht spielen! Rex testete die Grenzen aus und verschob sie. Machte nicht genau das die Kindheit aus? Und Ordnung! Rex schien in seinem Gehirn, das ansonsten von Chaos und Fehlfunktionen beherrscht wurde, Ordnung schaffen zu wollen. Endlose Läufe, methodische Überlegungen, Pausen. Er spielte Klavier mit derselben Selbstvergessenheit, die ich an ihm beobachtet hatte, als er zum ersten Mal Mozart hörte.

Seine Finger lagen immer noch auf den beiden Enden des Keyboards, und ich sagte: „Schöne Musik, Rex." Meine Stimme riss ihn aus seiner Trance, und pfeilschnell setzten sich seine Finger wieder in Bewegung. Während ich das Spiel von Ebbe und Flut beobachtete, schuf er endlose musikalische Gemälde, manchmal spielerisch leicht, manchmal majestätisch, immer rhythmisch und durchgestaltet, was in auffallendem Gegensatz zu dem orientierungslosen Kind stand, das ich in der Schule erlebte. Rex war kreativ – das konnte man an seiner Musik ganz deutlich sehen. Er war neugierig, und er konnte lernen. Er wollte lernen!

Wieder blickte ich ihn an, als er die Hände auf die Tasten legte und sie bis an die Kanten des Instruments ausstreckte, als ob er mehr wollte. Mehr Töne? Oder überhaupt mehr? Warum konnten wir diese Grenzen nicht überschreiten? Sie einfach durchbrechen? In die Welt hinausgehen?

Kapitel 4

Die Besprechung

Alle Reisen haben eine heimliche Bestimmung, die der Reisende nicht ahnt.
Martin Buber, Bibelübersetzer und Philosoph

Wir rasten durch die Einfahrt auf das Gelände der Blindenschule. Wieder einmal waren wir spät dran, obwohl ich mich so bemüht hatte, pünktlich zu sein. Die anderen Kinder, die nicht so einen weiten Weg hatten, saßen alle schon in Gruppen auf dem Rasen. Es war Sommer, und es lag eine gewisse Leichtigkeit in der Luft, als ich hörte, wie die Kinder ihre Morgenlieder sangen.

Der Lehrer machte für Rex einen Platz neben einem seiner Klassenkameraden frei, und ich trug ihn dorthin, während die Kinder weitersangen. Ich schaute mir meinen Jungen genau an, der in seinem schwarzen Polohemd und den Khaki-Shorts so nett aussah, fehlerfrei den Rhythmus mitklatschte und keinen Schlag ausließ. Plötzlich standen zwei der älteren Kinder, Ellen und Carson, auf, als das nächste Lied anfing. Zur Melodie von „Ring Around the Rosy“ tanzten sie miteinander – Rock'n Roll für den Kindergarten! Beide Kinder waren blond und niedlich, so wie Rex, nur älter. Als sie zu der Textzeile kamen: „Asche, Asche, wir alle fallen um“, ließen sie sich zu Rex' geklatschtem Trommelwirbel auf den Boden fallen. Die Kinder kicherten, und ich wandte mich um, um nach drinnen zu gehen; man hatte mich gebeten, mich mit der Direktorin zu treffen, um über Rex' Fortschritte beziehungsweise deren Ausbleiben zu sprechen.

Gerade als ich den Flur betrat, hörte ich einen vertrauten Klang. Wie eine Tausendwattbirne strahlte es über dem Spielplatz – dieses Lachen! Rex' erstaunliches, ansteckendes Lachen. Ich drehte mich um, um meinen Jungen noch einmal anzusehen. Er war so voller Leben, und sein ganzes Gesicht strahlte mit diesem unglaublichen Lächeln, das für ihn so typisch war und nun auch auf mich übersprang.

Das Büro der Direktorin befand sich am Ende eines lichtdurchfluteten Ganges. Auf einer Seite des Flurs saß ein riesiger Teddybär auf einer gepolsterten Bank vor einem Fenster, durch das die Sommersonne einfiel. Der Bär hieß Barney, und ich hatte immer das Gefühl, er sei ein Freund, der alle Besucher willkommen hieß, die das Foyer betraten. Er war ein wertvolles Tier, nicht weil er von einem Spitzendesigner entworfen oder aus besonderen Materialien hergestellt worden wäre, sondern weil er jedes Jahr von einem großzügigen Wohltäter ersteigert wurde, der bereit war, Hunderte, ja Tausende von Dollar zu investieren, um dann sagen zu dürfen: „Ich setze mich ein." Wer diesen Bären kaufte, erwarb damit nicht die Eigentumsrechte an ihm, sondern das Recht, seinen Namen auf den Bauch dieses überdimensionalen Kuscheltiers sticken zu lassen – neben all den andern, die sich ebenfalls für diese Schule einsetzten. Die jährliche Versteigerung des Bären war in dieser privat betriebenen Blindenschule zu einer unverzichtbaren Institution geworden, denn sie war auf solche finanziellen Zuwendungen angewiesen. Wir als Eltern wurden niemals aufgefordert, auch nur einen Pfennig zu zahlen. Das war unser Glück, denn die meisten Familien waren finanziell nicht gerade gut gestellt. Wie jede schwere Behinderung beutelt auch Blindheit eine Familie in vielfacher Hinsicht – emotional, praktisch und finanziell.

Dem Bären gegenüber lagen drei Klassenzimmer, die vor den neugierigen Augen eines zufälligen Betrachters durch Milchglasfenster abgeschirmt waren. Wenn man die Kinder im Klassenraum beobachten wollte, musste man praktisch schon an der Scheibe kleben. Das war natürlich keine besonders diskrete Position, doch ich hatte es schon einige Male gemacht. Zurückhaltung war ein Luxus, den ich mir einfach nicht leisten konnte.

Nun allerdings standen die Türen offen, weil die Räume leer waren. Die Wände waren in hellen Farben gehalten, und dort wie auch auf dem Fußboden fanden sich Materialien mit vielen verschiedenen Strukturen. Es gab Gegenstände, die man anfassen konnte, um bestimmte Lehrinhalte damit zu vermitteln, und in einer Ecke von Rex' Klassenzimmer stand ein kleines Keyboard. Ich hatte es selbst hineingestellt für den Fall, dass er einmal Zeit für sich selbst brauchte. Außerdem wollte ich, dass seine Lehrer und Therapeuten sahen, wie gut er seine Hände auf der Tastatur einzusetzen wusste. Ich hoffte, dass sich seine Fertigkeiten hierin auch auf andere Bereiche übertragen ließen.

Während sich die Kinder draußen aufhielten, hielt der Bär schweigend Wache. Jeden Augenblick konnten sie nun wieder hereinkommen. Obwohl die Räume bunt ausgestattet waren, wirkten sie ohne die fröhlichen Kinderstimmen leer, wie ein Körper ohne Herz, und ich fühlte mich unbehaglich, als das Echo meiner eigenen Schritte von den Wänden zurückgeworfen wurde. Was war nur los? Ich sollte mich doch nur mit der Direktorin treffen, um über Rex' Fortschritte zu sprechen. Miriam und ich waren uns einig, dass es gut war, von Zeit zu Zeit solch eine Besprechung abzuhalten. Und da nun gerade das Sommerhalbjahr begann, gab es doch keinen besseren Zeitpunkt, oder? Eigentlich brachte mich diese Besprechung überhaupt nicht in Schwierigkeiten, sondern gab mir die Möglichkeit, Ideen beizusteuern und meine Zukunftshoffnungen zu formulieren. Ein Kind in Rex' Alter brauchte Beständigkeit, und das bedeutete, meine Bemühungen zu Hause mit der Schule abzustimmen; Zusammenarbeit war der Schüssel zum Erfolg.

Die Tür zum Büro stand einen Spalt weit offen, und als ich näherkam, hörte ich drinnen gedämpfte Stimmen, die in dieser Schule völlig fehl am Platz wirkten, denn eigentlich wurde jedes Wort der Kinder wegen besonders deutlich ausgesprochen. Als ich die Tür aufdrückte, war ich überrascht, nicht nur Miriam zu sehen, sondern auch fünf weitere Mitglieder des überwiegend weiblichen Lehrkörpers. Als ich mich im Raum umsah, blickte ich in die vertrauten Gesichter, die ich schon kannte, seit Rex sechs Monate alt war. Sie waren meine Freunde; sie waren seine Freunde – Rex' Lehrer und Lehrerinnen in so vielen verschiedenen Bereichen.

Ich betrat das Zimmer und sah mich diesen Menschen gegenüber, um die sich unser Leben in den letzten zweieinhalb Jahren gedreht hatte. Die enge Verbindung zu ihnen war aus der Not geboren, und sie hatten mir geholfen, als niemand sonst für mich da war, hatten mir geholfen, mit einem gebrochenen Herzen und einem behinderten Kind fertig zu werden. Ich hatte das Gefühl, dass ich mich unter Freunden befand. Alle Augen waren auf mich gerichtet, und ich murmelte etwas zur Begrüßung, während ich mich auf den einzigen noch freien Platz setzte. Sie hatten für mich einen Stuhl reserviert, auf dem ich allen anderen gegenübersaß.

Immer noch fühlte ich mich entspannt, obwohl mich die Anwesenheit so vieler Teilnehmer bei diesem „Routinetreffen" überraschte. Allerdings fragte ich mich, warum Miranda da war. Was hatte die Schulpsychologin hier zu suchen, wenn es um Rex' Lernfortschritte gehen sollte? Bei meinem ersten Besuch hatte es mich beeindruckt, dass sich ein Kindergarten eine Psychologin leistete, und ich konnte mich vage daran erinnern, dass ich einen kleinen Scherz darüber gemacht hatte. Aber Rex brauchte natürlich keine psychologische Hilfe. Nein, Miranda war für mich da gewesen, an diesem ersten Tag und auch an allen folgenden. Die Schulpsychologin sollte die Eltern ermuntern, den Kopf nicht hängen zu lassen, das Leben wieder in Angriff zu nehmen und den Kontakt zur Außenwelt nicht abreißen zu lassen. Folglich konnte ich nur annehmen, dass sie heute meinetwegen gekommen war. Was das nun bedeutete, wusste ich nicht genau, doch ich weigerte mich, die alte Angst in mir aufsteigen zu lassen. Einatmen, ausatmen, einatmen, ausatmen, dieses vorhersagbare Muster tröstete mich.

Als ich Platz genommen hatte, zog ich einen kleinen Notizblock heraus, der nicht in erster Linie dazu dienen sollte, mir Notizen zu machen, sondern an dem ich mich vielmehr festhielt. Miriam schenkte mir ihre ganze Aufmerksamkeit und das für sie typische Lächeln, mit dem sie Eisblöcke zum Schmelzen bringen konnte. Immer schien es zu sagen: „Du kannst mir vertrauen, ich bin auf deiner Seite", oder auch: „Ich weiß, wie du dich fühlst." Es war ein mitfühlendes Lächeln, und Miriam schien immer jede

Menge Wärme und Verständnis auszustrahlen. Sie war hervorragend organisiert und leitete die Schule mit straffer Präzision. Trotzdem schaffte sie es, ihre Effizienz mit einer wohldosierten Dosis Herz und Mitgefühl zu unterpolstern.

Ihre Gegenwart beruhigte mich und ließ jegliche Spannung verschwinden, die ich noch empfunden haben mochte, und ich war ganz gelassen, als sie das Wort ergriff: „Ich habe alle, die mit Rex arbeiten, gebeten, an dieser Besprechung teilzunehmen." Sie wich meinem Blick nicht aus und fuhr fort: „Wie wir bereits besprochen haben, halten wir es für eine gute Idee, von Zeit zu Zeit über Rex' Fortschritte in der Schule zu sprechen. Jeder, der mit ihm arbeitet, wird Ihnen nun sagen, wie er seiner Einschätzung nach vorankommt."

Zunächst beruhigten mich ihre Worte und gaben mir Zuversicht. Ich wusste genau, wie es meinem Sohn ging. Endlich hatte sich sein Zustand stabilisiert. Nun würde sich alles zum Guten wenden – dank des Keyboards. Er machte nur langsam Fortschritte, aber es ging wirklich voran.

Während Miriam sprach, schwiegen die anderen und beobachteten mich vorsichtig. Miranda war eine gute Zuhörerin und hatte von Berufs wegen gelernt, wie man die Gefühlslage eines Elternteils erkennt, einfach indem man beobachtet, wie er dasitzt, was er mit seinen Händen macht oder wie er die Augen bewegt. Miranda entging nichts Gesagtes oder Unausgesprochenes.

Ich ergriff das Wort, bevor jemand anders etwas sagen konnte. „Ich schätze mich wirklich glücklich, mich mit Ihnen allen hier treffen zu können. Für mich ist es sehr wichtig zu wissen, ob ich zu Hause mit ihm richtig arbeite, damit ich Sie in allem, was Sie hier tun, unterstützen kann." Ich wartete gar nicht erst auf eine Reaktion und holte kaum Luft, bevor ich weiterredete. „Ich weiß, dass wir intensiv zusammenarbeiten müssen, um Rex auf die richtige Spur zu bringen. Und ich muss sagen, dass ich ganz begeistert davon bin, wie er sich verändert hat, seit er letztes Jahr das Keyboard bekommen hat."

Ich ließ meinen Blick über die Anwesenden schweifen, in der Erwartung, meine Begeisterung würde sich wenigstens ein bisschen in ihrer Miene widerspiegeln. Stattdessen spürte ich nur, wie unbehaglich ihnen zumute war. Vielleicht war es ihre Körpersprache, wie sie unruhig auf ihren Stühlen hin- und herrutschten und mich voller Mitgefühl ansahen.

Ich war Mirandas Schülerin und nannte sie sogar meine „Trainerin", denn das Leben mit Rex hatte viel mit einem Sportwettkampf gemeinsam. Ihre Aufgabe hier an der Blindenschule war es, den Eltern zu zeigen, wie wir uns in einer Welt behaupten konnten, die durch die Geburt unserer Kinder aus den Fugen geraten war, wie wir mit Gefühlen umgehen konnten, die uns in Panik versetzten, und komplizierte Fragen in Sachen Medizin und Bildung in Angriff nehmen konnten. Kurz, sie hatte mich gelehrt, wie ich in der Welt der Behinderungen und „besonderen Bedürfnisse" überleben konnte. Von ihr hatte ich gelernt, eine Situation so zu erfassen wie sie: indem ich über das gesprochene Wort hinaussah und auf die Körpersprache achtete: Sitzhaltung, Blicke, Augenkontakt oder fehlender Augenkontakt, vielsagendes Ausweichen. Inzwischen konnte ich Menschen auf diese Art schon ganz gut lesen. Und an diesem sonnigen Sommermorgen schrillten bei mir auf einmal alle Alarmglocken los.

„Ja, wir wollen wirklich alle auf derselben Seite stehen", meinte Miriam zögernd – kaum eine Bekräftigung meiner Worte.

Auf welcher Seite standen sie aber? Abgesehen von Miriam und Miranda saßen alle Frauen mit Notizblöcken da, und wahrscheinlich hatten sie in ihren Spezialistenköpfen seitenlange Beobachtungen gespeichert. Ich verspürte den Drang wegzulaufen, andererseits fühlte sich mein Körper wie Blei an. Irgendwie wusste ich, welche gewaltigen Auswirkungen ihre Worte haben würden. Ich machte mich auf eine Welle gefasst.

Rex' Klassenlehrerin ergriff als Erste das Wort. „Natürlich sind wir froh, dass Rex sich am Klavier entspannt. In Anbetracht seiner komplexen Sensitivitätsstörungen sind wir froh, dass er so den Tag bewältigen kann." Eine kleine Pause, und dann: „Aber wir machen uns trotzdem Sorgen um ihn, weil er gar keine Fortschritte macht."

Ich zeigte keine Reaktion, obwohl ich innerlich unter Strom stand.

Nun war Miriam an der Reihe. „Dieses Jahr wurde er nicht

operiert oder war im Krankenhaus, und trotzdem macht er keine Fortschritte", sagte sie, während alle Anwesenden den Atem anhielten. Niemand sagte etwas, bestimmt, weil sie wussten, was nun folgen würde. „Er kann immer noch nicht richtig laufen. Es sieht also nicht danach aus, als ob seine Bewegungsprobleme und die zeitweiligen Rückschritte sich ausschließlich auf seine gesundheitliche Verfassung zurückführen lassen."

Man riss mir den Panzer vom Leib, den Panzer aus Verleugnung, Erklärungen und Ausreden. War es das? War ich tatsächlich schon so geschickt darin geworden, mir Ausflüchte einfallen zu lassen? Ich wusste, dass er nur langsam Fortschritte machte und im Lauf von sechs Monaten mehrmals Anläufe gemacht hatte, um laufen zu lernen, nur um es dann noch nicht zu schaffen. Und ich wusste natürlich um seine „Spaghettibeine", die ich als meinen Hauptgegner betrachtete. Doch jedes Mal, wenn er wieder zu laufen anfing, hoffte ich wieder, dass er weitermachen würde. Eines Tages würden seine Füße nicht mehr überempfindlich sein, und wenn kindliche Widerspenstigkeit im Spiel war, würde das auch aufhören.

Es musste einfach aufhören. Eine andere Möglichkeit gab es nicht, denn bald würde er so schwer sein, dass ich ihn nicht mehr tragen konnte. Er war nun drei Jahre alt, und obwohl er in seinem zweiten Lebensjahr nicht ein Gramm zugenommen hatte, hatte das im letzten Jahr anders ausgesehen. Obwohl er sich noch immer gegen fast jede Form von Nahrungsaufnahme wehrte, hatten Geduld und Findigkeit beim Füttern und auch der Zusatz von Eiweißpulver zu seiner Milch bewirkt, dass der Wachstumsprozess wieder in Gang gekommen war.

„Das ist nur ein schlechtes Verhaltensmuster", griff ich nach dem letzten Strohhalm. „Das kann man durchbrechen."

Die Ergotherapeutin meldete sich zu Wort. „Wir haben schon erlebt, dass sich so ein Verhaltensmuster bis in die Pubertät fortsetzt." Ich hörte zwar, was sie sagte, begriff jedoch die Bedeutung nicht sofort – für mich waren es bloße Worte ohne Sinn, die auf mein Hirn einprasselten und nichts mit der Realität zu tun hatten. „Rex wird mit jedem Tag schwerer", redete sie weiter. Die Schlussfolgerung daraus war eigentlich offensichtlich, entging mir jedoch trotzdem, bis ein einzelnes Wort zu mir durchdrang – *Rollstuhl!* Rex könnte schließlich in einem Rollstuhl enden. Ich verbiss mich in den Satz „Er wird immer schwerer". Das stimmte. Er wurde zu schwer.

Ich zog alle Register und nickte, um Verständnis und Zustimmung zu signalisieren, während ich mich innerlich zwang, ruhig zu bleiben. Sie waren studierte Fachkräfte und brachten einfach nüchtern ihre Meinung zum Ausdruck. Sie wussten, wovon sie sprachen, und kamen auf den nächsten wunden Punkt zu sprechen, der auf ihrer Liste stand. Nun äußerte sich die Sprachtherapeutin zu Rex' Kommunikationsfähigkeit. In meinem Kopf drehte sich alles. Ich konnte es kaum ertragen, sie sagen zu hören: „Rex kann immer noch nicht sprechen, kein einziges Wort."

„*Noch* nicht", warf ich ein, und ich hörte selbst, dass es flehentlich klang. Er kommunizierte mittels seines Keyboards. Bald würde auch die Sprache dazukommen.

„Ja, aber Rex ist drei Jahre alt", meinte sie sanft. „Er muss jetzt damit anfangen, sich auf irgendeine Art verständlich zu machen." Sie legte eine bedeutungsschwangere Pause ein. „Wie auch immer, selbst wenn es nonverbal geschieht", fügte sie hinzu. Auf mich wirkte sie, als versuche sie, in einer hoffnungslosen Situation doch irgendwie Zuversicht zu verbreiten. Ich schwieg und versuchte die Bedeutung ihrer Worte zu erfassen. „Wir würden ihm gern beibringen, sich mit seinen Händen verständlich zu machen – vielleicht ist Gebärdensprache für ihn eine gute Möglichkeit."

Nonverbal, Gebärdensprache, Rollstuhl! Sie hatten diese Themen durchaus vorsichtig angeschnitten, doch die Begriffe selbst prasselten auf mich ein wie ein Sperrfeuer.

„Gebärdensprache?", fragte ich ungläubig. „Aber er ist doch nicht taub!"

„Aber er kann nicht sprechen", entgegnete Miriam und fügte dann noch hinzu: „Und er ist drei Jahre alt."

Damit steht er gerade am Anfang seines Lebens, dachte ich. „Drei Jahre, das ist ein sehr wichtiges Entwicklungsstadium." In diesem kritischen Alter können Verhaltensmuster für das ganze Leben geprägt werden. Miranda blickte mich unverwandt an, während ich schweigend auf meinem Stuhl saß, als könnte ich wie ein Keks zerbröseln, sobald sie den Blick abwandte. Was auch gar nicht so fernliegend war.

Waren mit diesem Urteil die Würfel für Rex gefallen? Ein Teil von mir wollte am liebsten den Kopf in den Händen vergraben und schreien: „Warum ich? Warum Rex? Was haben wir denn getan?" Ein anderer Teil von mir wollte aufstehen und losbrüllen: „Das ist ungerecht!"

Doch stattdessen sagte ich gar nichts; ich hörte wie betäubt zu, als sie über die neuesten Forschungsergebnisse sprachen, die die Hypoplasie des Sehnervs betrafen. Kinder, die daran litten, hatten einige erschreckende Symptome gemeinsam – unter anderem diese „Spaghettibeine". Alle Kinder mit einem unterentwickelten Sehnerv hatten Schwierigkeiten beim Laufenlernen.

Rosemary, eine Augenspezialistin, meinte: „Ich habe viele Fallstudien im Internet gelesen. Eltern von Kindern, die wie Rex an einer Hypoplasie des Sehnervs litten, haben gehofft und gehofft, bis sie es schließlich aufgaben. Letzten Endes fügten sie sich in das Unvermeidliche."

Ich verstand es so, dass mit dem Unvermeidlichen ein Kind gemeint war, das zu schwer zum Tragen war und in einem Rollstuhl sitzen musste. Doch dann formulierte sie es noch eine Nuance anders, um den Schlag abzumildern. „Ich will damit nicht sagen, dass es Rex genau so ergehen wird, aber ich möchte Ihnen erklären, welche Informationen im Internet zu finden sind."

Drei Jahre lang hatte ich mir ein Rennen gegen die Zeit geliefert, ein Rennen auf Leben und Tod; so jedenfalls fühlte es sich an. *Verhaltensmuster werden für ein ganzes Leben geprägt.* Niemals hielt ich an, um Atem zu schöpfen, weil ich Angst hatte, Rex könnte wertvolle Zeit verlieren. Seit dem Tag, an dem er zur Welt gekommen war, hatte ich versucht, seine unsichere Welt etwas sicherer zu machen und ihm alle Türen offen zu halten. Und nun erzählten mir diese Spezialisten, dass ich einen verlorenen Kampf gegen *Verhaltensmuster* führte! Ein aussichtsloses Rennen, weil Rex' Gehirn in einem starren Muster verharrte, das jegliche Entwicklung verhinderte. Er trat auf der Stelle. Sollte es das also gewesen sein?

Ich versank in Verzweiflung. In meinem Kopf drehte sich alles, doch trotzdem brachte ich noch eine zusammenhängende Antwort heraus: „Ich danke Ihnen, dass Sie mir gegenüber so ehrlich und direkt gewesen sind“, sagte ich. „Es ist wichtig für mich, alle Informationen zu kennen“, fügte ich noch hinzu, eine banale, aber tröstliche Bemerkung, deren Schlichtheit den verwirrenden Gefühlen, die mich erfasst hatten, etwas entgegensetzte.

„Was Rex betrifft, werden wir ihn im nächsten Jahr noch hierbehalten können, so wie wir gesagt haben“, meinte Miriam. „Danach sehen wir weiter.“

Das bedeutete, dass sein letztes Jahr in der Blindenschule gefährdet war. Wenn keine Entwicklungsschritte mehr zu verzeichnen waren, würde er am Ende seines vierten Lebensjahrs abgehen müssen.

Die Blindenschule hatte nicht genug Personal, um mit Kindern über drei Jahren zu arbeiten, die nicht laufen konnten, und normalerweise wurde solchen Kindern im vierten Jahr auch kein Platz mehr angeboten. Rex hatte es irgendwie geschafft, diesem Schicksal zu entgehen – möglicherweise, weil er hin und wieder ein paar Schritte machte.

„Dass er nicht laufen kann, hat keine körperliche Ursache“, hatte ich seine Physiotherapeutin vor nicht allzu langer Zeit sagen hören. „Seine Muskeln sind stark genug, der Muskeltonus etwas zu hoch, aber alles in allem sollte ihn das nicht davon abhalten, laufen zu lernen.“ Doch was *hielt* ihn dann ab? Am liebsten hätte ich laut geschrien. Warum knickte er immer wieder ein, wenn seine Muskeln doch stark genug waren? Niemand schien darauf eine Antwort zu wissen.

Gegen Ende unserer Besprechung sagte mir Miranda, dass sie jederzeit für Gespräche zur Verfügung stand. „Danke“, erwiderte ich steif. Die anderen waren schon davongeeilt, um sich ihren anderen Pflichten zu widmen, und vielleicht auch, um möglichen Gefühlsaufwallungen meinerseits zu entgehen. So blieb ich mit der Psychologin und der Schulleiterin allein zurück.

Ich wusste nur, dass ich aus diesem Zimmer verschwinden musste, und zwar schnell. Ich verließ das Büro, murmelte „Auf Wiedersehen“ und „Danke schön“. Miranda sah mir unsicher hinterher. Mechanisch setzte ich einen Fuß vor den anderen, bis ich endlich wieder zu mir kam.

Die Türen zu den Klassenzimmern waren nun geschlossen, da die Stunde angefangen hatte. Das Leben ging weiter, es kümmerte sich nicht um mich und schenkte mir doch Zuversicht. Dieses Mal drückte ich meine Nase nicht an die Scheibe, um Rex zu beobachten. Ich brauchte frische Luft, um meine Gedanken zu ordnen. Gerne hätte ich mich einfach irgendwohin treiben lassen und die Last der Verantwortung abgeschüttelt, um wieder ein Kind zu sein.

Um wieder ein Kind zu sein ... Ich blickte meinem schlafenden Sohn ins Gesicht, der keine Ahnung von der wichtigen Besprechung am Vormittag hatte, in der über seine Zukunft entschieden wurde. Ich dagegen konnte sie nicht vergessen, als ich mich in den Schaukelstuhl neben seinem Bett fallen ließ. Im Gegensatz zu meinem Kind fühlte ich mich ausgebrannt und völlig erschöpft, als sei ich an diesem Tag um 10 Jahre gealtert. Wie soll man nur weiterleben, wenn selbst übermenschliche Anstrengungen zu nichts führen? Wenn es stockdunkel ist, wohin man auch blickt?

Ich schloss die Augen und massierte mir die pochenden Schläfen – ein Migräneanfall stand bevor. Nach und nach weckte ein Geräusch meine Aufmerksamkeit, als klopfe jemand kaum hörbar an eine Tür, sanft und leise, aber beharrlich. Es hörte nicht auf – es war Rex' Atem! Der Urrhythmus des Lebens geht immer weiter. Ich erinnerte mich an sein schweres, keuchendes Atmen in seinen ersten Lebenswochen noch vor der Operation – wie er neben mir geschlafen hatte und ich selbst nicht einschlafen konnte, weil ich Angst hatte, er könnte aufhören zu atmen. Letztlich wurde auch mein Körper von der Müdigkeit überwältigt und ich schlief gegen meinen Willen ein. Doch wenn ich morgens aufwachte, war er immer noch am Leben. Eine Kraft, die unendlich viel stärker war als seine Mutter, hatte ihn beschützt. Irgendwie wusste ich das.

Als ich es endlich geschafft hatte, mich zu entspannen, hörte ich noch ein anderes Geräusch, einen neuen Rhythmus, der zum Atmen meines Sohns hinzukam: Vom Strand her hörte ich die sanfte Brandung. Auch das war ein Rhythmus des Lebens – sein leises Schlaflied.

Ich wusste immer noch nicht, was die Zukunft bringen würde. Und doch war ich überrascht, dass mich die Furcht nicht überwältigte. Gegen alle Wahrscheinlichkeit hatte ich eine Zuflucht gefunden, ja sogar Ruhe und Frieden, und zwar in dem einen absoluten Fixpunkt meines Lebens – der Liebe, die ich für meinen Sohn empfand und die mir nun in dieser dunklen Stunde Kraft schenkte. Nur Gottes Gnade, das wusste ich jetzt, konnte so etwas bewirken.

Kapitel 5

Auf der Suche nach dem Warum

Erst wenn wir uns verirren, beginnen wir uns selbst zu verstehen.
Henry David Thoreau

Vollkommene Stille herrschte in der leeren Kirche, als ich dort mit Rex neben mir saß. Die letzten Strahlen der Spätnachmittagssonne auf den Bänken zu meiner Rechten erhellten den ansonsten dunklen Saal. Unter der Woche war ich noch nie hier gewesen, doch als wir aus der Stadt zurückkehrten, hatte ich das Bedürfnis, hierherzukommen. Ich wollte hier einfach in der Stille sitzen, ohne dass die Worte des Pastors den Raum erfüllten, ohne dass die Gemeinde anwesend war. Ich wollte mich auf Gottes Geist ausrichten und hoffte, dass ich seine Stimme deutlicher vernehmen konnte, indem ich alle Störungen, Interpretationen und anderen Geräusche herausfilterte.

Ich drehte mich zu Rex um, lächelte und sagte leise: „Genau wie du, mein Liebling, muss ich den Lärm herausfiltern." Bei der Besprechung in der Blindenschule hatte ich mir genügend „lärmende" Interpretationen anhören müssen, und die Worte taten mir jetzt noch weh, wenn ich daran dachte. Diese Worte musste ich loswerden. Also würde ich sie hier laut aussprechen und auf diese Weise Gott mitteilen. Im Grunde hoffte ich, sie so abgeben und Frieden finden zu können.

„Oh Gott – Rex kann immer noch nicht laufen ... und sprechen ... und ..." Ich machte eine Pause und ließ es dann einfach heraus: „Und er kann überhaupt nicht viel." Ich seufzte, als ich Gott mein

Herz ausschüttete, und hoffte, eine Stimme zu hören, die über meine Gedanken hinausging und mir Orientierung bot. Doch nichts geschah.

Als ich schweigend dasaß, schossen mir unwillkürlich die Gedanken durch den Kopf, die ich mir seit der Besprechung gemacht hatte. Wir hatten danach so weitergelebt wie zuvor, teils weil ich unseren Tagesablauf nicht völlig umkrempeln wollte, teils weil ich nicht wusste, was ich überhaupt hätte ändern sollen. Doch obwohl unser Alltag immer noch gleich aussah – vormittags Blindenschule, nachmittags Sprach- und Ergotherapie –, wusste ich, dass ich irgendetwas tun musste. Wir konnten einfach nicht so weitermachen wie bisher. Doch ich war ratlos.

Nach der Besprechung hatte ich vor allem auf meine eigenen Gefühle geachtet. Einige Zeit lang hatte ich ihnen keine besondere Beachtung geschenkt, weil mich Rex' Probleme so in Beschlag genommen hatten. Doch das Treffen hatte mich nachhaltig verstört, und das veranlasste mich, mein Gefühlsleben unter die Lupe zu nehmen. Ich begriff, dass ich innerlich zerrissen war. Es war nicht so offensichtlich wie bei Rex, der einerseits so kreativ Klavier spielte und andererseits kaum Fortschritte machte, doch es war eindeutig.

Mein innerer Zwiespalt drehte sich darum, wie ich mit Rex' Behinderung umging, zu Hause und draußen in einer feindlichen Welt. Wenn ich mit Rex allein war, spürte ich im Gegensatz zu früher nur noch selten, welche Last diese Behinderung bedeutete. Das lag an der Liebe, die er in mir hervorrief, wie in der Nacht nach der Besprechung. Doch der alte Schmerz kehrte oft wieder zurück, wenn wir mit anderen Leuten konfrontiert wurden, die ganz alltägliche Dinge taten. Solche Anlässe erinnerten mich daran, dass die ganze Welt für ihn ein Ort voller Schmerzen war. Doch nun begann ich zu begreifen, dass sie auch für mich in emotionaler Hinsicht schmerzhaft war. Ich war einfach zu empfindlich geworden, zu dünnhäutig.

Eine Kinderhand streckte sich im Supermarkt nach einer bunten Schachtel aus; das Kind lächelte seine Mutter an. Wenn ich so etwas sah, während ich mit meinem Sohn den Gang heruntergging, krampfte sich in mir alles zusammen, denn seine Augen nahmen nichts wahr. Kinder bauten Sandburgen oder suchten Muscheln am Strand, während ich Rex im Kinderwagen an ihnen vorbeischob. Wenn ich Rex' Situation mit ihrer verglich, verbreiterte das nur noch den Graben zwischen Rex (und mir) und dem Rest der Welt.

Einmal sah ich Kinder im Park spielen. Sie rannten zwischen der Rutsche, den Schaukeln und dem Klettergerüst hin und her, während ihre Mütter am Rand saßen und plauschten.

„Ich bin total fertig", sagte eine Mutter. „Wenn ich Tommy den Rücken zudrehe, rennt er weg und stellt etwas an."

„Lisa ist zum Glück nicht so wild", entgegnete die andere Mutter, die neben ihr auf der Bank saß, „aber ich habe nicht gewusst, dass eine Dreijährige so viel reden kann. ‚Gib mir dies. Gib mir das.' Und die Fragen! Sie will alles erklärt haben."

Das war zu viel für mich. Ich kannte diese Art von Unterhaltungen auswendig – es waren genau die Sätze, die ich von anderen Müttern gehört hatte, bevor ich mich entschloss, mich nicht mehr mit ihnen auf dem Spielplatz zu verabreden, zumindest für die nächste Zeit. Als wir das noch getan hatten, liefen diese Verabredungen immer nach demselben Muster ab – die Mütter tauschten Kindergeschichten aus, während die Kinder zusammen spielten, Kinder, die sich normal bewegen konnten und neugierig waren. Die Welt war für die Schnellen und Neugierigen gemacht, und es gab sie im Überfluss. Rex war keins von beiden. Also hielt ich mich auf dem Spielplatz immer bei den Kindern auf, nicht bei den Müttern, und half meinem Sohn auf der Schaukel, auf der Rutsche und dabei, mit seinem Umfeld zumindest rudimentär zu interagieren.

An jenem Tag verklangen die vertrauten Stimmen der jungen Mütter, als ich Rex zu einer der besonders gesicherten Babyschaukeln trug. Niemals würde ich auf einer Bank sitzen und mein Kind beim Spielen beobachten können, wie es für die anderen Mütter normal war.

Ich öffnete die Augen und hob meinen Blick zum Altar. „Ich weiß, dass du einen Plan für Rex hast", sagte ich entschlossen und ließ diesen Satz auf mich wirken. *Es muss einen Grund für all das geben.* „Ich weiß nur noch nicht, welcher das ist. Ich weiß es einfach nicht. Und darum brauche ich deine Hilfe." Ich machte eine Pause, ehrfürchtig, demütig, und ich wusste, dass ich hier am richtigen Ort war. „Hilf mir zu sehen, Herr." *Hilf mir zu sehen.* Das war das erste Mal, dass ich nicht ausschließlich um Heilung für meinen Sohn gebetet hatte.

Im Lauf des nächsten Monats wandte ich mich wieder der Wissenschaft zu, die mir vor Rex' Geburt so viel bedeutet hatte. Ich hatte wohl die Hoffnung, ich würde auf eine Erklärung stoßen, die mir Orientierung bieten könnte. Angetrieben von Verzweiflung und meinem Bedürfnis, zu sehen und zu verstehen, setzte ich meine Suche fort.

Weil Rex an der Studie des Kinderkrankenhauses teilnahm, die sich mit Ursachen und Konsequenzen der Hypoplasie des Sehnervs beschäftigte, machte ich einen Termin mit seinem Augenarzt Dr. Michael Bryant aus.

Dr. Bryant machte sich gerade einige Notizen, als ich sein Büro betrat, und das erinnerte mich an den Tag, an dem ich von Rex' Blindheit erfahren hatte. Umgeben von seinen Arbeitsgeräten, verschiedenen Linsen und Lampen sowie dem unvermeidlichen Augenspiegel schien er ganz in seinem Element zu sein. Er war makellos gekleidet: dunkler Anzug, gestreiftes Hemd, die für ihn typische Fliege und Brille, das Haar sorgfältig gekämmt. Seinem Ruf als Intellektueller wurde er mit seinem Aussehen durch und durch gerecht. Als ich mich setzte, blickte er kurz auf, hielt dann jedoch eine Hand hoch, als bitte er mich, seinen Gedankengang nicht zu unterbrechen.

Dann schob er das Notizbuch zurück und stand auf, um mir die Hand zu schütteln. „Schön, Sie beide wiederzusehen, Mrs Lewis und Rex", sagte er. Er wirkte professionell und höflich, doch seine Worte kamen mir vor wie auswendig gelernt, als hänge er noch seinen eigenen wichtigen Gedanken nach. Als ich sein Gesicht aufmerksam betrachtete, hegte ich die Hoffnung, dass er in all seiner Klugheit in der Lage sein könnte, mir die gesuchten Antworten zu liefern. Ich erklärte ihm kurz mein Anliegen und übergab ihm einen Ordner mit den Scans von Rex' Gehirn. Die Aufnahmen des Magnetresonanztomografen gehörten seit Rex' Operationen zur seiner Krankenhausakte.

Er klemmte die Bilder an eine Lichtbox neben seinem Schreibtisch und beugte den Kopf über die neuste Aufnahme. „Hier ist der Bereich mit der Zyste", sagte er und deutete mit dem Stift auf einen Bereich, auf dem ich nur einen Flecken ausmachen konnte. „Aber ich sehe hier noch etwas Ungewöhnliches", meinte er überrascht, als ob er seine Beobachtungen in ein Diktiergerät spräche. Dieses Mal deutete er weder auf das Bild noch sprach er mich direkt an, doch er sah aus, als hätte ihn diese Entdeckung wie ein Blitz getroffen.

„Was meinen Sie damit?", fragte ich.

„Er hat kein *Septum pellucidum*", entgegnete der Arzt und sah sich die Scans noch einmal an. „Und sein *Corpus callosum* ist kleiner als normal." Ich verstand kein Wort. Er warf mir einen kurzen Blick zu, während er mir erklärte, dass diese spezielle Hirnmissbildung häufig bei Kindern mit einer Hypoplasie des Sehnervs auftrat. Doch diese zusätzlichen Fehlbildungen änderten die Diagnose von „Hypoplasie des Sehnervs" zu „septo-optischer Dysplasie".

„Aber davon habe ich bisher ja noch gar nichts gewusst", wandte ich ungläubig ein. „Ich wusste nicht, dass es in Rex' Gehirn abgesehen von der Zyste noch andere Fehlbildungen gibt. Habe ich nicht ein Recht, so etwas zu erfahren?" Ich war ganz außer mir.

Zögernd wandte er sich mir zu. Dann sagte er: „Offenbar hat es ein Missverständnis zwischen den behandelnden Ärzten gegeben." Blitzschnell zog er sich dann wieder hinter seine professionelle Fassade zurück und weigerte sich, dieses „Missverständnis" noch weiter zu erläutern. Bevor ich ihn fragen konnte, ob er damit Rex' Neurochirurgen meinte, erging er sich in einer kleinen Vorlesung. Das *Septum pellucidum*, so erläuterte er mir, ist eine dünne Membran, die sich mitten durchs Gehirn zieht und die rechte und die linke Gehirnhälfte voneinander trennt. Das *Corpus callosum* beschrieb er als eine Art Brücke, die die beiden Hälften miteinander verbindet.

Mir schwirrte der Kopf, als ich seinem medizinischen Kauderwelsch zu folgen versuchte. Am liebsten hätte ich ihn bei den Schultern gepackt und ordentlich durchgeschüttelt, ihm die Brille vom Kopf und die Fliege vom Hals gerissen und ihn angeschrieen, er solle gefälligst Klartext mit mir reden. Doch ich konnte gerade einmal die Worte herausbringen: „Aber was bedeutet das alles?"

Der Arzt seufzte resigniert, als würde er sich nur unter Zwang hinter dem wissenschaftlichen Schutzschild hervorwagen und Mensch sein: „Einfach ausgedrückt bedeutet das, dass Rex keine Trennwand zwischen seinen Gehirnhälften hat, und die Brücke, die die beiden Hälften miteinander verbindet, ist kleiner als normal."

Ich konnte nicht verhindern, dass ich frustriert zu weinen begann. „Aber was bedeutet das alles für Rex, für sein Leben?"

Der Arzt beugte sich vor und ließ die Brille auf die Nasenspitze rutschen, um mich mit nachsichtiger Geduld zu betrachten. „Mrs Lewis, ich forsche erst zwei Jahre auf diesem Gebiet, doch bisher deutet alles darauf hin, dass es eigentlich keinen Unterschied zwischen Kindern mit septo-optischer Dysplasie und solchen mit einer Hypoplasie des Sehnervs gibt. Für Rex ändert sich nichts. Es macht überhaupt keinen Unterschied."

Das war es, die Vorlesung war beendet und die Klasse entlassen.

Als ich Rex in seinem Kindersitz festschnallte, kam mir irgendetwas eigenartig vor. Mein Instinkt sagte mir, dass das *Septum pellucidum*, das die beiden Gehirnhälften voneinander trennte, irgendeine Funktion haben müsse, sonst wäre es schließlich nicht da. Und wenn es eine Funktion hatte, warum konnte mir dann niemand sagen, worin sie bestand? War das menschliche Gehirn solch ein Rätsel? War es möglich, dass dieser Dreijährige in seinem Kindersitz uns auf unerforschtes Gebiet führte? Ich konnte kaum glauben, dass das im Zeitalter der Medizin und Wissenschaft wirklich der Fall sein könnte, doch es schien tatsächlich so zu sein. Mit diesem unbehaglichen Gefühl im Bauch fragte ich mich, in welche Richtung ich weitergehen sollte.

Vielleicht konnte Rex' Neurochirurg Licht in diese Angelegenheit bringen. Ich schrieb ihm einen Brief und bekam einen Termin in der folgenden Woche. Während ich mit Rex darauf wartete, den viel beschäftigten Chirurgen sprechen zu dürfen, merkte ich, dass dieser Ort mich nervös machte.

Der Chirurg kam herein, offenbar wieder in Eile. Heute trug er einen weißen Laborkittel über der blauen Krankenhauskleidung. Er schien immer auf dem Sprung zu sein. Seine schlanke, sportliche Figur und seine markanten Gesichtszüge trugen zu diesem Eindruck bei. Sein Haar war schlohweiß und zeugte von vielen Jahren Erfahrung, doch er hatte keine Falten. Trotz der etwas barschen Aura, die diesen bekannten Arzt umgab, besaß er die Fähigkeit, einem direkt in die Augen zu blicken und ein entwaffnendes Lächeln aufzusetzen, wie ein erfahrener Staatsmann.

Er blickte mich an, lächelte nachsichtig und sagte: „Ich habe Ihren Brief gelesen und verstehe, dass Sie sich Sorgen machen, Mrs Lewis." Dann erklärte er mir allerdings lediglich, dass die Zyste unter Kontrolle sei und der Shunt einwandfrei funktioniere. Das waren natürlich gute Nachrichten, doch nicht die Informationen, nach denen ich eigentlich suchte. Als ich versuchte, auf das eigentliche Thema zu sprechen zu kommen und ihm eine Erklärung zu entlocken, wie es mit Rex' Hirnfunktion aussehe, sagte er nur, dass er das im Grunde genommen nicht wisse. Dann schenkte er mir wieder sein bewährtes Lächeln. Doch dieses Mal konnte er mich damit nicht entwaffnen. Es schien einfach zu besagen: „Ab diesem Punkt bin ich Ihnen keine Rechenschaft mehr schuldig." Man könne nicht sagen, wie Rex' Hirnstruktur sein zukünftiges Leben beeinflussen würde. Er war ein Chirurg, er schnitt mit dem Skalpell, und das fiel einfach nicht in seinen Verantwortungsbereich. Und um fair zu sein: Vielleicht wusste er es wirklich nicht.

Dieser zweite Krankenhausbesuch hatte den ersten noch übertroffen, was meine Erwartungshaltung und auch die Enttäuschung am Ende betraf. Ich konnte nicht glauben, dass berühmte Ärzte wirklich so kurzsichtig sein konnten. Wie konnte man das System der Spezialisierung in der Medizin so weit treiben, dass Augenärzte und Neurologen offenbar nicht mehr miteinander sprachen? Von meinem Standpunkt aus gesehen schien mir ihr Blickwinkel zu eng, und beide Seiten waren nicht in der Lage, eine gemeinsame, ergänzende Diagnose zu stellen. Wie passten die Puzzleteile von Rex' Leben zusammen? Was konnten wir von ihm erwarten? Und warum konnte oder wollte mir niemand etwas sagen?

Die Erfahrungen im Krankenhaus gaben mir das Gefühl, dass ich mich im Kreis drehte, ohne meinem Ziel näher zu kommen. Nachdem ich in der Welt der Medizin mehr Fragen als Antworten bekommen hatte, war das Leben für mich auch nicht einfacher als zu Beginn meiner Suche. Wenn mir die Ärzte nicht helfen konnten und Gott schwieg, konnten mir vielleicht die Therapeuten weiterhelfen. Frustriert sah ich mir Rex' wöchentlichen Therapiestundenplan an.

Am Montagnachmittag arbeitete die Ergotherapeutin mit ihm. Sie sollte Rex helfen, seine Hände besser zu gebrauchen, damit er alltägliche Aufgaben bewältigen konnte. Es ging darum, die Bewegungen beider Hände so zu koordinieren, dass sie zusammenarbeiteten. Man nannte das „bilaterale Koordination".

Rex' Ergotherapeutin Jane begann die Stunde wie so oft damit, dass sie Rex auf einem Gymnastikball hüpfen ließ. Damit sollte sein „Motor angeworfen" werden, und außerdem trainierte es seinen Gleichgewichtssinn und stärkte die Bauchmuskeln. Sie hielt ihn an den Hüften fest und ließ ihn auf- und niederhüpfen, vor und zurück, nach links und rechts. Dabei lachte er und wedelte mit den Armen. Ich gab ihr die neue Information weiter, dass in Rex' Gehirn die Brücke zwischen den beiden Gehirnhälften kleiner war als normal, und sie entgegnete: „Er hat wirklich enorme Schwierigkeiten, die Mittellinie zu überqueren. Das könnte der Grund sein."

Sie erklärte mir, was sie damit meinte: Rex konnte die Hände nicht richtig auf die gegenüberliegende Körperhälfte führen. Als ich verwirrt blickte, meinte sie: „Stellen Sie sich einfach vor, diese Mittellinie wäre sein Bauchnabel. Die rechte Hand bewegt er nicht flüssig am Nabel vorbei nach links. Für die andere Hand gilt dasselbe."

Das war mir bereits aufgefallen. Ich hatte nur keine Bezeichnung dafür. Wenn man ihn allein ließ, verhielt er sich Spielzeug oder anderen Gegenständen gegenüber wie ein Roboter. Was links von ihm lag, berührte er mit der linken Hand, alles rechts von ihm mit der rechten. Wenn er etwas in die andere Hand nehmen wollte, streckte er die Arme nicht schräg über den Bauch aus, sondern drehte sich auf dem Po herum. Diese Bewegung hatte er bis zur Vollkommenheit einstudiert: Halbkreise, Vollkreise und manchmal auch Doppelkreise. Es war eine effektive Methode, denn wenn ich ein Kindermusikinstrument zu seiner Linken spielte, dann seine rechte Hand berührte und sagte: „Jetzt nimm es mit deiner rechten Hand, Rex“, vollführte er genau eine halbe Drehung und spielte dann mit der rechten Hand das Instrument, das sich nun zu seiner Rechten befand.

Ich hatte gemerkt, dass er in einem solchen Fall niemals einfach mit der Hand auf die gegenüberliegende Seite griff, hatte das jedoch auf seine Blindheit zurückgeführt. Ich hatte geglaubt, dass er mit etwas Übung „normalere“ Bewegungen einstudieren könnte. Doch nun begann ich mit einem Mal zu begreifen, dass dabei viel mehr im Spiel war – eine neue Wirklichkeit dämmerte herauf. Rex' Körper war nicht beweglich, weil sein Gehirn nicht beweglich war, und ihm fehlten die Verbindungen, die normale Bewegungsabläufe ermöglichten.

Jane widmete sich in der Ergotherapiesitzung diesem besonderen Problem. Sie half Rex, von dem Gymnastikball auf die dicke weiche Matte zu rutschen und sich mit angewinkelten Knien so hinzusetzen, dass er die Beine nach links ausstreckte. Diese Position erlaubte ihm, die linke Hand auf das rechte Bein zu legen und sogar auf die rechte Seite hinüberzuziehen. Auf diese Weise „überwand“ er die Mittellinie. Er kämpfte nicht dagegen an und beklagte sich auch nicht. Sie lobte ihn: „Das machst du gut, Rex.“

Und wirklich, er saß da und spielte sozusagen „überkreuz“ mit den Spielsachen, die sie dort hingelegt hatte. Sein Lieblingsspielzeug in der Therapiestunde war ein kleines Xylofon, das er mit einem kleinen Schlegel anschlagen konnte, um kristallklare Töne zu erzeugen. Er genoss das sichtlich und hielt nicht nur den Schlegel in der linken Hand, sondern spielte damit auch auf dem Instrument zu seiner Rechten. Fast jedem anderen Kind wäre das leichtgefallen, doch für Rex stellte es eine Leistung dar, die man loben musste.

Nach einigen Minuten nahm Jane ihm das Xylofon weg und bedeutete ihm, es sei an der Zeit, etwas anderes zu machen. Rex wusste, dass er nun aus seiner schräg sitzenden Position aufstehen konnte. Doch Verwirrung zeigte sich auf seinem Gesicht, als er versuchte, seinen Körper zu bewegen. Er wusste nicht, wie er es anstellen sollte. Jane hatte ihn in diese Position gesetzt, und er hatte keine Ahnung, wie er seine Beine entknoten sollte.

„Rex, du steckst fest", sagte ich, um mein wachsendes Unbehagen zu verbergen. Dann versuchte ich meine innere Anspannung in Taten umzusetzen. „Komm, Liebling", drängte ich. „Du kannst dich entknoten. Ich weiß, dass du das kannst."

Solch eine überschwängliche Anfeuerung konnte Rex oft motivieren, wenn sie direkt an ihn gerichtet war. Er sog sie auf wie ein Schwamm, und sein Gesicht strahlte auf, als er einen neuen Energiestoß verspürte. Rex schaffte es, die Knie zu strecken, als er die Herausforderung annahm, eine normale Sitzposition einzunehmen. Doch leider hatte er sich zu sehr mitreißen lassen und sich zu ruckartig bewegt. Daher kam er aus dem Gleichgewicht und fiel auf seine rechte Seite. Dabei lachte er aus vollem Hals. Normalerweise konnte man diesem Lachen nicht widerstehen, doch heute hätte es mich fast zum Weinen gebracht.

An diesem Abend saß ich erschöpft auf der Couch, ließ die heutige Therapiestunde noch einmal Revue passieren und dachte über die Worte der Therapeutin nach. Für mich und für Rex war das alles so anstrengend, auch wenn er manchmal fröhliche Momente erlebte. Warum sollte sein Leben nur aus harter Arbeit bestehen? Ich nippte an einem Glas Wein und versuchte mich zu entspannen, während ich zusah, wie Rex am Klavier zur Ruhe kam. Jeder von uns hatte seine eigene Methode, um mit dem Alltag fertig zu werden.

Die Minuten vergingen, und ich war immer noch in Gedanken versunken, einer verwirrender als der andere. Leise bat ich Gott, mir irgendwie Klarheit zu schenken, eine Richtung, einen Hinweis ... Ich blickte hinüber zu meinem Jungen. Er spielte immer noch, doch das Tempo hatte sich verlangsamt, die Musik klang sanfter, und er wirkte ruhig und friedlich. Er verwob die Töne zu kleinen improvisierten Melodien, und seine Hände bewegten sich so rhythmisch und ... flüssig. Genau dieses Wort hatte die Therapeutin heute verwendet – *er kann die Hände nicht flüssig bewegen.* „Aber jetzt sieht es doch ganz flüssig aus!", wollte ich hinausschreien.

Als hätte Rex meine Gedanken gelesen, führte er plötzlich die rechte Hand schwungvoll an seinem Körper vorbei, schlug die Tasten zu seiner Linken an und zog sie dann wieder zurück, nur um noch mehrere Male mühelose Sprünge auf Tasten ganz links zu vollführen – wiederholt von links nach rechts –, während die linke Hand die Tasten direkt vor ihm anschlug. Er kreuzte die Hände! Immer wieder tat er das, und das bedeutete, dass er die „Mittellinie überschritt". Rex *konnte* aus eigener Kraft die Hand über die Bauchnabellinie bewegen, und zwar mühelos. Mir fiel fast das Weinglas aus der Hand, als ich begriff, dass sein Gehirn ganz offensichtlich dazu in der Lage war; für mich bedeutete das eine Gebetserhörung. Ich konnte es kaum erwarten, das der Ergotherapeutin zu erzählen. Ich fragte mich: *Weiß Rex selbst, was er tut?* Wie um meine Frage zu beantworten, juchzte er fröhlich.

Der nächste Tag war ein Dienstag. Heute war Physiotherapie an der Reihe. Seine Physiotherapeutin Tamara konzentrierte sich im Gegensatz zur Ergotherapeutin nicht auf seine Hände, sondern arbeitete mit seinem gesamten Körper, obwohl es natürlich Überschneidungen gab. Häufig setzte sie ihn auf verschiedene Schaukeln, gepolsterte und auch solche mit einem einfachen Brett. Sie brachte ihn dazu, auf- und abzusteigen, und schulte seinen Gleichgewichtssinn. Ich erzählte ihr, dass er beim Klavierspielen die Hände gekreuzt hatte. Weil sie über Rex' Problem im Bilde war, war sie gebührend begeistert.

Sie wollte die Gelegenheit nutzen und Rex veranlassen, seine Fertigkeiten zu zeigen, indem sie seine rechte Hand zum linken Schaukelseil führte, während sie ihn an der linken Hand festhielt. Sogar eine Spieluhr hielt sie an das Seil, um ihn dazu zu bringen, danach zu greifen, doch er streckte die Hand nur vor seinen Körper. Nachdem sie es einige Minuten lang ohne Erfolg probiert hatte, wurde Rex frustriert, und meine eigene Enttäuschung ließ sich fast mit Händen greifen: Er konnte es einfach nicht. Oder er wollte es nicht. In diesem Augenblick wusste ich nicht, welche der beiden Möglichkeiten zutraf.

Ich begann sogar daran zu zweifeln, ob ich die Szene am Keyboard wirklich gesehen hatte. Das Kind von gestern war überhaupt nicht mehr dasselbe, das ich heute erlebte.

„Ist in Ordnung, Rex, du machst das gut“, sagte sie, um die Spannung abzubauen. Dann half sie ihm in die Position, von der aus er normalerweise auf die Schaukel kletterte. Mit einer langsamen, mühevollen Bewegung hob er das rechte Bein auf die große Schaukel, während ich noch einmal erzählte, was es mit den Scans von Rex' beiden Gehirnhälften auf sich hatte. Auch Tamaras Meinung nach waren Rex' Muskeln stark genug, doch er war nicht in der Lage, diese Kraft einzusetzen, um damit gezielte Bewegungen zu vollführen. „Er verfügt nicht über die motorischen Fähigkeiten, um eine Reihe von aufeinanderfolgenden Bewegungen auszuführen.“

Motorische Fähigkeiten? Das verstand ich nicht genau und sagte das auch.

„Das bedeutet einfach, dass er stark genug ist, um auf diese und überhaupt alle Schaukeln hier zu klettern“, sagte sie und machte eine weit ausholende Handbewegung. „Er weiß nur nicht, wie er es anstellen soll.“

Mit wachsendem Unbehagen beobachtete ich, wie Rex sich abmühte, beide Beine auf die Schaukel zu bekommen. Tamara erklärte, dass die meisten Bewegungen, die wir machen, ohne auch nur eine Sekunde darüber nachzudenken, in Wirklichkeit komplexe Abfolgen von kleineren Schritten sind: rechtes Knie hoch, Hände nach vorne, Gewicht nach vorne verlagern, dann das linke Knie hoch, den Rumpf über dem Becken drehen und so weiter. Das passiert aber fast unbewusst – es sei denn, mit dem Gehirn stimmt etwas nicht.

Schließlich hatte Rex es geschafft. Es hatte ihn enorm angestrengt, auf den Sitz zu klettern und die Seile zu umfassen. Doch nun war er bereit zu schaukeln. Das war die Belohnung dafür, dass er seinen Körper und sein Gehirn bis an die Grenzen ihrer Leistungsfähigkeit angestrengt hatte.

Als ich Rex zusah, wie er durch die Luft flog, wirkte er völlig frei, nichts fesselte ihn. Doch sobald die Schaukel zum Stehen kam und er wieder herunterklettern musste, begann die Folter von Neuem. Und es war kein Ende abzusehen! An diesem Punkt wartete Tamara mit der schlimmsten Nachricht auf: Rex war nicht nur außerstande, Bewegungen vorauszuplanen, die er noch nie durchgeführt hatte, sondern er hatte auch Schwierigkeiten, sie zu wiederholen, wenn man sie ihm beigebracht hatte. „Man nennt das Apraxie", sagte Tamara.

Schon wieder ein Begriff, mit dem man meinen Sohn beschrieb; noch eine neurologische Störung, die ihm zu schaffen machte. Kurz gesagt bedeutete das, dass sein Gehirn sich die einfachsten Bewegungsabläufe nicht merken konnte. Das schien unmöglich, ja sogar undenkbar zu sein. Wie konnte ein Kind *vergessen*, wie man auf eine Schaukel klettert? Während ich Tamara zuhörte, merkte ich, dass mir die ganze Angelegenheit langsam entglitt. Ein so großes Problem konnte ich nicht in den Griff bekommen. Ich hatte geglaubt, Information sei der Schlüssel, um dem Geheimnis meines Sohnes auf die Spur zu kommen, doch nun fühlte ich mich, als würde ich unter der Last des angesammelten Wissens zusammenbrechen. Wie konnten Bestandteile des Gehirns, die die Ärzte als „unwichtig" abtaten, solch ein Chaos bei meinem Sohn anrichten?

Am nächsten Tag stand Sprachtherapie auf dem Programm. Körperbeherrschung ist eine Sache, doch die Fähigkeit zu kommunizieren betrifft den Mittelpunkt der menschlichen Existenz. Für mich stellte Reden die Fähigkeit dar, „zu sein". Als ich den vertrauten Raum betrat und Rex an den Tisch setzte, wo er normalerweise arbeitete, fühlte ich mich sehr mutlos. Ohne Umschweife fragte ich seine Sprachtherapeutin, wo ihrer Meinung nach seine Probleme lagen. Warum konnte er immer noch nicht sprechen?

Suzanne zögerte einen Augenblick, und dann schockierte sie mich mit der Erklärung: „Ich glaube, er hat eine Sprachapraxie."

Sprachapraxie! Sie glaubte, seine Sprachschwierigkeiten rührten von derselben Störung her, die auch seinem Körper zu schaffen machte!

Nein, Gott, bitte nicht das auch noch!, schrie ich innerlich. Nicht schon wieder dieses Wort. Doch nun war es ausgesprochen, die Büchse der Pandora war zur Gänze geöffnet: Rex' Gehirn war nicht in der Lage, seiner Zunge und den Muskeln in seinem Mund mitzuteilen, wie er die Laute bilden sollte. Noch eine nicht funktionierende Hirn-Körper-Beziehung, in diesem Fall die Beziehung zwischen Hirn und Mund. Aber Rex *konnte* brabbeln. Er konnte schlecht artikulierte Laute hervorbringen. Doch, und das betonte die Therapeutin, konnte er das nicht auf Abruf tun, und aus diesem Grund glaubte sie, er leide an Apraxie.

Das konnte einfach nicht wahr sein! Mehr als alles andere wünschte ich mir, eine Unterhaltung mit meinem Sohn zu führen oder ihn endlich „Mama" sagen zu hören. Er brauchte eine Stimme, und ich hatte es nötig, ihn sprechen zu hören.

Rex' Sprachtherapeutin spürte meine Verzweiflung und erklärte, sie würde mir zeigen, was sie meinte. Sie stellte einen Kreisel vor Rex auf den Tisch. Beim Drehen erklang eine Melodie, und sie wusste, dass das Rex normalerweise dazu bringen würde, ein fröhliches Gebrabbel von sich zu geben. Genau so geschah es auch. Als der Kreisel klimperte, kreischte Rex vor Vergnügen, klatschte in die Hände und stieß eine ganze Kette von „Bas" aus – „Ba ba ba ba ba ba". Dann brachte sie das Spielzeug zum Schweigen und forderte Rex auf: „Sag einmal ‚Ba', wie du es gerade getan hast." Sie machte es ihm einige Male mit übertriebener Artikulation vor – „Bb-aa" –, sodass für ihn kein Zweifel daran bestehen konnte, was er tun sollte.

Rex presste die Lippen zusammen, um das „B" auszusprechen, und innerlich ging ich mit. Er verdrehte seine Lippen in verschiedene Richtungen, als ob das den Laut hervorbringen könnte. Dann spannte er die Gesichtsmuskeln an und schürzte die Lippen, als wollte er gleich mit dem „B" herausplatzen. Er versuchte es mit aller Macht, und ich beugte mich vor, als könnte ich so den Laut aus ihm herausziehen. Dann mischte ich mich ein. „Sag ‚Ba', Rex! Das kannst du, mein Schatz." Dann wartete ich, und ich hatte das bestimmte Gefühl, er würde es gleich sagen. Noch eine Sekunde ... zwei, drei, eine Ewigkeit ... dann wurden seine Gesichtsmuskeln schlaff, und er hatte immer noch nichts gesagt.

Rex ließ den Kopf hängen wie eine zerbrochene Puppe und saß teilnahmslos da. Die Anstrengung hatte ihn völlig erschöpft, und ich fühlte mich ähnlich. Die Therapeutin tat zunächst mal gar nichts, wahrscheinlich aus Taktgefühl, möglicherweise aber auch, weil sie selbst merkte, wie sehr dieser Versuch Rex angestrengt hatte. Die Stille im Zimmer lastete auf uns und wurde nur von einem leisen metallischen Summen durchbrochen.

Rex brachte mich dazu, auf Geräusche zu achten, die ich vorher nie bemerkt hatte, weil sie in der Hektik des Alltags untergingen. Doch seine empfindlichen Ohren hörten alles. Ich blickte auf, um nachzusehen, wo das Geräusch herkam, und begriff, dass die Wanduhr dafür verantwortlich war. Ein großes, rundes Zifferblatt mit deutlich lesbaren Zahlen und dicken Zeigern. Die Uhr tickte mechanisch im Sekundentakt, im Rhythmus des Lebens. Die Zeit hielt nicht an. In diesem Augenblick schien mir das das Einzige zu sein, auf das ich mich verlassen konnte.

Ich war mit meiner Weisheit am Ende und konnte nur zum Ausgangspunkt zurückkehren, an dem diese hektische, verwirrende Suche angefangen hatte. Jetzt war ich wieder in der Blindenschule und befand mich in genau demselben Zimmer, wo die Besprechung stattgefunden hatte, die diesen gesamten Prozess in Gang gesetzt hatte. Angesichts unverbindlich daherredender Ärzte, die taten, als wäre nichts, und Therapeuten, die offenbar vor allem beweisen wollten, was mit Rex alles nicht stimmte, war ich nicht in der Lage, die Puzzleteile so zusammenzusetzen, dass sie einen Sinn ergaben. Ich brauchte jemanden, der mir half, die Punkte zu verbinden, und ich wusste, dass die Leute, die hier an der Schule arbeiteten, am besten dazu geeignet waren.

Rex war weiterhin jeden Tag zur Schule gegangen, doch seit der fatalen Besprechung hatte ich das Büro der Direktorin nicht wieder betreten. Glücklicherweise ließ mich mein gegenwärtiger Zustand alle Gedanken an Rollstühle und Gebärdensprache vergessen. Ich konzentrierte mich mit ganzer Kraft auf die vor mir liegende Aufgabe – dem einen Sinn abzugewinnen, was mir wie Unsinn vorkam.

Miriam war gelassen wie immer und begrüßte mich herzlich. „Oh, hallo, Cathleen! Wie ist es Ihnen in letzter Zeit ergangen?"

Nachdem wir ein paar Höflichkeiten ausgetauscht hatten, kam ich zur Sache. „Die Ärzte im Kinderkrankenhaus behaupten eine Sache, und die Therapeuten hier versuchen das Gegenteil zu beweisen", sagte ich. Meine Verärgerung konnte man mir bestimmt ansehen. Ich erklärte ihr, dass man eine weitere Fehlbildung bei Rex entdeckt hatte und infolgedessen eine neue Diagnose stellen musste. „Aber Dr. Bryant sagt, dass das keinen Unterschied macht." Ich merkte selbst, dass ich zu schnell sprach und ärgerlich klang. „Ich glaube, er sagte, es würde sich nicht auf die Gehirnfunktion auswirken. Können Sie sich das vorstellen?"

Miriam lächelte mich an und versuchte mich zu beruhigen. „Das erlebe ich dauernd mit Ärzten. Sie kennen sich in ihrem Fachgebiet aus und wir in unserem." Bedächtig schüttelte sie den Kopf und sah mir dann mit einem Mut machenden Blick direkt in die Augen. „Dr. Bryant arbeitet im Gegensatz zu uns nicht jeden Tag mit den Kindern", sagte sie. „Er kann also gar nicht wissen, wie sich das fehlende *Septum pellucidum* auswirkt."

Dieser Logik konnte ich folgen, denn das bestätigte alles, was ich von Rex' verschiedenen Therapeuten gehört hatte. „Dass nun bei Rex eine septo-optische Dysplasie diagnostiziert wurde, ändert unsere Erwartungen an seine Entwicklung grundlegend. Unseren Erfahrungen nach – *und wir arbeiten ja schließlich mit den Kindern* – haben Kinder mit einer Diagnose wie Rex sehr viel größere Schwierigkeiten als solche, die lediglich nicht sehen können."

Sie gab mir Zeit, darauf etwas zu entgegnen. Als ich weiterhin schwieg, spitzte sie ihre Meinung noch einmal in ruhigem Tonfall zu: „Cathleen, zwischen septo-optischer Dysplasie und einer Hypoplasie des Sehnervs gibt es einen himmelweiten Unterschied!"

Als ich Miriam gegenübersaß und ihre Worte hörte, entging mir trotz meiner Verstörtheit nicht die bittere Ironie dieses Gesprächs. Ich hatte ihr gerade das Etikett für Rex' Entwicklungsstörungen geliefert: septo-optische Dysplasie. Bei der Besprechung neulich hatten sie das Urteil gefällt, doch nun lieferte ich den Beweis, und das war ein doppelter Schlag für mich. Was für eine überraschende Wendung! Auch Miriam hatte die Ironie bemerkt, doch da war noch etwas anderes. Ihre Gesichtszüge wurden weich, fast mütterlich: Sie empfand Mitleid mit mir. Sie hatte in einem ganz nüchternen Ton gesprochen, doch ich hörte auch Mitgefühl heraus, als wüsste sie, dass vor uns ein schwerer Weg lag.

Zu Hause angekommen, rief ich meine liebste Babysitterin an. „Könntest du vielleicht sofort herüberkommen und etwa eine Stunde lang auf Rex aufpassen?", fragte ich sie mit Verzweiflung in der Stimme.

„Stimmt etwas nicht?“, fragte sie aufgeschreckt.

Ich versicherte ihr, dass alles in Ordnung war, ich aber einen klaren Kopf bekommen und etwas nachdenken müsse.

Die junge Frau kam, und ich ließ sie mit Rex zu Hause zurück. Ich würde die Treppe bis zum Strand hinunter nehmen, alle 89 Stufen, und darauf hoffen, dass die körperliche Anstrengung die Anspannung in mir lösen würde. Als ich den Sandstrand erreicht hatte, sah ich, dass das Wasser schon so hoch stand, dass ich nicht mehr über die Felsen laufen konnte. Daher wandte ich mich nach links, wo der Strand breiter war. Immer weiter lief ich an diesem Nachmittag gegen den Wind an, der mich bremste, aber nicht zum Stehen bringen konnte. „Bleib nicht stehen! Wag es ja nicht, stehen zu bleiben!“

Schließlich erreichte ich einen schmalen Strandstreifen, wo mir Felsen den Weg abschnitten. Ich überlegte kurz, ob ich darüberklettern sollte, doch ich sah, dass sie zu eng standen und nicht zu überwinden waren, genauso wie die Schwierigkeiten in meinem Leben. Ich ließ mich in den Sand fallen und vergrub den Kopf in meinen Händen.

Ich wurde das einfach nicht los, egal, wie sehr ich es auch versuchte. Ich war innerlich immer noch angespannt, als ich meinen Kopf hob und nach oben blickte. Der Wind hatte alle Wolken fortgeblasen, und der Himmel strahlte in einem tiefen Blau. Doch das beruhigte mich nicht, im Gegenteil: Der makellose Himmel machte mich nur noch wütender.

„Gott, ich will keinen blauen Himmel mehr sehen!“, schrie ich. „Verstehst du das nicht? Ich habe es einfach satt.“ Ich atmete tief ein, hielt die Luft ein oder zwei Sekunden an, und als mir die Zornestränen über die Wangen liefen, war der Damm gebrochen. „Wie viele völlig normale Kinder, glaubst du, muss ich wohl jeden Tag zu Gesicht bekommen, damit die Botschaft bei mir ankommt? Sie ist längst angekommen! Rex ist nicht normal! Aber warum? Ich will wissen, warum! Und ich will wissen, wer er wirklich ist. Wer ist er? Was braucht er? Ich habe gedacht, ich könnte das herausfinden, wenn ich nur genug Informationen sammele, weißt du? Ich wollte verstehen ... darum habe ich dich doch auch gebeten. Ich möchte verstehen, was sein Leben für einen Sinn hat.“

Als ich so zu Gott schrie, bei dem meine Bitten offenbar nur auf taube Ohren stießen, begriff ich plötzlich, wie tief der Zorn in mir steckte. Zuerst einmal war ich auf mich selbst zornig, dann auf all die Ärzte und Therapeuten, die mich nicht weitergebracht hatten. Doch ich war auch zornig auf die anderen Mütter, die es *wagten*, normale Kinder zu haben. Und wenn ich ganz ehrlich war, musste ich sogar zugeben, dass ich auf die Kinder selbst zornig war, die sich erfrechten, normal zu sein. Doch nicht einmal hier machte mein Zorn halt. Auf einmal sah ich alles ganz klar – ich war zornig auf die Regierung, auf den Postboten, auf meine Freunde und, ja, auch auf Menschen, denen ich auf der Straße begegnete und die ich überhaupt nicht kannte. Doch am zornigsten war ich auf ... „Dich, Gott! Du ignorierst meine Bitten, du hörst mir überhaupt nicht zu."

Apraxie ... die Mittellinie überqueren ... bilaterale Koordination ... Corpus callosum ... septo-optische Dysplasie ... Hirnmembranen ... Nervenverbindungen ... Fehlfunktion ... und so weiter und so fort. Ich spuckte die Worte aus wie ein giftiges Getränk, das ich loswerden musste, bevor es mich umbrachte. Zornig hatte ich die Hände zu Fäusten geballt. „Und der Autismus, Gott!? Was soll ich damit machen? Im Augenblick bin ich blinder als Rex!", schrie ich heraus, bis meine Stimme brach. Doch das hielt mich nicht davon ab, zu meinem letzten verzweifelten Schlag auszuholen und in jedes Wort meine ganze Kraft zu legen, um die Wellen zu übertönen.

„IST ... DIR ... DAS ... ALLES ... EGAL?"

Kapitel 6

Wunder

Eine Mutter versteht auch das, was ihr Kind nicht sagt.
Verfasser unbekannt

Es war ein Samstag im Park, und ich fühlte mich, als hätte ich einen Kater. Ich hatte keine Kopfschmerzen, nur das Gefühl, nicht ganz da zu sein, so als beobachtete ich die Kinder auf dem Spielplatz durch einen Schleier und hörte ihre Stimmen durch einen Filter. Seit ich zwei Tage zuvor am Strand Gott angeschrieen hatte, war ich irgendwie durcheinander. Die vielen neuen Informationen, gefolgt von meinem Zusammenbruch, hatten mich betäubt.

Und dann war da Rex. Er war keineswegs apathisch, sondern hüpfte in meinen Armen auf und nieder, als ich ihn zur Schaukel trug. Ich hätte die Ironie dieses Rollentausches bemerkt, wenn ich alle Sinne beieinandergehabt hätte, aber heute war mir nicht nach tiefgründigen Analysen zumute. Ich sah nur seine Begeisterung, und nichts konnte seine freudige Erwartung trüben, dass er in wenigen Augenblicken durch die Luft fliegen würde.

Schaukeln liebte er mehr als alles andere, abgesehen vom Klavierspielen. Er mochte jede Art von überraschender Bewegung – der Bewegung, die ihm seine eigenen Beine nicht verschaffen wollten. Er liebte es, wenn ich ihn hochwarf, herumschleuderte, auf- und niederhüpfen ließ oder über meine Schulter warf und wie einen Sack Kartoffeln herumtrug. Das erstaunte nicht, wenn man bedachte, dass solche Bewegungen, wie mir seine Therapeuten erklärten, sein Innenohr stimulierten und ihm ein wohliges Gefühl vermittelten. In diesen Momenten war er einfach ein Kind und nichts sonst. Daran musste ich mich klammern. Der ganze Rest war für mich einfach zu viel geworden.

Rex strahlte, als die Schaukel sich sacht zu bewegen anfing. Ich stupste ihn immer von vorne an, damit ich mit ihm reden konnte. Wir spielten immer Lernspiele, ganz egal, wo wir waren – ich ließ keine Gelegenheit verstreichen, seinem Gehirn Anregungen zu geben. Und ihm machten diese Spiele Spaß. Die Macht der Gewohnheit war stärker als meine Apathie, und sobald er auf der Schaukel Platz genommen hatte, begann ich zu singen: „Vor und zurück, vor und zurück, Rex schaukelt vor und zurück. Gaaaanz langsam, vor und zurück."

Als die Schaukel an Fahrt gewann, strahlte Rex vor Begeisterung, weil er wusste, dass es nun immer höher ging. „Wollen wir hoch, hoch, hoch hinaus, bis in den Himmel hinein?", fragte ich, wie ich es schon so oft getan hatte. Ich sah sein Gesicht aufleuchten, und er konnte seine Vorfreude kaum im Zaum halten. Er sagte nichts, aber ich wusste ohnehin, was er wollte, und so gab ich einige Male kräftig Anstoß. Immer noch schwirrten mir die Gedanken chaotisch im Kopf herum, während ich die begeisterten Rufe meines Sohnes hörte. Obwohl es mir so schlecht ging, ließ ich mich mitreißen, und ohne ihn zu warnen, ergriff ich die Schaukel mitten im Flug und hielt sie mit einem Ruck an.

„Ha, ha, Rex, jetzt bist du stecken geblieben!" Ich hielt ihn gefangen, während sein fröhliches Kreischen in ein Lachen überging. Dann schubste ich ihn besonders kräftig an. „Jetzt geht es wieder los, Rex!" Als er wieder zurückflog, so hoch die Schaukel es zuließ, fügte ich noch hinzu: „Und ganz nach oben!"

Da ergriff das Gelächter wirklich seinen ganzen kleinen Körper, und mit einer Kraft, die durch meine Betäubung durchdrang, ergriff es auch mich. Da standen wir nun und lachten, als hätten wir überhaupt keine Sorgen. Eine Freude, die ganz aus dem Augenblick und um ihrer selbst willen existierte, die Zeit und Situation völlig vergessen ließ, hatte uns ergriffen.

Mitten in unserem Gelächter spürte ich nun Gottes Gegenwart, hörte die Stimme, nach der ich gesucht hatte. Klar und deutlich sprach sie, es war unverkennbar seine Stimme, mit der er mir seine Botschaft überbrachte. Und sie war so schlicht, wie mein Sohn komplex war. Er forderte mich auf, nicht den Mut sinken zu lassen und ihm zu vertrauen. *Bau nicht auf das, was du sehen kannst – vertrau mir einfach!*

Rex war immer noch ganz aufgedreht, als wir zu Hause ankamen. Auch ich fühlte mich so gut wie schon lange nicht mehr und ging zur Stereoanlage, um Beethovens „Neunte Sinfonie" aufzulegen, weil ich das Gefühl hatte, die „Ode an die Freude" sei der perfekte Abschluss dieses Vormittags. Das war Beethovens Meisterwerk, komponiert gegen Ende seines Lebens, nachdem er taub geworden war. Rex ließ sich sofort fesseln und lauschte atemlos diesem Werk, das er noch nie zuvor gehört hatte.

Ich beobachtete, wie mein Sohn mit seinen Fingern auf seine Beine klopfte, als ob er auf seinem Keyboard spielen würde. Als das Stück zu Ende war, stellte ich ihn ans Keyboard und ging ins Schlafzimmer. Ich hörte, wie er einige Töne spielte, aufhörte, wieder einsetzte, dann wieder aufhörte. Normalerweise ließ er seinen eigenen Melodien und Rhythmen freien Lauf, doch heute tastete er sich vorsichtig vor. Ich fragte mich, was er vorhatte, und ging zurück ins Wohnzimmer.

Rex' Gesichtsausdruck wirkte entrückt, als er bestimmte Töne am Keyboard anschlug. Da begriff ich, dass diese Töne eine Melodie ergaben – und zwar die des Beethoven-Stücks! Mir blieb der Mund offen stehen! Dieses Mal hatte er keine eigene Melodie aus dem Stegreif erfunden, sondern suchte sich die Töne zur „Ode an die Freude" zusammen! Er hatte sie gehört und versuchte sie nun nachzuspielen. Mein dreijähriger Sohn, der weder sprechen noch sehen konnte, spielte Beethovens „Ode an die Freude" auf dem Klavier! Er freute sich diebisch – ich sah es an dem kleinen Lächeln, das seine Lippen umspielte, und dem Leuchten in seinen Augen, als die Töne erst zögerlich kamen, dann aber voller Sicherheit den Raum erfüllten. Mitten in dieser zeitlosen Melodie, fast zwei Jahrhunderte alt, begriff ich, dass ich nicht Beethoven spielen hörte. Ich hörte die Stimme eines kleinen blinden Jungen, der sang. Mir stockte der Atem, die Musik erfüllte mein Herz und meine Seele mit Hoffnung.

Wie bringt er das fertig?, fragte ich mich nach diesem musikalischen Geniestreich. Doch dann fand ich für mich sofort eine Antwort: Das spielte keine Rolle. *Bau nicht auf das, was du sehen kannst – vertrau mir einfach!*

Zwei Tage später setzte ich Rex in seinen Hochstuhl und stellte die Stereoanlage an, um ihn vom Essen abzulenken, oder vielmehr von der „Fütterschlacht", die normalerweise unausweichlich war. Ich versuchte ihm löffelweise Kartoffelpüree in den Mund zu schieben, doch die meisten Versuche gingen daneben, während er den Kopf hin und her drehte, um dem Löffel zu entgehen. Dieser Kampf mit dem Füttern war immer wieder zermürbend, doch mein Herz war immer noch so erfüllt von der Erinnerung an die Beethoven'sche Ode, dass ich es noch eine Weile länger aushalten konnte.

Heute war Rex außerordentlich schnell und ruckte mit dem Kopf hin und her, während er sich standhaft weigerte, den Mund zu öffnen. Schließlich spürte ich, dass ihn dieser Prozess selbst ermüdete, und allmählich hörte er auf. Doch er schien auf der Hut zu sein, damit ich nicht plötzlich hinterrücks mit dem Löffel auftauchte. Dann öffnete er zu meiner Überraschung plötzlich den Mund. Ich glaubte schon, ich würde Zeuge eines Wunders. Doch gerade als ich ihm den Löffel in den Mund schieben wollte, hörte ich ihn ein kehliges Geräusch ausstoßen. Augenblicklich hielt ich in der Bewegung inne, als ich ihn „c-c-cu" sagen hörte, mit einem kleinen Knalllaut zum Schluss. Er hatte das Wort „cup", Tasse, gesagt!

Mir fiel die Kinnlade herunter und der Löffel in meiner Hand ebenfalls, sodass der orangefarbene Brei auf das Tischchen an seinem Hochstuhl kleckerte. Ich fasste mich schnell wieder, holte seine Tasse mit Milch und gab sie ihm. Das war kein „Fütterwunder"; es bedeutete viel mehr, als dass er freiwillig ein paar Bissen aß. Rex hatte die Fesseln seiner Sprachlosigkeit durchbrochen – das war seine Stimme gewesen. Er hatte sein erstes bewusstes Wort ausgesprochen!

Im Lauf der nächsten Wochen bewies Rex, dass er „cup“ sagen konnte, wann immer ihm danach zumute war. Das bedeutete, dass er die Sprachapraxie überwunden hatte. Es bedeutete auch, dass er nun seine Wünsche zum Ausdruck bringen konnte. Er musste nur das magische Wort „cup“ sagen und bekam augenblicklich etwas zu trinken. Bewaffnet mit der Schlagkraft dieses einen Wortes wurde er sogar etwas frech! Man konnte es an seinen glänzenden Augen sehen, wenn er den Befehl „cup!“ gab. Und siehe da, damit brachte er die bedrohliche Armee von Löffeln, beladen mit pürierten Erbsen oder Möhren, sofort zum Stillstand.

Ich fand seine Marotten amüsant. Selbst wenn er meine mühevollen Versuche, ihn zu füttern, damit untergrub, wusste ich doch, wie wichtig es für ihn war, durch den Gebrauch der Sprache das Gefühl zu haben, er halte die Fäden in der Hand.

Er war wirklich klug und begriff bald, dass es ein anderes Wort gab, das in „cup“ enthalten war und das er benutzen konnte, um sich dem Zwang zu entziehen, selbst laufen zu lernen. Das Wort war „up“ und bedeutete „hoch“. Die beiden ersten Wörter, die Rex lernte, wurden für ihn zu einem Werkzeug, das ihm erlaubte, dem zu entfliehen, was in seinen Augen pure Folter war – Essen und Laufen.

Einige Wochen verstrichen, in denen Rex seine neu erworbenen Fähigkeiten stolz zur Schau stellte, doch weitere Wörter lernte er in der Zeit nicht. Ich fragte mich auch, wie viel er überhaupt verstand. Er war nun fast dreieinhalb und hatte noch nie eine Frage beantwortet. Nur diese beiden Wörter gebrauchte er, wenn er etwas Bestimmtes haben wollte.

Seine Sprachtherapeutin wusste nicht, was sie davon halten sollte. Sie war natürlich begeistert, dass er Wörter bilden konnte, doch eigentlich hatte sie sich wohl mehr erhofft. In der Blindenschule kümmerte man sich vor allen Dingen um seine überempfindlichen Sinneswahrnehmungen und seine neu erworbene Sprachfertigkeit, versäumte darüber jedoch, seine Entwicklung in anderen wichtigen Bereichen voranzutreiben.

Der Arzt meinte, wenn Rex nicht bald anfing zu essen, müsse ihm eine Magensonde gelegt werden. Er konnte ja nicht ewig von den wenigen Löffeln pürierten Essens und den trockenen Frühstücksflocken leben, von denen er sich momentan hauptsächlich ernährte. Ich weigerte mich zunächst einmal, überhaupt daran zu denken. Ich würde einfach noch mehr Zeit aufwenden, um Essen in ihn hineinzubekommen.

Bau nicht auf das, was du sehen kannst – vertrau mir einfach!

Doch es gab noch etwas anderes, das mir noch mehr als die Probleme mit dem Essen vor Augen führte, wie schnell die Zeit verging – seine verflixten Spaghettibeine. Mit dreieinhalb Jahren wurde er jeden Tag schwerer; zu schwer, um ihn herumzutragen, und aus dem Kinderwagen wuchs er auch allmählich heraus. Warum knickten ihm immer noch dauernd die Knie ein? Er war im Grunde in der Lage zu laufen, das hatte er uns allen gezeigt – seiner Physiotherapeutin, den Mitarbeitern der Blindenschule und mir –, aber trotzdem tat er es nicht, vor allem, seit er das Wörtchen „up“ in seinen „Selbstverteidigungswortschatz“ aufgenommen hatte.

Vielleicht war ich in den letzten Wochen nicht konsequent genug gewesen, weil ich mich so gefreut hatte, dass er endlich angefangen hatte zu sprechen. Die hässliche Realität, die uns erwartete, wurde mir bewusst, als seine Physiotherapeutin Tamara mir einen Katalog mit Rollstühlen zeigte. „Es muss kein besonders technisch ausgefeilter Rollstuhl sein“, meinte sie, als würde das den Schlag mindern, „aber irgendetwas in dieser Richtung braucht er bald.“ Ihre Worte wirkten auf mich wie eine eiskalte Dusche, und ich bekam diesen Gedanken die ganze Woche nicht mehr aus dem Kopf.

Bau nicht auf das, was du sehen kannst – vertrau mir einfach! Ich klammerte mich an diese Verheißung, denn ich spürte, dass es für uns beide das Ende bedeuten würde, wenn ich das nicht tat. Und doch begann eine Frage an mir zu nagen: Wie kann man Hoffnung hegen, ohne sich darin zu verlieren? Ohne zu riskieren, dass man letzten Endes enttäuscht wird oder es einem sogar das Herz bricht. Ich war mir nicht sicher, ob ich die Antwort allein finden würde.

Es war am Freitagnachmittag, das Ende einer sehr langen Woche. Als ich nach der Therapie nach Hause kam, brauchte ich etwas frische Luft. Ich hoffte, Rex würde noch Lust haben, einen Spaziergang zum Strand zu machen. Ich wollte sehen, wie die Sonne über dem Meer unterging, ein wunderschöner Anblick. Wenn der Himmel in Gold und Rot getaucht war, sich im Meer spiegelte und den Horizont in diesen Farben einrahmte, schenkte mir das auf geheimnisvolle Weise die Hoffnung, die ich im Augenblick so bitter nötig hatte.

Es war Spätherbst geworden, die Luft frisch und klar, und die Tage wurden kürzer. Normalerweise mochte ich den November nicht, weil der Tag den länger werdenden Nächten wich. Die Dunkelheit stahl das Licht. Doch an diesem Nachmittag gab mir die lebensbejahende Schönheit der Schöpfung das Gefühl, dass Hoffnung stärker ist als die Angst. Ich verdrängte die Bilder von Rollstühlen, Magensonden und anderen Grausamkeiten, während ich Rex erklärte, wie viel Spaß es machen würde, zum Strand herunterzugehen, damit wir „hören können, wie sich die Wellen brechen". Wenn ich „brechen" sagte, tat ich normalerweise so, als würde ich ihn fallen lassen. Dieses Spiel liebte er.

Als ich das nun tat, lachte er trotz seiner Müdigkeit am Ende dieses langen Tages, und ich wusste, dass wir uns auf den Weg machen konnten. Unsere „Spaziergänge" zum Strand sahen so aus, dass ich ihn immer wieder anfeuerte, eine kurze Strecke selbst zu laufen, um dann seinen „Up"-Rufen nachzugeben, die mit jedem Schritt lauter wurden. Den restlichen Weg trug ich ihn dann.

An diesem Abend trug ich ihn die abschüssige Auffahrt von unserer Wohnung zum Strand herunter, blieb jedoch auf halbem Weg stehen. Ich sah zum oberen Ende der Auffahrt hinauf. Dort befand sich ein Parkplatz. Der Asphalt war an mehreren Stellen rissig und bucklig und musste ausgebessert werden. Außerdem standen dort Blumenkübel mit rosafarbenen und roten Geranien, die die Straße säumten und zu Füßen der unvermeidlichen Palmen für hübsche Farbtupfer sorgten. Doch heute sah ich nur die abschüssige Auffahrt, und mir fiel auf, wie steil sie war. Plötzlich hatte ich eine Idee. Ich trug Rex wieder ganz hinauf und stellte ihn auf den asphaltierten Bürgersteig, sodass er bergab blickte. Seine Beine waren steif wie Stöcke, wie es auch sonst immer der

Fall war, bevor sie wie zerkochte Spaghetti einknickten. Er fiel von einem Extrem ins andere – von überhöhter Muskelspannung bis zur völligen Erschlaffung.

Bevor seine Beine aber diesmal noch einknicken konnten, gab ich ihm einen leichten Klaps auf den Rücken und forderte ihn auf: „Geh los, Rex, geh!“ Ich stellte mich vor ihn hin, um ihn im Zweifelsfall aufzufangen, als er zögernd die ersten Schritte machte. Doch er hielt sich gut, während die abschüssige Strecke seine Schritte beschleunigte. Er nahm Tempo auf und begann schneller zu gehen als jemals vorher, während ich rückwärts vor ihm herlief, ihm mit meiner Stimme Orientierung bot und ihn anfeuerte: „Rex geht schneller und schneller! Du schaffst es, Rex!“

Ich spürte, wie meine eigenen Bemühungen von einer höheren Macht überflügelt wurden, und Rex geriet in eine Art Ekstase. Die Spaghettibeine waren verschwunden. Kraft durchströmte seine Beine, als er immer schneller ging, bis er schließlich *zu* schnell wurde. Doch er hielt nicht an, er konnte es einfach nicht! Und er stolperte auch nicht, um mir dann in die ausgebreiteten Arme zu fallen. Stattdessen begann er zu rennen! Sein Gesicht wirkte ungläubig, denn noch nie hatte er irgendetwas getan, das auch nur entfernt an Laufen erinnerte, doch er rannte immer schneller, kam mal ein wenig nach rechts, dann wieder nach links ab. Trotzdem hatte er keine Angst und hielt das Gleichgewicht, als er immer mehr an Tempo gewann. Mir selbst blieb der Mund offen stehen. Sein Unglaube wich unbändiger Freude, weil sein kleiner Körper zu so etwas imstande war – sein Körper, der so lange Zeit in Bewegungslosigkeit verharrt hatte!

„Du rennst ja, Rex!“, rief ich.

Als er die Ketten, die seinen Körper gefesselt hatten, abschüttelte und seine Beine ihr volles Tempo erreichten, fing er an zu lachen. Es war ein ansteckendes Lachen aus den Tiefen seines Herzens, das mehr als alles andere davon zeugte, dass Gott die Fäden in der Hand hielt und mit uns tatsächlich alles zum Besten stand.

In dieser Nacht ging ich glücklich zu Bett. Die Erlebnisse dieses Tages erfüllten mich mit Freude und Frieden. Rex schlief schon längst fest, er war total erledigt gewesen. Doch dieses Mal war es die angenehme Erschöpfung nach ausgiebiger körperlicher Betätigung. Wenn ich mir ein Bild ins Gedächtnis brennen könnte, das ich für immer behalten will, dann ist das Rex' Ankunft unten an der Straße – mit dem Lächeln eines Olympioniken, der auf das Siegertreppchen steigt, um die Goldmedaille in Empfang zu nehmen. Dieser Augenblick war vollkommen gewesen.

Als ich im Bett lag, dachte ich darüber nach, wie wenige Momente unseres Lebens uns wirklich so im Innersten berühren; Momente, denen gegenüber der Rest der Welt im Nichts versinkt, in denen die Vergangenheit nur noch eine blasse Erinnerung und die Zukunft völlig unwichtig ist. In diesen Momenten weiß man alles, was man wissen muss, und vergisst, was man vergessen sollte. Man erhascht einen kurzen Blick auf die Ewigkeit, die Zeit ist aufgehoben, als blickte Gott einem direkt in die Augen, mit einem Lächeln, das einem Klarheit darüber schenkt, dass alles in Ordnung und genau so ist, wie es sein sollte.

In den Tagen nach Rex' wunderbarem Lauf ähnelte er einem Kind, dem man ein Stück Zucker gegeben hatte: Er wollte mehr. Jetzt wusste er, wie es sich anfühlt, sich wirklich zu *bewegen*, sich zum ersten Mal aus eigener Kraft und schnell fortzubewegen und zu spüren, wie das Adrenalin durch den Körper schießt. Das Problem war, dass sein Gehirn die verschiedenen motorischen Abläufe noch nicht richtig koordinieren konnte.

An diesem Punkt kam die Musik ins Spiel. Jedes Mal, wenn seine Beine wieder erstarrten oder einknickten, sang ich (oder seine Lehrer) eine einprägsame Melodie. Das war unser „Kontrollschalter", mit dem wir seine konditionierten Reaktionen umgehen konnten, und dann ging oder rannte er weiter, weil er sich über seine Begrenzungen hinweg daran erinnerte, wie sich schnelle Bewegungen anfühlten. Ich betete darum, dass diese musikalische „Starthilfe" meinem Sohn helfen würde, seine motorischen Reaktionen neu zu konditionieren. Interessanterweise schien Rex sich beim Laufen wohler zu fühlen als beim Gehen, fast als verlangten ihm schnelle Bewegungen weniger Denkprozesse ab als langsame. Mir fiel dazu der Vergleich mit Tennis ein; es ist leichter, den Ball hart zu schlagen, als langsam und gezielt. Darüber hinaus gab ihm die schnelle Bewegung natürlich auch ein gutes Gefühl, was ein nicht zu unterschätzender Motivationsfaktor war.

Als Rex entdeckte, dass er seinen Körper frei bewegen konnte, hielten auch in seiner Klaviermusik schnellere Tempi, kühnere Klänge und lebendigere Melodien Einzug. Als die dritte Weihnachtszeit seines Lebens herannahte, begriff ich, dass es kein Einzelfall oder ein sich nicht wiederholendes Wunder war, als er Beethovens „Ode an die Freude" nachspielte. In unserem Wohnzimmer spielte er nicht nur ein, sondern gleich mehrere Weihnachtslieder, so zum Beispiel „Hört die Engelchöre singen", „Freue dich, Welt, dein König kommt" oder „The Little Drummer Boy"; das war anscheinend sein Lieblingslied. Mit der linken Hand schlug er eine einzelne Taste an und gab den Rhythmus vor, mit der rechten Hand spielte er die Melodie. Wenn er „The Little Drummer Boy" spielte, summte er außerdem die Melodie mit. Er wirkte wie hypnotisiert und hatte einen entrückten Gesichtsausdruck, als blickte er auf den neugeborenen Retter der Welt in seiner Krippe.

Wie sehr wünschte ich mir, dass sich sein Summen auf wunderbare Weise in Worte verwandeln würde, sodass er richtig mitsingen konnte. Denn für uns bedeutete Weihnachten nicht Kekse oder andere Süßigkeiten. Auch nicht der bunte Weihnachtsschmuck oder die Suche nach dem vollkommenen Weihnachtsbaum standen im Mittelpunkt. Und keine Spielsachen, von denen die meisten für Rex ohnehin keine Bedeutung hatten. Es drehte sich nicht einmal um den Weihnachtsmann. Weihnachten war ... Musik.

An Weihnachten stattete die Polizei der Blindenschule einen Besuch ab. Der Polizeichef persönlich überbrachte die Geschenke für die Schüler, und die gesamte Staffel eskortierte den Weihnachtsmann, der natürlich der Ehrengast war. Während Polizeichef Bernard Parks einige Worte an die Leiter der Blindenschule richtete, wurde der wirkliche Stargast von den Kindern belagert. Die Lehrer hatten es so organisiert, dass ein Kind nach dem anderen auf dem Schoß des Weihnachtsmanns sitzen durfte, und Rex war schon fast an der Reihe. Ein kleines Mädchen namens Maria, nur einen Monat älter als Rex, die von Anfang an mit ihm in eine

Klasse gegangen war, war dem Weihnachtsmann gerade auf den Schoß geklettert.

„Hallo, Weihnachtsmann. Wie geht es dir?"

Marias Mutter Claudia griff zur Kamera, um ein Erinnerungsfoto zu machen, während Maria schon anfing, ihren Wunschzettel herunterzurattern, ohne auf die Aufforderung des Weihnachtsmannes zu warten. „Ich wünsche mir einen CD-Spieler, eine Raffi-CD, eine neue Puppe und ein paar Kleider für sie."

Claudia lächelte mich an und sagte: „Rex ist so süß! Maria erzählt immer von seinem Lachen. Sie sagt, er ist immer so glücklich, und das bringt sie auch zum Lachen."

„Das ist schön", erwiderte ich abgelenkt, denn ich lauschte dem verbalen Sperrfeuer, das Maria auf den amüsierten Weihnachtsmann abschoss.

„Fährst du wirklich in einem großen Schlitten um die Welt, Weihnachtsmann? Meine Schwester hat dir letztes Jahr eine große Tüte mit Keksen hingestellt, aber der Hund hat sie alle gefressen. Möchtest du dieses Jahr vielleicht auch ein Glas Milch dazu?"

Claudia lachte. „Ich glaube, Maria hört sich einfach gern reden, wie viele blinde Kinder. Manchmal wünsche ich mir, sie würde einfach auch mal *aufhören* zu reden."

Ich zwang mich zu einem Lächeln und dachte an die vielen Mütter hier und anderswo, die ich beneidete. Ich kannte Claudia schon, seit Rex hier vor drei Jahren eingeschult worden war – damals hatten wir beide im selben Boot gesessen und gaben unser Bestes, um mit der Situation klarzukommen. Damals hatten wir ähnliche Kämpfe bestehen, mit den gleichen Gefühlen umgehen müssen, doch nun, nur drei Jahre später, schienen unsere Kinder in verschiedenen Welten zu leben. Obwohl Rex in letzter Zeit ja wirklich einige Durchbrüche gelungen waren, spürte ich doch die Sehnsucht in meinem Herzen, als ich sah, wie Claudia ein letztes Erinnerungsfoto von ihrer Tochter schoss, die immer noch unaufhörlich auf den Weihnachtsmann einredete.

Es war Weihnachten, die Zeit der Wünsche.

Als Rex auf dem Schoß des Weihnachtsmannes saß, brachten ihn der dicke Schwabbelbauch und das tiefe „Ho, ho, ho" des Mannes zum Lachen. Ansonsten schwieg er. Als der Weihnachtsmann ihn fragte, was er sich zu Weihnachten wünsche, lachte er wieder über die tiefe, klangvolle Stimme, die fast musikalische Qualitäten hatte, sagte aber nichts. Er hatte keine Vorstellung davon, wer der Weihnachtsmann war, und er hatte auch keinen Wunschzettel.

Ich schon. Als Rex mit den Schellen des Weihnachtsmanns läutete, betete ich leise. Ich wünschte mir ein Weihnachtswunder, und zwar ein großes. *Bitte lass Rex die Frage des Weihnachtsmanns beantworten.* Ich wollte, was meine tiefsten Wünsche betraf, nicht undankbar erscheinen und fügte hastig meinen Dank an: *Rex spielt wirklich erstaunlich gut Klavier. Danke, dass du unser Weihnachten mit seiner Musik erfüllst.*

Ich hielt inne. Was mein Sohn in letzter Zeit erreicht hatte, brachte mich wirklich zum Staunen. Ganz sicher hatte Gott hier seine Hand im Spiel gehabt. Und doch konnte ich mit der Wahrheit nicht hinterm Berg halten. „... aber am meisten wünsche ich mir, dass ich mit meinem Sohn reden kann." Dieses Mal war es für alle hörbar aus mir herausgeplatzt, und der Weihnachtsmann wandte seinen Blick von Rex ab, sah zu mir und schenkte mir ein wohlwollendes Lächeln.

Doch der Weihnachtsmann war nicht Gott, und die Ferien kamen und gingen, ohne dass mein Gebet erhört wurde. Dem Dezember folgte der Januar, dann der Februar, und der graue Himmel spiegelte meine Stimmung wider. Immer mehr begann ich mich zu fragen, wie viel Rex tatsächlich verstand, denn er antwortete nie auf eine Frage. Wenn ich ihn zum Beispiel bei den Mahlzeiten fragte, was er essen wolle, schwieg er wie gewöhnlich. Erst wenn ich versuchte, ihm einen Löffel in den Mund zu schieben, sagte er „Cup".

War damit seine Sprachentwicklung schon wieder zum Stillstand gekommen, kaum dass sie angefangen hatte? Seine Lehrerin an der Blindenschule machte sich zunehmend Sorgen, dass das der Fall sein konnte. Zumindest bekam ich diesen Eindruck, als sie ihm Aufgaben stellte, die nur von einem verständnislosen Blick quittiert wurden. Und seine Sprachtherapeutin erzielte ebenfalls keinerlei Fortschritte.

In diesen Monaten klammerte ich mich an Gottes Wort, auch wenn der Augenschein dagegen sprach. *Bau nicht auf das, was du sehen kannst – vertrau mir einfach!* Für mich bedeutete das einen wirklichen Kampf, weil mein erhofftes Weihnachtswunder nicht eingetroffen war. Ich wusste nicht, ob Gott überhaupt einen Plan hatte und ob sich vielleicht seine und meine Zeitplanung unterschieden. *Zu seiner Zeit, nicht zu meiner.*

Der Frühling war ins Land gezogen, in einigen Tagen würden wir Ostern feiern. In der Blindenschule war die „Jagd auf piepsende Ostereier" immer ein fröhliches Fest gewesen, sogar für Rex, dem der Lärm auf Feiern oft zu schaffen machte. Dass die Ostereier Töne von sich gaben, hatte ihn begeistert. Doch nun war ich froh, eine Woche Ferien ohne Schule und ohne Therapien zu genießen. Auf diese Weise konnten wir uns von all den Erwartungen lösen, die von vielen Seiten an uns gestellt wurden, und einfach nur wir selbst sein. Und nur dafür betete ich in dieser Ferienwoche.

Es war noch früh am Morgen. Gerade hatte ich Rex aufgeweckt. Er trug seinen Pyjama mit den kleinen Segelbooten und war noch schlaftrunken, als ich ihn zu seinem Keyboard trug. Gleich nach dem Aufstehen wollte er immer Klavier spielen, und ich wusste, dass es mit der Schläfrigkeit vorbei wäre, sobald er die erste Taste angeschlagen hatte. Beim Durchqueren des Wohnzimmers beschrieb ich ihm die Welt und unsere Bewegungen, wie man es für jedes blinde Kind tun würde.

„Jetzt gehen wir gerade am Fenster vorbei, Rex, und es ist ein schöner Tag. Die Sonne scheint. Was möchtest du heute gern machen?", stellte ich meine gewohnte Frage, ohne eine Antwort zu erwarten. Ich wollte ihn gerade hinsetzen, während ich noch die Frage stellte, als ich plötzlich bemerkte, dass sich sein Gesicht verzerrte. Er presste die Lippen zusammen und schien sich gewaltig anzustrengen. Ich hob ihn wieder hoch und fragte: „Was ist los, Rex?"

Nachdem er einige Grimassen geschnitten hatte, öffneten sich seine Lippen, und ungelenk brachte er die Laute heraus: „Pp-pp-aaa-ooo!"

Mir blieb der Mund offen stehen! Dies war ein entscheidender

Augenblick, das wusste ich. Er hatte auf meine Frage mit einem neuen Wort geantwortet! Leider hatte ich nicht verstanden, was er meinte.

„Was hast du gesagt, Rex?“, fragte ich flehend.

Noch einmal wiederholte er die unglaubliche Anstrengung, dieses Mal mit dem ganzen Körper. Er senkte den Kopf, bevor er wieder diesen Verschlusslaut aussprach. Nun kam es ein wenig deutlicher heraus: „PPPaaano!“ Sein Gesicht strahlte auf. Dieses Mal hatte er es geschafft, und er wusste es! Er ballte seine Hände zu Fäusten, schlug sie gegeneinander und wiederholte bei jedem Schlag: „Pano! Pano! Pano!“

Endlich verstand ich es, und weil ich nicht wusste, ob ich weinen oder lachen sollte, machte ich beides gleichzeitig. Ich wirbelte meinen Sohn herum und rief: „Piano, Piano! Ja, mein Liebling! Das ist es! Du möchtest auf deinem Piano spielen!“

Was für ein merkwürdiger Anblick wir gewesen sein müssen – ein kleiner Junge, der wie wild die Fäuste zusammenschlug, und seine außer Rand und Band geratene Mutter, die vor Freude jauchzte und tanzte, und das alles nur wegen eines winzigen Wortes.

Ein kleines Wort, *Piano* – das war die Antwort auf meine Frage: *Was möchtest du tun?* Er hatte mich eindeutig verstanden. Mehr noch, das war die Erhörung meines Gebets, weil dieses Wort „Piano“, das Rex’ Seele so unmittelbar ansprach, die Kraft besaß, jede noch existierende Mauer einzureißen, sodass noch viele weitere Worte folgen würden. Sprache! Im Gegensatz zu den Wörtern „cup“ oder „up“, die er isoliert geäußert hatte, um etwas Unangenehmes zu vermeiden, war „Piano“ ein Wunsch, eine Brücke zu weiteren Begriffen.

Fast sofort begann er denn auch in der Folge, Wörter zu Sätzen zusammenzusetzen, die zuerst außerordentlich melodisch klangen. Diese Singsang-Form schien ihm das Sprechen zu erleichtern, weil sein Gehirn so einen besseren Zugang dazu fand. Es war klar, dass ihm die Musik mit ihrer Ordnung und ihrem Rhythmus eine Tür geöffnet hatte. Mit der Zeit würde sich herausstellen, wo diese Tür hinführen würde.

Bau nicht auf das, was du sehen kannst – vertrau mir einfach!

Kapitel 7

Der Wellen-effekt

Wenn dir etwas nicht gefällt, dann verändere es;
wenn du es nicht verändern kannst, ändere deine Haltung dazu.
Mary Engelbreit, Künstlerin und Unternehmerin

Rex hatte das Wasser immer geliebt, wie es für ein Kind, das nicht weit vom Strand aufgewachsen war, nur recht und billig ist. Swimmingpools, das Meer, die Badewanne, er liebte Wasser in jeder Form. Er war erst 10 Monate alt gewesen, als ich all meinen Mut zusammennahm, ihm ins Gesicht pustete und ihn im Pool untertauchte. Seine Reflexe funktionierten; er hielt unter Wasser die Luft an. Von diesem Zeitpunkt an hatte er im Pool keine Angst mehr; abgesichert durch einen Schwimmring strampelte er vom flachen bis zum tiefen Ende.

Am Strand hielt ich ihn fest, wenn die kleinen Wellen auf seine Beine trafen und ihn sanft massierten. Der Rhythmus und die Bewegung des Ozeans wurden für ihn zu seinem Spiel, das ihn in schallendes Gelächter ausbrechen ließ. Wenn die Wellen ihn von vorne trafen, sagte ich immer: „Die Wellen rollen jetzt auf dem Strand aus." Wenn sie sich wieder zurückzogen, sagte ich: „Und jetzt werden sie wieder ins Meer *zurückgesaugt.*"

Dann gab es noch seine Badewanne. Manchmal beruhigte ihn Baden, manchmal verschaffte es ihm gute Laune. Hin und wieder plantschte er wild mit beiden Händen, sodass er das ganze Badezimmer überschwemmte und auch mich völlig durchnässte. Die Spielsachen, die ich ihm ins Badewasser setzte, benutzte er kaum.

Normalerweise warf er sie aus der Wanne heraus, damit sie ihm nicht mehr im Weg waren. Das Wasser selbst war sein Lieblingsspielzeug.

An einem Abend spielten wir ein neues Spiel in der Wanne. Ich nahm eine große Murmel, knappe drei Zentimeter im Durchmesser, und ließ sie aus ungefähr 30 Zentimetern Höhe ins Wasser fallen. Es platschte, als sie die Wasseroberfläche durchbrach, und mit einem dumpfen Aufprall kam sie auf dem Wannenboden zum Stillstand. Rex klatschte in die Hände, weil ihm die Geräusche gefielen.

„Noch mal, Mama“, sagte er und war von dem Spiel schon ganz gefesselt. Ich holte die Murmel aus dem Wasser, ließ sie noch einmal fallen und legte sie ihm dann in die Hand, um ihm zu zeigen, wie er selbst das Geräusch erzeugen konnte.

„Du musst die Murmel nur hoch genug halten.“ Er hob die Hand ein wenig, doch nicht hoch genug. „Noch ein bisschen höher, höher, höher, mein Süßer“, sagte ich, und er streckte die Hand so weit nach oben, wie es ihm möglich war. „Und dann lass sie fallen, dass es platscht und kracht.“

Er ließ sie los, suchte sie dann in der Badewanne und ließ sie wieder fallen, dann noch einmal und noch einmal. Das Spiel mit dem Platschen und Krachen gefiel ihm. Als ich die Wellenkreise um den Aufschlagpunkt der Murmel sah, dachte ich an mein Elternhaus und den alten stillgelegten Swimmingpool, an dem ich oft mit meiner Mutter gesessen und Steine hineingeworfen hatte. Wir wetteiferten darum, bei welchem Stein das Wasser beim Aufschlag am stärksten spritzte. Die Wellen breiteten sich kreisförmig aus. Einen ähnlichen Prozess hatte ich bei Rex beobachtet; die Wunder, die in seinem Leben geschahen, zogen weite Kreise und berührten auch andere Menschen.

Als mein Sohn zu seinem fünften und letzten Jahr an der Blindenschule antrat, hatte er in seiner Sprachentwicklung beträchtliche Fortschritte gemacht, und immer öfter hallte seine Stimme in den Fluren wider. Er war ein Kind, das mehr und mehr aus dem Gefängnis seines Körpers ausbrach, und mit seiner Stimme brachte er nun auch seine Persönlichkeit zum Ausdruck. Sicher, er reagierte immer noch auf vieles überempfindlich, doch durch die

Musik, die sich entfaltende Sprachfähigkeit und zunehmende Bewegungsfreiheit hatte er eine entscheidende Schwelle überschritten.

Als Rex begann, seine Grenzen immer mehr zu erweitern, bemerkte ich, dass er auch anderen half, dasselbe in ihrem Leben zu schaffen. Wellen breiteten sich um den Aufschlagpunkt aus. Es war in der Blindenschule, dass ich diesen Effekt zum ersten Mal wahrnahm.

Rex hatte im Vergleich zu anderen Vierjährigen eine leise, weiche Stimme, doch sie klang hell und fröhlich. Und immer noch sprach er in einem melodischen Singsang. Typisch für ihn war auch die sogenannte Echolalie; damit ist gemeint, dass man gehörte Sätze wiederholt, statt sie zu beantworten. Und er verwendete Gesprächsmuster, die wie abgelesen wirkten. Häufig formulierte er bestimmte Sätze im Gespräch immer gleich, als könnte man es gar nicht anders ausdrücken. Zum Beispiel konnte ich die Frage: „Rex, wie geht es dir heute?“, nicht abwandeln zu: „Rex, geht es dir heute gut?“, wenn ich eine Antwort von ihm haben wollte. Sein Gehirn war dafür noch nicht flexibel genug. Anscheinend brauchte er einen festen Sprachrhythmus, der die Wörter in einem Satz so behandelte, als seien sie Schläge in einem Takt, um das gesprochene Wort zu verstehen. Wenn man ihn mit monotoner Stimme fragte: „Wie geht es dir heute, Rex?“, erntete man wahrscheinlich nur einen verständnislosen Blick. Wenn man die gleiche Frage wiederholte und jedes Wort auf eine bestimmte Art und Weise betonte, antwortete er sofort: „Mir geht es gut, und wie geht es dir heute?“ Rex benötigte feste Abläufe und eine feste Ordnung, damit die Dinge für ihn Sinn ergaben. Außerdem brauchte er Musik wie andere Leute die Luft zum Atmen. Er atmete Musik ein und Verstehen aus.

Glücklicherweise verstand seine neue Lehrerin in der Blindenschule diese entscheidende Verbindung, und es schien, als hätte Gott sie uns direkt geschickt. Sie war nicht nur kreativ und in der Lage, über den Tellerrand zu schauen, sondern steigerte auch die Effektivität von Rex' Unterricht, indem sie ihn „musikalischer“ machte. Sie sang gern. Allerdings interessierte sie sich nicht für Kinderlieder, und das war auch gut, weil diese Art von Musik Rex kaum ansprach. Sie mochte Popmusik, oder vielleicht sollte ich sagen, die Musik, die in den 70er-Jahren populär gewesen war. Das war ihre Zeit. Als sie sah, wie sehr mein Sohn mit Musik motiviert werden konnte und welchen leichten Zugang er zu ihrem Lieblingsstil hatte, tauchte sie mit ihm voll in die Welt der Siebziger ein.

Als ich ihn einmal von der Schule abholte, spielte er den 70er-Klassiker „Lean on Me" auf dem Keyboard im Klassenzimmer. Am nächsten Tag sang er dazu: „Lean on me, and you'll feel strong ... if you need somebody, you can lean on me." Lachend wechselten sich seine Klassenkameraden damit ab, sich tatsächlich auf ihn zu lehnen, um zu sehen, wie stark er war.

Musik wurde zu dem entscheidenden Lernwerkzeug für ihn selbst und für andere um ihn herum. Seine leise Stimme wurde beim Singen klarer und lauter, und seine Fähigkeit, sich die Songtexte zu merken, war fast so erstaunlich wie sein Klavierspiel. Bald sang er auch „Leaving on a Jet Plane", „California Dreaming" und sein Lieblingslied, „Feelin' Groovy" von Simon und Garfunkel.

Bald wurde der kleine fröhliche Junge, der auf den Schulfluren oder auf der Schaukel „Feelin' Groovy" sang, zu einem ganz alltäglichen Anblick. Unweigerlich befand sich jemand in der Nähe und beobachtete ihn gebannt, sei es nun ein Lehrer, Eltern eines anderen Kindes oder ein auswärtiger Besucher der Blindenschule. Es war, als ob sie sich auch etwas von dem wünschten, was Rex hatte, ein wenig von diesem magischen Etwas, das alle Grenzen überwinden konnte und ihn seine Behinderung vergessen ließ. Als besäße Rex eine magnetische Anziehungskraft, musste sich jeder, der ihm zusah, mit Gewalt von ihm losreißen und den Jungen, die Freude und das Lied sich selbst überlassen.

Die Wirkung, die mein Kind auf andere Leute ausübte, war nicht nur auf die Blindenschule beschränkt, sondern begann weitere Kreise zu ziehen. Rex war inzwischen viereinhalb, und die jährliche Blutuntersuchung stand an. Kindern, die an septo-optischer

Dysplasie leiden, macht das endokrine System oft zu schaffen – angefangen vom Wachstum (was tägliche Hormonspritzen nötig machte) bis hin zu Problemen mit dem Hypothalamus, was beispielsweise dazu führen kann, dass der Körper nicht mehr in der Lage ist, seine Temperatur zu regeln. Ich hatte sogar einen Artikel gelesen, in dem eine Mutter ihre Verzweiflung nach dem plötzlichen Tod ihres fünfjährigen Sohnes schilderte, der an septo-optischer Dysplasie litt und dessen Temperatur ohne ersichtlichen Grund auf über 42 °C geklettert war, was das Ende bedeutete. Dann waren noch die Nebennieren und die Schilddrüse in Gefahr, ganz zu schweigen vom Risiko der vorzeitigen Pubertät (und damit ist eine wirklich stark verfrühte Pubertät im Alter von fünf Jahren gemeint) oder von ihrem völligen Ausbleiben (was weitere Hormongaben notwendig machte, um die körperliche und geistige Entwicklung nicht zum Erliegen zu bringen).

Ich war dankbar, dass Rex' Hormonhaushalt im Großen und Ganzen in Ordnung war. Doch sein Endokrinologe meinte, dass er jederzeit ernstere Symptome entwickeln könne, und darum musste man seine Entwicklung im Auge behalten.

Mein Junge hatte eine Art musikalischen Schwung beim Gehen, und das passte auch zu seiner Art zu sprechen. So ging er auch, als wir den Eingang des Krankenhauses erreichten. Wie immer, wenn ich das Kinderkrankenhaus besuchte, erstarrte ich innerlich, als ob das helfen könnte, an diesem Ort, der unser Leben unserer Kontrolle entzogen hatte, doch ein wenig die Herrschaft zu behalten. Krankenhäuser sind der Stoff, aus dem die Albträume einer Mutter gemacht sind. Wie auf Kommando begann mein Puls zu rasen, als wir den Eingang betraten. Hier war mir zu viel Schmerzhaftes widerfahren, und die Erinnerung an all das erfüllte mich, als wir den langen, kahlen Flur hinuntergingen. Auch Rex wirkte hier normalerweise aufgeregt. Ich war auf das Schlimmste gefasst.

Doch dieses Mal sollte sich eine andere Szene abspielen, die mit Heilung zu tun hatte. Wir saßen im Wartezimmer vor dem Labor und warteten darauf, von der Schwester aufgerufen zu werden. Der Raum war voller Menschen, die alle ihren eigenen Gedanken nachhingen und mit ihrem eigenen Schmerz beschäftigt waren. Hier im Kinderkrankenhaus, wo die Patienten unschuldige Kinder waren, schienen alle Beteiligen mitzuleiden: Kinder, Eltern und sogar das Personal.

Niemand im Wartezimmer begriff die Szene, die sich nun abspielte, und ich am allerwenigsten. Ein kleiner Junge mit seidigem, blondem Haar war von seinem Stuhl aufgestanden und begann zu singen, als sei er sich seiner Umgebung gar nicht bewusst. Rex! Seine Stimme war so unschuldig wie sein Gesicht, und die Klarheit seines Gesangs berührte die Menschen. Ich beobachtete, wie sich um mich herum Stirnfalten glätteten und verkrampfte Kiefermuskeln lösten. Sie konnten sehen, dass er blind war; das war niemandem entgangen, weil er beim Aufstehen mit seinen Händen nach Halt gesucht hatte und seine Augen in eine unbestimmte Ferne gerichtet waren.

Es war ergreifend, als er mit engelsgleicher Stimme und ohne einen schiefen Ton sang: „Gott ist so gut. Er ist so *gut* zu mir." Als das Lied zu Ende war, applaudierten alle spontan und überwältigt, während Rex strahlte und sich selbst Beifall klatschte, wie er es gern machte. Dabei sagte er: „‚Gott ist so gut' ist so ein schönes Lied!" Als die Leute weiterklatschten, sagte er noch einmal: „‚Gott ist so gut' ist so ein schönes Lied!"

Die Reaktionen der Leute sagten mir, dass ich Rex nicht zuflüstern musste: „Liebling, warte doch, bis wir wieder im Auto sind, da kannst du singen." Mir war klar, dass er gerade Lust hatte zu singen, und das bedeutete, dass er unweigerlich gleich ein neues Lied anstimmen würde. Ich wollte den anderen nichts Religiöses in Form unserer frommen Lieder aufdrängen und flüsterte ihm schnell „Feelin' Groovy" als Vorschlag zu. Doch Rex hatte eindeutig eigene Vorstellungen, und offenbar war dies für ihn kein Tag für die 70er-Jahre. Er ignorierte mich und kündigte wie ein Sänger auf der Bühne an, dass er als Nächstes „This Little Light of Mine" vortragen würde. Ohne einen Augenblick zu zögern, stimmte er das Lied an, das zu seinen Lieblingsstücken in der Sonntagsschule gehörte. Als der letzte Refrain verklang – „Let it shine, let it shine, let it shine" –, brandete wieder Applaus auf, noch lauter als vorher. Patienten und Mitarbeiter klatschten, während ein breites Lächeln Rex' Lippen umspielte und er die Szene sichtlich genoss.

Ich blickte mich im Wartezimmer um und sah lächelnde Gesichter und feuchte Augen, als sein Publikum angesichts dieser unerwarteten Darbietung staunend den Kopf schüttelte.

Ich begriff, dass ich selbst gerade ein unerwartetes Geschenk empfangen hatte – eine unerwartete Heilung. Die alten Gespenster wurden endlich zur Ruhe gelegt, und mein Herz, das in diesem Krankenhaus fast gebrochen wäre, gewann nun im Licht von Rex' Lächeln neue Kraft.

Bau nicht auf das, was du sehen kannst – vertrau mir einfach!

Einige Monate vor der Abschlussveranstaltung im Juni sollte in der Blindenschule ein besonderes Konzert stattfinden. Ich wusste lediglich, dass nur Kinder eingeladen waren, und nahm an, dass das Rex sicher gefallen würde, ganz egal, worum es sich nun genau handelte. Weil die Eltern nicht teilnehmen durften, setzte ich Rex im Klassenzimmer ab und machte mich wieder auf den Weg, um Verschiedenes zu erledigen. Doch aus der unvermeidlichen Neugier heraus, die sich einstellt, wenn man von irgendetwas ausgeschlossen wird, kam ich etwas früher zurück, um vielleicht noch „zufällig" das Ende des Kinderkonzerts mitzuerleben.

Als ich die Eingangshalle betrat, konnte ich durch die verschlossene Tür zur Aula Gitarrenklänge hören. Die Musik war gefällig und ging in Richtung Jazz-Pop. Plötzlich versetzte mich die Stimme des Sängers zurück in die Vergangenheit, genau wie die Lieder, die Rex in letzter Zeit gesungen hatte, und zwar zu Kenny Rankins Songs aus den 80er Jahren. Alle meine Collegefreunde hatten seinen eingängigen Popjazz gehört, der die Stimmung jener Jahre so perfekt einzufangen schien. War das etwa wirklich Kenny Rankin, der dort drinnen sang, um den blinden Kindern ein Lächeln ins Gesicht zu zaubern?

Ich setzte mich hin, lauschte noch einem weiteren Song und wünschte mir, man hätte mich auch eingeladen, als plötzlich die Tür aufging. Das Konzert war zu Ende, und als die Kinder in ihre Klassenzimmer zurückgingen, bemerkte mich die Verwaltungsdirektorin und winkte mich hinein.

Überschwänglich meinte sie: „Cathleen, ich habe Kenny von Rex' musikalischem Talent erzählt, und er würde ihn gern spielen hören. Wäre das in Ordnung?"

Mein Sohn sollte Kenny Rankin etwas vorspielen!? Für mich ging das selbstverständlich in Ordnung, doch möglicherweise könnte Rex diese Änderung seines feststehenden Tagesablaufs verstören. Diese Ordnung war für ihn ja so wichtig. Jetzt war Pause und nicht die Zeit, drinnen bei Kenny Rankin zu bleiben. Wie ich erwartet hatte, begann er zu quengeln, als ich ihn an der Tür aufhielt, während seine Klassenkameraden nach draußen rannten.

Kenny sah ihn und kam schnell auf uns zu. „Hallo, Kumpel", sagte er. „Ich heiße Kenny und habe gehört, dass du ein guter Musiker bist."

Rex antwortete nicht, also ergriff ich das Wort. „Das ist Rex."

„Schön, dich kennenzulernen, Rex", sagte Kenny. „Willst du mir etwas auf dem Klavier vorspielen?"

Rex' Gesicht blieb ausdruckslos. Kenny führte ihn zu seiner Gitarre, die er auf einem Stuhl abgestellt hatte. Er nahm Rex' Hand und legte sie auf die Saiten. „Hast du Lust, einmal Gitarre zu spielen, Rex?"

Rex zog die Hand sofort zurück und entgegnete: „Will nicht Gitarre spielen!"

„Gut, wie wäre es dann, wenn ich etwas spiele?", fragte Kenny und schlug ein paar Akkorde an. Rex entspannte sich augenblicklich, als ob man ihn mit einem Zauberstab berührt hatte. Alle Anspannung schien aus seinem Körper zu weichen und in den klangvollen Akkorden aufzugehen. Ich kniete mich hin, um mit meinem Sohn, der sich gegen mich lehnte, auf gleicher Höhe zu sein, und Kenny begann ein bekanntes Lied zu spielen. Es war seine eigene Fassung des Beatles-Klassikers „Blackbird", und der alte Text sprach mitten hinein in unsere Gegenwart – anrührend und fast schon ein bisschen prophetisch. Ich hatte einen Kloß im Hals, als Rex gebannt den Worten lauschte, die meine eigenen hätten sein können: „... nimm diese zerbrochenen Flügel und lerne zu fliegen."

Das Bild der Amsel, die einsam und verzweifelt ihren Ruf in

der Finsternis erklingen lässt, traf mich mitten ins Herz, und ich verspürte plötzlich eine solche Sehnsucht, dass ich darüber den eigentlichen Zweck unserer Begegnung vergessen hatte, dass nämlich Rex Kenny etwas auf dem Klavier vorspielen sollte.

Doch Rex hatte es nicht vergessen. Wie immer sprach er von sich in der dritten Person und sagte: „Rex möchte Klavier spielen."

„Prima, Kumpel, dann wollen wir uns das mal anhören!", meinte Kenny.

Ich führte Rex zum Klavier. Es fiel ihm schwer, die Tasten des akustischen Instruments anzuschlagen, weil er an die leichtgängigen Tasten seines Keyboards gewöhnt war. Zuerst konnte er ihnen keine Töne entlocken, doch dann schlug er kräftiger an. Nun kamen die Töne! Jetzt wusste er, was er zu tun hatte, und die Klänge erfüllten den Raum. Ich erkannte sofort, was er spielte, wie auch alle anderen Anwesenden – Kenny, die Direktorin und einige Mitarbeiter, die bei den ersten Tönen hereingekommen waren. Es war das Lied, das eindrücklicher als jedes andere die Gnade Gottes besang: „Amazing Grace".

Es spielte keine Rolle, dass hier und da ein Ton wegen der schwergängigen Tasten unterging, als Rex mit wohlklingendem Vibrato zum letzten Refrain ansetzte: *„I once was lost, but now I'm found, was blind, but now I see."*

Als ich aufblickte, sah ich, dass es Kenny die Sprache verschlagen hatte und Tränen in seine Augen getreten waren. Dieser brillante Musiker war hergekommen, um den blinden Kindern mit seinem Talent ein Geschenk zu machen, und als ich sah, wie er sich verstohlen eine Träne aus dem Auge wischte, wusste ich, dass Rex *ihm* ein ganz besonderes Geschenk gemacht hatte.

In den Wochen vor Rex' Abschlussfeier schlugen die Emotionen hoch. Das war keine gewöhnliche Abschlussfeier, sondern der endgültige Abschied von der Blindenschule. Weil alle Eltern in nostalgischen Gefühlen schwelgen, wenn ihr Kind einen entscheidenden Meilenstein erreicht hat, wusste ich, dass meine häufigen Heulanfälle teils eine ganz normale Reaktion darauf waren, dass mein Kind größer wurde; doch ich wusste auch, dass meine Gefühle noch viel tiefer reichten.

Der große Tag kam, und in der Blindenschule brummte das Leben. Gerührte Eltern, aufgeregte Kinder in blauen Kappen und Gewändern und Fernsehkameras, die heranrollten, um das Ereignis für die lokalen Abendnachrichten aufzuzeichnen. Sogar der Bürgermeister war da, um die Abschlusszeugnisse zu überreichen. Bunte Luftballons trieben in der Luft, hier und dort angebunden, und vielfarbige Tulpen schmückten die Bühne. Während ich in der ersten Reihe Platz nahm, stellte mein älterer Bruder Alan Stativ und Camcorder zur Rechten auf, um die Feier aufzunehmen. Ich wusste, dass all diese Vorbereitungen den blinden Fünfjährigen und ihren Eltern sagen sollten: „Ihr habt es geschafft! Nun seid ihr bereit, es mit der wirklichen Welt aufzunehmen!"

Das war eine große und umfassende Botschaft. Ich erinnerte mich auch daran, dass wir fast gescheitert wären; wie nahe wir daran gewesen waren, an diesem Ort zu zerbrechen. Ich schauderte bei diesem Gedanken. Rex' Leben wäre zu Ende gewesen, bevor es richtig angefangen hatte. Doch so war es nicht gekommen, und hier standen wir nun! An diesem Vormittag hatte ich mir über tausend kleine Einzelheiten Sorgen gemacht: Würde die Sonne zu hell scheinen und Rex mit seinen empfindlichen Augen stören? Würde die Zeremonie für ihn zu laut sein? Und wenn die Mikrofone kreischten, was dann? Würde er die Kappe auf seinen sensiblen Kopf ziehen? Das waren Fragen, mit denen wir uns immer noch herumschlagen und an denen wir noch arbeiten mussten, doch mit einem Mal spielte nichts davon mehr eine Rolle. *Wir waren hier!* Nur das zählte. Mein Herz war von der wunderbaren Gnade Gottes erfüllt, von der Rex gesungen hatte, und die Feier begann.

Musik erklang, als alle Schüler mit ihren Lehrern nach vorne marschierten. Zuerst kamen die Babys mit ihren Lehrern und Eltern, die „Mama-und-ich-Klasse", in der auch wir angefangen hatten; dann die größeren Kinder, nach Altersklassen geordnet. Ein Dreijähriger nutzte seinen Blindenstock, um seine Klasse anzuführen, andere hielten ihre Lehrer an der Hand. Und schließlich kamen die Abschlussklassen mit ihren königsblauen Kappen und Gewändern. Ich hatte diese Gewänder noch nie an Kindern im Vorschulalter gesehen, doch irgendwie erschien es mir passend, und sie wirkten alle so stolz.

Rex' Klasse kam als letzte, und er selbst bildete die Nachhut. Seinen Kopf wiegte er im Rhythmus der Musik hin und her, und die Quaste an seiner Kappe baumelte leicht bei jeder Bewegung.

Klasse für Klasse nahmen die Schüler auf den Holzbänken Platz, die im Kreis um die Plätze der Eltern herum aufgestellt worden waren. Jede Klasse hatte ein Lied für die Feier vorbereitet, und Rex würde bei der Darbietung seiner Klasse ein Solo singen. Doch bevor die Kinder die Bühne betraten, war ich an der Reihe.

Anlässlich jeder Abschlussfeier bat die Schule einen Vater oder eine Mutter, einige Worte zu sagen, denn sie wussten, dass diese Feier uns ebenso viel bedeutete wie unseren Kindern. Wir waren alle so viel mehr gewachsen, als wir für möglich gehalten hätten. Als ich auf der Bühne stand, blickte ich zuerst die Eltern an, alle ebenso gerührt wie ich, dann die Mitarbeiter der Schule, die mir im Lauf der Jahre zu einer zweiten Familie geworden waren, und schließlich die Kinder. Ich ließ meinen Blick über die Babys bis hin zu den Abgängern schweifen. Dann blieb ich bei meinem Sohn hängen, und das Kaleidoskop seines ganzen Lebens zog vor meinem inneren Auge vorbei. Ich atmete tief durch, riss mich zusammen und ergriff das Wort.

„Ich kann mich noch an das erste Mal erinnern, als ich die Blindenschule betrat, als sei es gestern gewesen. Dabei ist es schon viereinhalb Jahre her, ein ganzes Leben. Rex' Leben." Noch einmal schaute ich die Babys an, die meinem Sohn, wie er damals war, so ähnelten. Dann sah ich wieder die Eltern an und fuhr fort. „Rex war damals kaum fünf Monate alt, und meine Welt war zwei Wochen zuvor durch die unverblümten Worte eines Arztes ins Wanken geraten: ‚Ihr Sohn ist blind.'"

Danach erzählte ich von dem Wechselbad der Gefühle in diesen viereinhalb Jahren und dankte den Lehrern und Mitarbeitern der Blindenschule, dass sie uns durch diese Zeit geholfen hatten. Ich musste die Tränen zurückhalten, als ich sagte: „Danke, dass Sie mir geholfen haben, das Kind Rex zu sehen, sein Lachen zu hören und zu begreifen, dass die Gemeinsamkeiten zwischen ihm und anderen Kindern die Unterschiede bei Weitem aufwiegen."

Wie eine Familie hatten sie mich unterstützt, wenn ich mir Sorgen machte, und sich mit mir gefreut, als sich die Dinge zum Besseren wendeten. Noch einmal ließ ich den Blick über die Menge schweifen, die an meinen Lippen zu hängen schien, und redete weiter. „Danke, dass Sie Rex geholfen haben, gegen die vielen Probleme zu kämpfen, mit denen er jeden Tag konfrontiert wird."

Als ich dort stand und meine Rede hielt, wusste ich, dass die Zukunft uns einladend ihre Hand entgegenstreckte. Die „wirkliche Welt" außerhalb der Blindenschule, die einst furchterregend und chaotisch gewirkt hatte, schien nun Gutes für uns bereitzuhalten. Und das Licht, das von dieser Verheißung ausging, schien von unserem Standpunkt aus gesehen sehr hell. Gerade wollte ich zu meinem Schlusswort ansetzen, als mir alles zu viel wurde und ich meine Gefühle nicht mehr unter Kontrolle hatte. Meine Stimme begann zu zittern, meine Knie wurden weich. Fünf Jahre voller Emotionen brachen wie ein Sturzbach über mich herein, obwohl ich heftig dagegen ankämpfte.

Ich hielt inne, um die Fassung wiederzugewinnen und ließ meine Augen über das Publikum schweifen, um etwas Zeit zu gewinnen. Mein Blick blieb an einem kleinen blonden Jungen des Abschlussjahrgangs hängen. Er schnippte die Quaste an seiner Kappe mit dem Handrücken nach hinten. Mein Blick verschwamm, und vor meinem inneren Auge sah ich die perfekt geformten Babyhände, die sich vor fast fünf Jahren zum ersten Mal nach mir ausgestreckt hatten. Aus übervollem Herzen sprach ich die Schlussworte und streckte eine Hand zu Rex aus. „Und dir, Rex, meinem Liebling und meinem Helden, möchte ich auch danken. Ich möchte, dass jeder hier erfährt, was ich dir jeden Tag sage: Ich bin *so* stolz auf dich!"

„Ich bin *so* stolz auf dich!" Diese sechs Wörter gingen mir immer wieder durch den Kopf, während ich darauf wartete, dass Rex die Bühne betrat. Dann sah ich ihn mit drei Klassenkameraden und einer Lehrerin nach vorn kommen. Natürlich war es für mich keine Überraschung, dass die Klasse ein Lied aus den 70er-Jahren singen würde, und zu diesem großen Anlass hatten sie „Joy to the World“ von *Three Dog Nights* gewählt. Und mein Junge würde ein Solo singen! Die Menge blickte erwartungsvoll. Dann begannen sie mit den Füßen zu stampfen, und Rex platzte fast vor Aufregung.

Rex war begeistert bei der Sache und klatschte im Takt mit. Dann brüllte dieses Kind, von dem man geglaubt hatte, es würde niemals sprechen, als Bandleader ins Mikrofon: „Und noch einmal!“

Und noch einmal! Du willst ihnen zeigen, dass du es kannst, oder? Wir müssen nicht mehr zweifeln, du gibst alles, Rex! Nach einem weiteren Refrain war er mit seinem Solo an der Reihe. Seine Lehrerin hielt ihm das Mikrofon an den Bund, und wie ein Rockstar schleuderte er den Text heraus: *„If I was the king of the world …“*

Ja! Ich platzte wirklich fast vor Stolz, als mein Sohn seine Strophe beendet hatte und sich das Publikum erhob, um zu applaudieren. Dann stimmte die Klasse den letzten Refrain an, während Rex auf- und abhüpfte, mit den Füßen stampfte und in die Hände klatschte, manchmal alles gleichzeitig. Das war seine Art zu sagen: „Ich habe es geschafft.“

Kapitel 8

Die wirkliche Welt

Du darfst nicht allzu viel auf die Wirklichkeit zählen, wie du sie heute wahrnimmst, denn wie das Gestern kann auch sie sich als Illusion für das Morgen erweisen.
Luigi Pirandello

In diesem Sommer lernte Rex Radfahren, fast genau wie andere Kinder. Man konnte kaum glauben, was er alles erreicht hatte – er war tatsächlich weit genug, um ein speziell konstruiertes Rad zu fahren. Genau genommen handelte es sich um ein Dreirad mit einer Rückenlehne, die ihm Halt gab, und Klettverschlüssen an den Pedalen, damit seine Füße nicht abrutschten. Doch es war rot und glänzend und hatte eine Klingel, und er liebte es so, wie andere Fünfjährige ihr erstes Fahrrad lieben.

Es dauerte etwas, bis er gelernt hatte, seine Beine und Füße so zu bewegen, dass sich die Pedale drehten, doch er schaffte es. Auf der anderen Seite besaß er einen erstaunlich guten Gleichgewichtssinn. Er konnte geschickt steuern und zog den Lenker mal eine Kleinigkeit nach links, mal ein wenig nach rechts, je nachdem, wie ich ihn mit meiner Stimme dirigierte. Wenn er den Kurs nicht nur geringfügig korrigierte und den Lenker stärker ausschlagen ließ, kippte das Rad zur Seite und fiel um.

Am liebsten fuhr er auf der Straße Fahrrad, die am Strand entlangführte. Es war eine Privatstraße mit wenig Autoverkehr. Allerdings war der Belag an vielen Stellen aufgesprungen, überall waren Risse und Beulen, die das Radfahren schwierig und unberechenbar machten. Zu meiner Überraschung machte das Rex jedoch sogar mehr Spaß als glatte Strecken. Er liebte es, auf seinem kleinen Rad hin und her gerüttelt zu werden. Wenn seine Beine müde wurden, ruhte er sich eine Weile im Sand aus und lauschte den „kleinen Kräuselwellen" oder den „großen Donnerwellen", je nachdem, wie das Wetter an dem betreffenden Tag gerade war.

Dann gingen wir wieder nach Hause, um uns einem anderen Vergnügen zu widmen. Es war Zeit, wieder Klavier zu spielen und seiner neuesten musikalischen Leidenschaft zu frönen – den Beatles. Kaum hatte Rex die Blindenschule hinter sich gebracht, waren die 70er-Jahre für ihn out und die „Fab Four" in. Selbst seine klassischen Lieblinge, Mozart und Beethoven, konnten mit Beatles-Melodien wie „Here Comes the Sun" oder „Let It Be" nicht mithalten. Nicht in diesem Sommer. Er war einfach ein fünfjähriger Junge. Es war der Sommer, in dem er Fahrrad fahren lernte, an den Strand ging und die Beatles hörte. Das Leben war wunderbar, und er fühlte sich „groovy"!

Schließlich war der Sommer zu Ende, und zum ersten Mal schellte die Klingel in Rex' neuer Schule zum Unterricht. Die älteren Kinder rannten in ihre Klassenräume, während die jüngeren schüchtern mit ihren Eltern hinterhergingen. Alle waren gespannt auf ihre neuen Klassen, die neuen Lehrer und neue Freundschaften. Ich war mit Rex bewusst sehr früh gekommen, weil mir der Ablauf hier nicht vertraut war und ich nicht wusste, wie lange alles dauern würde. Also setzten wir uns auf dem Teppich im Klassenzimmer hin und warteten. Noch zehn Minuten, dann würde es läuten.

Ein kleines Mädchen sah Rex, rannte zu ihm hin und ließ sich neben ihm auf den Fußboden nieder. Sie war groß gewachsen, schlank und bildhübsch, vielleicht zwei Jahre älter als Rex. „Ist er das?", fragte sie mich. „Ist das der blinde Junge?"

Das hatte ich nicht erwartet. Ich musste kurz schlucken, bevor ich entgegnete: „Hallo! Wie heißt du denn?"

„Cindy", antwortete sie.

„Also, Cindy, das ist Rex, und ja, er ist blind, und das bedeutet, dass seine Hände und seine Ohren seine Augen ersetzen."

Sie starrte Rex ins Gesicht und versuchte, einen Blick auf seine Augen zu erhaschen. Sie musste dazu selbst den Kopf ein wenig neigen. „Aber es sieht so aus, als könnte er sehen." Ich nahm an, sie bezog sich damit auf seine geöffneten Augen.

Es war nur die unschuldige Frage eines neugierigen Kindes gewesen, aber sie hatte mich kalt erwischt. Ich hatte sie einfach nicht am ersten Tag in Rex' neuer Schule erwartet. Der Lehrer musste seiner neuen Klassenkameradin irgendetwas gesagt haben, und sie hatte es wahrscheinlich weitererzählt. Das war ganz normal.

Cindy war an ihrem ersten Schultag offenbar selbst überrascht. Die Vorstellung, dass ihr neuer Klassenkamerad blind war, machte ihr zu schaffen. „Ich wusste nicht, dass ein Kind blind sein kann", sagte sie leise.

Als Cindy aufsprang, nachdem sie ihre Neugier offenbar gestillt hatte, begriff ich, dass ich überhaupt nicht wusste, wie ich sehenden Kindern verständlich machen sollte, was es hieß, blind zu sein. Wir hatten wirklich eine ganz neue Welt betreten. Doch dies war der erste Tag in der Vorschule, und es war eine aufregende neue Welt. Es *sollte* aufregend sein! Hier befanden wir uns in der wirklichen Welt außerhalb der schützenden Mauern der Blindenschule, und obwohl die Kinder in Rex' Klassenzimmer vielerlei Behinderungen aufwiesen, war es doch eine ganz normale Schule mit „normalen" Kindern. *Es ist ein Wunder, dass wir überhaupt hier sind,* dachte ich. Doch immer noch hatte ich ein unbehagliches Gefühl.

Sechs Monate bevor Rex die Blindenschule verließ, hatte ich mich auf die Suche nach einer neuen Schule gemacht. In Anbetracht seiner besonderen Bedürfnisse glaubte ich, es würde sehr schwierig werden, eine geeignete Schule zu finden. Die Angelegenheit machte mich nervös und ängstlich, doch in der Eltern-Selbsthilfegruppe der Blindenschule hatte Miranda mir erklärt, dass es keine bessere Möglichkeit gebe, als eine Liste der in Frage kommenden Schulen aufzustellen und sie sich dann eine nach der anderen anzusehen. Wenn man das Klassenzimmer in Augenschein nahm, verriet das eine ganze Menge, und hoffentlich würde ich eine Schule finden, die zu Rex passte.

Nachdem ich mich umgesehen hatte, blieben drei Schulen mit sehr unterschiedlichen Konzepten übrig, die vielleicht geeignet waren, Rex zu beschulen. Bei der ersten handelte es sich ebenfalls um eine Blindenschule, nur eben für Kinder im Grundschulalter. Wie seine alte Schule hatte sie den Vorteil, dass hier hoch qualifizierte Spezialisten mit den Kindern arbeiteten. Diese Vorstellung gefiel mir auf jeden Fall, doch die Schule lag weit von uns entfernt, und das würde bedeuten, noch jahrelang zu pendeln. Genau darauf hatte ich keine Lust mehr.

Als ich zum Vorschulflügel hinüberging, kam ich an einem Klassenraum mit älteren Kindern vorbei. Die weißen Blindenstäbe, die in einer schnurgeraden Linie neben der Tür hingen, riefen mir die Isolation ins Gedächtnis, unter der diese Kinder litten. Diese Schule lag nicht in unserer Stadt und würde Rex von seinen sehenden Altersgenossen trennen, die den Rest der Welt bevölkerten. Diese Schule würde verhindern, dass er sich mit anderen Kindern traf, und sie konnte ihm nicht beibringen, wie er sich in der wirklichen Welt zu verhalten habe, doch genau das musste er können.

Die zweite Möglichkeit war eine andere Spezialschule, doch sie arbeitete mit Kindern, die unterschiedliche Behinderungen hatten, geistige und körperliche, wie zum Beispiel zerebrale Kinderlähmung, geistige Behinderung oder Autismus. Autismus! Obwohl das nicht auf seiner Schülerakte vermerkt war – die Diagnose lautete schlicht „multiple Behinderungen" –, zeigte Rex immer noch eine ganze Reihe von typisch autistischen Verhaltensweisen, zum Beispiel die sich wiederholenden Bewegungsabläufe, seine Echolalie und die festen Gesprächsmuster und natürlich die Hypersensitivität in Händen und Gehör.

Obwohl er auf Menschen zugehen konnte, wie es anderen Autisten nicht möglich war, konnte ich doch nicht leugnen, dass er zum „autistischen Spektrum" gehörte, wie man es ausdrückte. Zu seinen „multiplen Behinderungen“ gehörte der Autismus dazu, und zwar zu einem beträchtlichen Teil. Das hatte ich schließlich akzeptiert, nachdem ich es drei Jahre lang nicht hatte wahrhaben wollen.

Man hatte mir diese Schule vorgeschlagen, weil sie sich um Rex' Probleme kümmern konnte, die nichts mit seiner Blindheit zu tun hatten, und Sprach-, Ergo- und Physiotherapeuten im Gebäude praktizierten. Ich wusste, dass Rex von der Arbeit mit diesen Spezialisten, die sich neben seiner Blindheit auch um andere geistige und körperliche Defizite kümmerten, nur profitieren konnte. Deshalb wollte ich mir die Schule anschauen.

Doch als ich dort ankam und den massiven Betonbau in Augenschein nahm, schwirrte mir der Kopf. Das sah eher nach einer Anstalt als nach einer Grundschule aus. In den breiten Fluren standen Rollstühle herum, manche Kinder trugen Schutzhelme. Bedeutete das, dass hier auch Kinder zur Schule gingen, die aggressive Verhaltensweisen an den Tag legten? Am liebsten wäre ich weggerannt, doch ich fühlte mich auf meinen Beinen nicht ganz sicher. Ich stolperte zu meinem Auto zurück und ließ mich in den Sitz fallen. Die Enttäuschung war groß, und Rex' Abschlussfeier in der Blindenschule würde bereits in einem Monat stattfinden.

Dann sah ich mir die dritte Schule an. Ich betrat einen Garten, der sich auf einem Hügel in Malibu ausbreitete. Gepflegte Blumenbeete und Sträucher säumten den Weg. Die Aussicht auf das Meer war atemberaubend. *Habe ich die falsche Abfahrt genommen? Oder die Adresse nicht richtig verstanden?* Meine Füße schwebten mehr, als dass sie gingen. Ich hatte das Gefühl, ich sei in einer Art Paradies angekommen. Doch ich war tatsächlich am richtigen Ort. Die Schule lag nur acht Kilometer von unserer Wohnung entfernt. Seit dem Augenblick, in dem ich das Gelände betreten hatte, war ich verzaubert, und ich wünschte mir so sehr, dass dies wirklich die Schule und nicht nur eine Fata Morgana war. Konnte ein so wunderschöner Ort wirklich einen Lehrplan anbieten, der für Rex geeignet war? Es handelte sich um eine öffentliche Schule, die auch die Nachbarskinder besuchten. Könnte das wirklich die richtige Schule für uns sein?

Alles, was ich über Erziehung und Förderung von behinderten Kindern wusste, hatte ich in der Eltern-Selbsthilfegruppe an der Blindenschule gelernt. Dort brachte man uns bei, das System in allen Einzelheiten zu verstehen, damit wir so in der Lage wären, unseren Kindern zu helfen. Wir, die Eltern, mussten unsere Kinder schützen, sobald sie die Grenzen der Blindenschule verlassen hatten. Wir mussten ihre Anwälte sein.

In der Blindenschule hatte man mich über die umwälzenden Veränderungen im Bildungswesen informiert, die mit der neuen Gesetzgebung von 1975 Einzug gehalten hatten. Das Gesetz, kurz IDEA genannt, was für „Individuals with Disabilities Educational Act" stand, also eine Art „Bildungsgesetz für Menschen mit Behinderungen", garantierte Kindern mit Behinderungen „eine kostenfreie und angemessene" Bildung in einem „möglichst wenig einschränkenden Umfeld". Darüber hinaus wurde festgelegt, dass das öffentliche Schulsystem das Geld zur Verfügung stellt, um jedem Kind mit seinen besonderen Bedürfnissen die notwendige Unterstützung zu geben. Die Klausel vom „möglichst wenig einschränkenden Umfeld" betonte, wie wichtig es war, Kinder mit Behinderung zu integrieren. Einfach ausgedrückt sollten mit diesem Gesetz behinderte Kinder aus den Anstalten und Sonderschulen geholt und so weit wie möglich in Regelschulen und ganz normale Klassen integriert werden. Idealerweise würde das Kindern mit Behinderung helfen, gemeinsam mit nicht behinderten Altersgenossen in einer Umgebung zu lernen, die sie auf die reale Welt vorbereitete. Die Blindenschule hatte sich zum Ziel gesetzt, den blinden Kindern zu einem normalen Leben zu verhelfen oder sie zumindest so weit wie möglich einzugliedern – und genau diesen Traum hegte ich auch für meinen Sohn.

Vor dem IDEA-Gesetz hatte es für Behinderte keine Chancengleichheit gegeben, und ein Kind wie Rex wäre vielleicht überhaupt nicht in die Schule gegangen. Wenn überhaupt irgendetwas aus ihm geworden wäre, dann in einer Blindenanstalt, ähnlich vielleicht der Schule, die ich gerade besichtigt hatte und die sich den schweren Fällen widmete.

Doch das Gesetz war eindeutig – Diskriminierung aufgrund von Behinderung wurde nicht toleriert, und kein Kind würde in einer staatlich finanzierten Schule wegen seiner Behinderung vernachlässigt werden, egal wie schwer sie war. Es war die Aufgabe der Schulen, auf die Bedürfnisse dieser Kinder einzugehen, indem sie einen angemessenen Lehrplan und zusätzliche Hilfestellung anboten. Dieses Gesetz bedeutete natürlich einen gewaltigen gesellschaftlichen Sieg für Behinderte. Das Gesetz stärkte auch die Position der Eltern, indem es uns zu wichtigen Mitgliedern eines zukünftigen Bildungsteams machte. Der Lehrer wäre so kein Einzelkämpfer mehr, sondern Leiter eines ganzen Teams. Informationen und Gutachten würden allen zugänglich gemacht werden, um das Kind zu unterstützen. Es war mir schon lange klar, dass man nicht nur ein ganzes Dorf brauchte, um Rex aufzuziehen, sondern sogar ein hoch spezialisiertes Dorf. Daher gefiel mir die Vorstellung, dass Spezialisten zusammenarbeiteten. Das Gesetz stand hinter mir, es stand hinter Rex, und vielleicht ... vielleicht ...

Ich hatte mich im Schulbüro angemeldet und den Weg zum Raum 30 erfragt. Als ich den Flur hinunterging, kam ich am Schulhof vorbei. Als ich einen kleinen Jungen beobachtete, der noch ein letztes Mal auf die Rutsche kletterte, kurz bevor der Lehrer mit der Trillerpfeife das Ende der Pause ankündigte, betete ich um nichts weniger als ein Wunder. Ich sehnte mich von ganzem Herzen danach. Ich wollte, dass Rex auf diese Schule kam, Freundschaft mit den Kindern schloss, zu dieser Welt, der Welt der Sehenden, gehörte.

Ich hielt einen Augenblick inne, als eine Frau lächelnd auf mich zukam. Ich hatte das Gefühl, dass sie genau zu diesem Ort passte, an dem die Sonne schien und die Blumen blühten. Sie wirkte wie jemand, der Blumen und Hunde und Kinder einfach lieben musste – und von ihnen geliebt wurde. Sie streckte die Hand aus und stellte sich vor. „Ich bin Pat Cairns, die Schulleiterin."

Ich hatte recht gehabt, sie passte wirklich zu dieser Schule. „Cathleen Lewis", entgegnete ich und schüttelte ihr die Hand. „Ich bin gekommen, um mit Ihnen über das Förderprogramm für meinen Sohn Rex zu reden." Ich hatte das Gefühl, mich erklären zu müssen, und fuhr fort. „Er ist blind und ..." Ich wartete eine Sekunde und sprach es dann aus, in der Hoffnung, dass ihn das nicht für diese Schule disqualifizierte, „und leidet an multiplen Behinderungen."

Ich versuchte in ihrem Gesicht eine Reaktion zu erkennen, doch es kam nichts. Wieder lächelte sie und sagte: „Man hat mir im Büro gesagt, dass Sie hier sind, Mrs Lewis, und ich glaube, ich werde Sie davon überzeugen können, dass wir Rex eine Menge anzubieten haben." Sie sprach seinen Namen mit liebevoller Anteilnahme aus. Außerdem bemerkte sie meinen sehnsüchtigen Blick, als ich ihn noch einmal über die Kinder auf dem Schulhof gleiten ließ. „Man sagt, dass wir hier in Cabrillo die sozial kompetentesten Schüler von ganz Malibu haben, weil sie es gewohnt sind, Kinder mit Behinderungen um sich zu haben."

Als ich ihr zuhörte, wurde mir klar, dass diese Frau Kinder mit allen Arten von Behinderungen liebte. Es war, als ob sie sich genauso sehr wünschte wie ich, dass Rex diese Schule besuchen konnte. Sie erklärte mir, dass es zwei Klassenräume auf dem Gelände gab, die einzig und allein für den Förderunterricht behinderter Kinder genutzt wurden. Die Schule hatte sogar noch mehr anzubieten. „Raum 30, wo Sie gerade hinwollen, ist eine Spezialklasse mit Intensivangeboten."

„Was genau bedeutet das?", fragte ich voller Erwartung.

„Das bedeutet, dass die Schüler dort breitflächig Unterstützung erhalten wie zum Beispiel Sprach- oder Ergotherapie, wenn nötig auch Physiotherapie, daneben natürlich auch Hilfe in den Schulfächern. Der Bezirk stellt auch einen Spezialisten für die Arbeit mit Blinden, der hierherkommen würde, um mit Rex zu arbeiten, und sich auch mit seinen Lehrern abspricht."

Das klang alles großartig. Rex würde Orientierungs- und Mobilitätstraining erhalten, um sein räumliches Vorstellungsvermögen zu schulen und zu lernen, wie man einen Blindenstab benutzt, um sich in seiner Klasse und auf dem Schulgelände zurechtzufinden. Es bedeutete auch, dass man ihm einen Lehrer zuweisen würde, der ihm Blindenschrift beibringen und seinen Tastsinn schärfen würde. Mrs Cairns erklärte, dass in Rex' Klasse 8 bis 10 Kinder mit unterschiedlichen Behinderungen sitzen würden, etwa zwischen Vorschulalter und 5. Klasse. Sie mussten unterschiedliche Altersgruppen in einer Klasse zusammenfassen, um das Programm überhaupt durchführen zu können, doch jeder Schüler hatte einen eigens auf ihn zugeschnittenen Lehrplan.

Ich zögerte und wagte fast nicht, auf noch mehr zu hoffen. „Aber wird er mit den Kindern dort interagieren können?“, fragte ich und deutete auf den Schulhof.

Die Frau war wahrscheinlich selbst Mutter und wusste genau, was ich empfand. „Natürlich wird er das“, meinte sie und legte mir in einer Mut machenden Geste die Hand auf den Arm. „In den Hofpausen und der Mittagspause, und außerdem wird er den größten Teil des Tages in einer ‚normalen‘ Klasse verbringen.“

Es war perfekt: ein kleines Klassenzimmer, das ihm die ruhige Umgebung bot, die sein überempfindliches Nervensystem immer noch brauchte, während er sich gleichzeitig allmählich an mehr Lärm und das „wirkliche Leben“ gewöhnte. Wenn die Lehrkräfte das Gefühl hätten, dass er mehr Unterstützung brauchte, würde ihn überdies ein eigener Betreuer durch den Tag begleiten.

Die Schulleiterin begleitete mich zu Raum 30, und als sie mich der Lehrerin vorstellte, hatte ich das Gefühl, dass wir genau da angekommen waren, wo Gott uns haben wollte.

Die zehn Minuten waren vorbei, und die Klingel läutete zum ersten Mal an diesem Schultag. Ich musste mich zwingen, zu gehen und Rex zurückzulassen. Fiel anderen Eltern das leichter? Ich konnte nicht glauben, dass die Eltern eines Vorschülers anders empfanden, selbst wenn ihr Kind nicht unter einer Behinderung litt. In der Blindenschule war es anders gewesen, denn dort konnte ich mich immer zurückstehlen und einen Blick in sein Klassenzimmer werfen, um zu sehen, wie es ihm ging. Doch dies war eine öffentliche Schule, und das bedeutete, dass Eltern nicht einfach so vorbeikommen durften. Ich vertraute Rex seiner Lehrerin an, und das fiel mir unglaublich schwer.

Drei Mal war ich Mrs Spader, seiner Lehrerin, bereits begegnet: bei meinem ersten Besuch in der Schule, bei einer Teambesprechung, um Rex’ Lernziele für das nächste Jahr zu planen, und bei einem Hausbesuch, den sie mir vor Beginn des Schuljahrs abgestattet hatte. Sie wollte Rex in seiner heimischen Umgebung sehen, und ich hielt das für eine schöne Geste, weil es zeigte, dass sie sich wirklich um ihn kümmerte. Sie hatte staunend zugesehen, als er Klavier spielte, und als ich fragte, ob es in Ordnung wäre, wenn er ein Keyboard mit ins Klassenzimmer brachte, meinte sie, das sei eine wunderbare Idee. Alle Ampeln standen auf Grün, und sie war von der Aussicht begeistert, ein blindes Kind in ihrer Klasse zu haben. Zunächst jedenfalls.

Ich umarmte Rex ein letztes Mal – damit wollte ich mir ebenso viel Mut machen wie ihm – und streckte dann seine Hand seiner Lehrerin entgegen. Als ich mich zum Gehen bereit machte, schenkte mir Mrs Spader ein Lächeln und sagte: „Es wird ihm hier gut gehen." Dann führte sie ihn zu den im Halbkreis aufgestellten Stühlen, wo die Klasse ihren Schultag begann, während ich rückwärts zur Tür ging – ich musste ihn bis zur allerletzten Sekunde sehen, bevor sich die Tür hinter mir schloss.

Darauf zu vertrauen, dass es ihm gut gehen würde, gehörte zum Elternsein unbedingt dazu. Das wusste ich. Ich wusste auch, dass alle Eltern das in gewisser Hinsicht mitmachen, doch Rex' besondere Bedürfnisse erschwerten den Prozess um ein Vielfaches. In den ersten Wochen jedoch vertraute ich dem System, weil ich darauf vertraute, dass Gott meinen kleinen Jungen behüten würde.

Rex hatte einen langen und anstrengenden Schultag. Neben dem normalen Unterricht in der Klasse arbeitete er auch mit Spezialisten, die ihm viele der benötigten Fertigkeiten vermittelten. Man hatte ihm einen Betreuer namens Khadevis (oder kurz KD) zur Seite gestellt, der nur für ihn da war und ihn durch den Tag begleitete. Ich hatte mir Rex' Stundenplan aufgeschrieben und wusste, dass er einen langen Tag hatte, ohne eine Vorstellung davon zu haben, was genau er in den verschiedenen Stunden machte. Rex selbst konnte es mir nicht erzählen, weil er immer noch über eine sehr begrenzte Sprachfähigkeit verfügte.

Wenn ich jedoch am Ende eines Schultags von Mrs Spader Einzelheiten erfahren wollte, schien sie immer in Eile zu sein. Klar, sie hatte immer noch Unterricht bei den älteren Kindern, wenn

Rex' Vorschultag zu Ende war, doch es schien mir, als wollte sie mir mit ihrem Verhalten sagen: „Sie müssen mir schon vertrauen, dass ich meine Arbeit gut mache." Das war nicht die Zusammenarbeit, die ich mir erhofft hatte, doch ich klammerte mich an die kleinen Brocken, die mir hingeworfen wurden. Von Zeit zu Zeit erzählte sie mir, woran sie gerade mit ihm arbeitete, wie zum Beispiel die Wochentage zu lernen, doch dann ließ sie sich nur zu einer allgemeinen Bemerkung hinreißen – „Er macht sich gut" –, bevor sie wieder in ihr Klassenzimmer zurückeilte.

Ich versuchte mir einzureden, es sei ganz normal, dass ich nicht wusste, was mein Kind im Lauf eines Schultags so machte, doch dann fiel mir ein, dass andere Vorschulkinder im Gegensatz zu Rex ihren Eltern erzählen konnten, was sie erlebt hatten, was ihnen gefallen hatte und was nicht. So hatten ihre Eltern wenigstens eine Ahnung davon, was in der Schule passierte.

Eines Tages entschied ich mich also, Mrs Spader darauf anzusprechen, als sie meinen Sohn nach der Schule hinausbegleitete. „Ich würde wirklich gern wissen, welche Sachen Sie Rex beibringen, damit ich Ihre Arbeit zu Hause unterstützen kann." Stand nicht diese Philosophie hinter der schulischen Ausbildung für Blinde? Fertigkeiten musste man rund um die Uhr einüben.

Sie lächelte mich nachsichtig an. „Wir arbeiten daran, Rex in vielerlei Hinsicht unabhängiger zu machen. Ich bin sicher, Sie wissen, wie schwierig es für Rex ist, beispielsweise seine Hände zu waschen oder seinen eigenen Rucksack aufzuhängen."

„Ja, natürlich weiß ich das. Wie macht er sich also?"

Sie zuckte die Achseln. „Es geht nur langsam voran", meinte sie. „Auf der anderen Seite hat er ein großartiges Gedächtnis für Zahlen und Listen. Er weiß immer den Wochentag und das Datum. Wenn wir über den Kalender reden, ist er ganz bei der Sache. Und heute hat er uns im Sportunterricht wirklich überrascht. Gary, der Sportlehrer, beginnt die Aufwärmphase damit, dass er in verschiedenen Sprachen bis zehn zählt. Gestern hat er das zum ersten Mal gemacht, und heute konnte Rex schon mitzählen!"

Ich vermutete, dass er möglicherweise auf Spanisch gezählt hatte, schaute ihn an und fragte: „Was hast du heute im Sportunterricht gemacht, mein Schatz?"

„Ich habe heute bis zehn gezählt", entgegnete er. Dann fuhr er fort: „Ich habe heute auf Deutsch bis zehn gezählt." Er führte alle Sprachen an, die er benutzt hatte: Französisch, Spanisch, Japanisch, Hawaiianisch, Farsi, Russisch und „Biepenesisch" (wahrscheinlich meinte er damit Vietnamesisch). Mit dem Blick eines Jungen, der ein großes Geheimnis kaum mehr bewahren kann, sagte er: „Ich will auf Deutsch bis zehn zählen."

Als er damit begann, deutete Mrs Spader auf Rex, als wollte sie sagen: „Sehen Sie selbst", doch unmittelbar darauf verabschiedete sie sich: „Ich muss jetzt gehen. Die Kinder warten." Die Tür zum Klassenzimmer fiel mit einem Knall ins Schloss. Wir gingen zum Auto zurück, wobei Rex erst in der einen Sprache zählte, dann in der anderen. Listen und Tonfolgen; darin übertraf er alle anderen, doch wie stand es mit dem Rest? Wie gut konnte er sprechen? Mit anderen Kindern kommunizieren? Im Unterricht mitarbeiten?

Mrs Spader hatte mich mit einigen Informationen abgespeist, damit ich ihr nicht mehr auf die Nerven ging, doch ich hatte immer mehr das Gefühl, man würde mich überhaupt nicht einbeziehen.

Bis zu einem Morgen Mitte Oktober nahm ich das hin. Ich hatte Rex gerade geweckt, und er begrüßte den neuen Tag wie immer mit seinem Kalenderspiel. Jeden Morgen sagte er genau dasselbe, nur dass er Wochentag und Datum anpasste. „Heute ist ein neuer Tag, Mama. Welcher Tag ist heute?" Im selben Atemzug beantwortete er seine eigene Frage: „Heute ist Freitag, und das Datum ist der 19. Oktober."

„Das stimmt, Rex. Heute ist Freitag, und es ist ein neuer und wunderschöner Tag", erwiderte ich und gab ihm noch eine Zusatzinformation. „Wie ist das Wetter heute also?"

„Die Sonne scheint, Mama! Ein schöner Tag ist ein sonniger Tag!"

„Ja, genau! Das bedeutet schön." Ich legt ihm das Hemd heraus. „Zieh dein Hemd an, Liebling. Linke Hand, rechte Hand – über den Kopf und ..."

„Hoch und runter springen!" Rex hatte das Hemd angezogen und sprang auf und nieder. Das Spiel, das ich mir ausgedacht hatte, um ihm den Bewegungsablauf zu erleichtern, liebte er.

Ich machte weiter. „Linke Socke, rechte Socke, Schuhe an ..."

„Und in die Hocke!" Er strahlte und war bereit für den neuen Tag.

„Jetzt bist du für den letzten Schultag in dieser Woche angezogen. Und wenn ich dich abhole, gehst du noch zu einer Geburtstagsparty, bevor wir uns auf den Weg nach Hause machen. Arthurs Geburtstag. Das macht doch Spaß!"

„Das macht sehr viel Spaß", antwortete er.

Arthurs Familie waren unsere Nachbarn in der Wohnanlage, und Arthur ging mit Rex in die erste Klasse. Deshalb hatte seine Mutter einige von Arthurs Schulfreunden zu einer kleinen Feier in der Schule eingeladen.

Dankbar hatte ich die Einladung angenommen, weil ich mir so sehr wünschte, dass Rex in der Klasse kein Außenseiter war. Genau das war doch der Sinn und Zweck dabei, ihn auf diese Schule zu schicken. Rex sprach nie über seine Klassenkameraden, außer wenn ich ihn nach einem bestimmten Kind fragte. Wenn ich ihn fragte, konnte er alle Kinder aus seiner Klasse aufzählen, fast als seien sie Zahlen und keine Menschen. Doch ich wollte es wie auch bei den übrigen Aspekten seines Schulalltags genau wissen. „Rex, kannst du mir sagen, wer deine Freunde in der Schule sind?"

„KD ist dein Freund", entgegnete er und verwechselte dabei wie immer die Pronomen.

„Ja, natürlich ist KD dein Freund, Liebling, aber er ist dein Helfer. Welche *Kinder* sind deine Freunde? Kannst du mir ein Kind nennen, das dein Freund ist?" Rex schwieg, auf seinem Gesicht breitete sich ein verwirrter Gesichtsausdruck aus. „Mit wem spielst du in der Pause?", fragte ich und versuchte ihm zu helfen.

„Du spielst in der Pause mit KD", sagte er und verwechselte wieder „ich" und „du".

Obwohl es mir schwer ums Herz wurde, musste ich weiterfragen. „Okay, mein Liebling, das ist schön. Ich bin sicher, KD hilft dir, wenn du schaukelst oder mit den anderen Kindern spielst. Mit welchen Kindern spielst du denn?" Als er nicht antwortete, stellte ich eine andere Frage, die eine eindeutige Antwort nach sich ziehen musste: „Neben wem sitzt du beim Mittagessen?" Meine Stimme klang ein wenig frustriert.

„KD", sagte er leise und spürte, dass seine Mutter irgendwie nicht ganz glücklich damit war.

Rex reagierte sehr sensibel auf meinen Tonfall; im Grunde wollte ich, dass er für seinen Schulalltag nichts als Begeisterung empfand. Als ich ihn zur Schule fuhr, erzählte ich ihm, wie viel Spaß ihm der Tag heute bringen würde, und zum Schluss würde er noch von einer Geburtstagsparty gekrönt werden! Doch als ich ihn KD übergab, machte ich mir trotzdem Sorgen darüber, dass er nicht über seine Klassenkameraden reden wollte (oder konnte). Ich hätte KD an diesem Morgen selbst gefragt, doch man hatte mich darüber aufgeklärt, dass die Betreuer mit den Eltern nicht über ihre Schüler reden dürften. Allein dem Lehrer stand dieses Recht zu. Mit einem Mal kam mir diese Politik absurd, sogar ärgerlich vor, und ich entschied mich, selbst einmal nachzuforschen, was an dieser Schule vor sich ging.

Heute war Freitag, ein kurzer Schultag, was bedeutete, dass die Kinder gleich nach der Mittagspause entlassen werden würden. Ich wollte einfach ein wenig früher kommen und mir selbst ein Bild machen. Zwar durfte ich nicht ohne vorherige Absprache im Unterricht auftauchen, doch niemand konnte mir verbieten, die Kinder beim Mittagessen und Spielen auf dem Schulhof zu beobachten, wenn ich vom Behindertenparkplatz hinter der Schule aus zusah, wo außerdem noch die Schulbusse parkten.

Dort hatte ich also meinen Wagen abgestellt und wartete darauf, dass die Kinder zum Mittagessen herauskommen würden. Dann sah ich die Tür zu Raum 30 aufgehen, und gerade als ein Drittklässler namens Justin davonrennen wollte, bremste ihn einer der Helfer. Andere Schüler und Helfer folgten ihm, und sie gingen alle durch den Flur zum Mittagessen. Doch wo war Rex? Und wo war KD?

Die anderen Schüler hatten den Picknicktisch bereits erreicht und Rex war immer noch nicht aufgetaucht. Gerade, als ich mich auf den Weg zu seinem Klassenzimmer machen wollte, um nach ihm zu suchen, sah ich den roten Ball an der Spitze seines Blindenstocks in der Tür. Ich empfand einen Anflug von Stolz, dass Rex den Stab fest umfasste, obwohl seine überempfindlichen Hände sich so lange dagegen gewehrt hatten.

In der Tür hielt er an, und KD gab ihm seine Baseballkappe, um seine empfindlichen Augen zu schützen. Ich beobachtete, wie Rex sie aufsetzte, sodass der hintere Teil nach innen umgeschlagen war. KD nahm sie ihm ab und gab sie ihm wieder. Rex machte einen erneuten Versuch, der ihm besser gelang. Die Mütze saß ein wenig schief, jedoch nicht verknautscht. KD half ihm, sie gerade zu rücken, und klatschte ihn dann mit einem „High Five" ab.

Das brachte mich zum Lächeln, und auch Rex lächelte, als er mit seinem Helfer zum Picknicktisch ging. Sein Helfer konnte mit Rex offenbar gut umgehen, und sie wirkten tatsächlich wie zwei Schulfreunde, als sie den Flur hinuntergingen, genau wie Rex gesagt hatte.

KD förderte Rex' Unabhängigkeit. Das bemerkte ich, als Rex mit seinem Blindenstock voranging. Das war gut, doch es schien eine Ewigkeit zu dauern, bis sie zu den anderen am Tisch stießen. Als sie endlich dort ankamen, brauchten sie endlos lange, bis Rex sich gesetzt hatte. Das erinnerte mich an seine Physiotherapiestunden. Er musste erst den Tisch finden, dann die Bank, erst das rechte, dann das linke Bein hinüberschwingen, damit er richtig herum saß. Ein komplizierter Bewegungsablauf für ihn, und er nahm anscheinend kein Ende.

KD half ihm nur, wenn es unbedingt notwendig war, und schließlich hatte er es geschafft. Dann stellte KD das Tablett vor ihn hin. Gerade als ich dachte, wie dankbar ich dafür war, dass Rex sich inzwischen nicht mehr weigerte, Nahrung zu sich zu nehmen, hatten Justin und ein anderer Junge ihre Mahlzeit bereits hinuntergeschlungen und rannten zum Spielplatz. Als KD den Deckel von Rex' Schüssel abgeschraubt hatte, hatten bereits zwei weitere Mädchen den Tisch verlassen. Ich hätte die Kinder am liebsten aufgehalten oder Rex aufgefordert, sich zu beeilen; mir war sehr unbehaglich zumute. Als er schließlich sein Essen auf den Teller gefüllt hatte, waren alle anderen Kinder bereits verschwunden. Sie spielten, während Rex' Arbeit gerade erst anfing. Da saß mein kleiner Sohn nun, aß und kleckerte und aß wieder, ganz allein, nur mit seinem Helfer an seiner Seite.

Schließlich war auch er bereit für den Spielplatz, und ich hoffte, er würde sich den anderen Kindern anschließen. Doch als er schließlich so weit war, hatten die anderen Kinder ihr Spiel beendet und rannten davon. Ich beobachtete, dass er nie rechtzeitig auf dem Klettergerüst und auf der Bootsschaukel ankam. Ein Schüler, der nicht in seiner Klasse war, kam auf ihn zu, während er zu den Schaukeln ging, vielleicht um ihn zu begrüßen. KD wollte wohl ein Gespräch zwischen Rex und dem Jungen in Gang bringen, konnte ihn jedoch nur einige Sekunden aufhalten, bevor er weiterrannte.

Die Klingel würde in wenigen Augenblicken zum Ende der Pause klingeln, als Rex auf die Schaukel kletterte. Die anderen Kinder rannten in die entgegengesetzte Richtung, und Rex saß am hintersten Ende des Spielplatzes und schaukelte, vom treuen KD unterstützt. Er wirkte in seiner eigenen kleinen Welt ganz zufrieden, und KD füllte für ihn viele Lücken aus. Doch was war mit den anderen Kindern? Gab es nicht eins, mit dem er zusammen spielte? Als ich meinen kleinen Sohn beobachtete, wie er von seinem großen Gefährten, offenbar seinem einzigen Freund, auf der Schaukel angestoßen wurde, tat mir das Herz weh, und ich spürte, wie einsam er war.

Die Glocke läutete, und Rex' Klassenkameraden rannten davon, um sich entweder von ihren Eltern abholen zu lassen oder den Schulbus auf dem Parkplatz zu entern. Ich hatte meinen Beobachtungsposten verlassen, um Rex zur Geburtstagsparty zu begleiten. Als wir auf den Picknicktisch zugingen, war ich fest entschlossen, meinem Sohn zu helfen, andere Kinder kennenzulernen. Am Tisch saßen lauter Kinder, die ich nicht kannte, abgesehen von Arthur und seiner älteren Schwester. Arthurs Mutter holte den Kuchen hervor und verteilte Pappteller. Es war eine schlichte Feier, und das Gute daran war, dass die Kinder an den Tisch gefesselt waren, Kuchen aßen und Rex nicht einfach den Rücken kehren konnten. Er würde seine Chance bekommen!

Rex und ich saßen am Ende des langen Tisches, einem Mädchen und zwei Jungen gegenüber. Im Vergleich mit den Erstklässlern wirkte mein Sohn sehr klein. Arthur saß am anderen Ende. Ich fragte das Mädchen neben ihm nach seinem Namen. Schüchtern antwortete die Kleine: „Susie."

„Susie, das ist Rex. Rex, kannst du Susie begrüßen?"

Er sagte: „Hallo, Susie. Schön, dich zu treffen. Wie geht es dir?“

„Danke, gut“, entgegnete sie und kicherte wie eine schüchterne Erstklässlerin, die gerade jemanden kennengelernt hat.

Dann fragte ich das Mädchen gegenüber nach seinem Namen. Sie antwortete: „Maria.“ Rex begrüßte auch sie: „Hallo, Maria. Schön, dich zu treffen. Wie geht es dir?“

„Danke, gut“, sagte sie und kicherte ebenfalls, doch sie wirkte eher amüsiert als schüchtern. Meiner Meinung nach lag es daran, dass Rex immer noch in seinem Singsang sprach, gerade bei Standardformeln, die er auswendig gelernt hatte, wie zum Beispiel Begrüßungen. Es klang etwas roboterhaft, und er betonte die Wörter jedes Mal genau gleich, als lese er von einem Manuskript ab.

Was als Nächstes passierte, hatte eine fast schon surrealistische Anmutung. Es geschah so plötzlich, viel zu plötzlich. Ich wandte mich dem Jungen gegenüber zu. Er hieß Drew, doch als Rex dieses Mal seine auswendig gelernte Begrüßung herunterleierte, antwortete Drew nicht, dass es ihm gut ginge.

Stattdessen begann er Rex vor seinem Kumpel, der neben ihm saß, nachzuäffen: „Schön, dich zu treffen. Wie geht es dir?“ Das stachelte seinen Freund an, es ihm nachzutun, und er begann Rex ebenfalls nachzumachen: „Wie geht es dir? Wie geht es dir?“ Dann begannen sie schallend zu lachen.

Maria fühlte sich offenbar unbehaglich. Bevor ich noch etwas sagen konnte, hatte Rex die Finger in die Ohren gesteckt, um sich vor den spöttischen Stimmen zu schützen. Doch die Jungen machten weiter. Sie hatten eine ideale Zielscheibe gefunden und wollten es bis zum Letzten auskosten. Ehe ich mich versah, hatten sie damit aufgehört, ihn nachzuäffen, flüsterten nun miteinander und zeigten auf Rex, der gerade gewagt hatte, die Finger wieder aus den Ohren zu nehmen. Plötzlich wedelte Drew mit der Hand vor Rex' Gesicht hin und her. Als Rex, der die Hand augenscheinlich nicht gesehen hatte, keine Reaktion zeigte, machte sein Freund dasselbe. Und das brachte sie erst richtig zum Lachen!

Es hatte mir wehgetan, als sie die Stimme meines Sohnes nachäfften. Doch als Drew nun seine Hand wieder ausstreckte, verwandelte sich der Schmerz in Wut. Ich stand auf und packte seinen Arm, als er sich Rex näherte. „Hör sofort damit auf!", brüllte ich und hielt seinen Arm noch immer umklammert. „Was machst du denn da? Glaubst du, es ist lustig, blind zu sein? Nicht sehen zu können?" Inzwischen hatte ich seine Hand losgelassen und mich drohend über ihn gebeugt. „Wie kannst du es wagen, ein blindes Kind zu tyrannisieren? Wie würde es dir denn gefallen, wenn du dich die ganze Zeit so anstrengen müsstest? Aber davon hast du ja wohl gar keine Ahnung, was?"

Der Zorn in meiner Stimme ließ den Jungen ganz klein werden, und er suchte bei seinem Freund Schutz. Er war kein Schulhoftyrann mehr, der zustach, bis er Blut sah, sondern verwandelte sich wieder in das, was er wirklich war: einen Sechsjährigen, der es nicht mit einem Erwachsenen aufnehmen wollte. Er murmelte: „Tut mir leid."

Ich schaute dem Jungen direkt in die Augen. Er wagte nicht, den Blick abzuwenden, als ich sagte: „Wie würde es dir denn gefallen, wenn deine Augen nicht sehen könnten?" Mit einer schnellen Bewegung holte ich Rex von der Bank herunter, legte ihm meinen Arm um die Schultern und führte ihn vom Tisch weg. Ich musste ihn einfach nach Hause bringen, wo er in Sicherheit war.

Kapitel 9

Wunderkind

Der menschliche Geist – so geheimnisvoll in seiner Fähigkeit, Behinderung und Genie in ein und derselben Person zu beherbergen.
Leslie Stahl, Korrespondentin der Fernsehsendung *60 Minutes*

Wem machte ich eigentlich etwas vor? Rex war nicht einmal zu Hause sicher. Als ich meinen Sohn beobachtete, wie er sich abmühte, den Schaukelstuhl im Wohnzimmer zu finden, fragte ich mich, wie oft ich mit ihm diese Strecke gegangen war – 25, 30 Mal? Ich hatte ihn auf die wichtigsten Orientierungspunkte aufmerksam gemacht: *Geh am großen Plüschsessel vorbei (und fass einmal den schmiedeeisernen Rahmen an), den niedrigen Tisch (fass die Steinkanten an), dann dreh dich nach links, dort steht der Schaukelstuhl.*

Trotzdem passierte immer wieder dasselbe – er verirrte sich in dem kleinen Zimmer. Er hatte es schon bis zum Tisch geschafft, doch dann bog er nach rechts ab statt nach links und stieß gegen eine Topfpflanze. Die Blätter, die ihm übers Gesicht strichen, irritierten ihn, und er machte einen Schritt rückwärts. Doch dann startete er einen zweiten Versuch und lief wieder gegen die Pflanze, als hätte er gedacht, dass sie auf magische Weise verschwinden und der Schaukelstuhl ihren Platz eingenommen haben könnte. Wieder berührte er die Blätter und sah verwirrt aus. *Wo war der Schaukelstuhl nur zu finden?*

„Der Schaukelstuhl ist zu deiner Linken", sagte ich und versuchte, meine Stimme ganz ruhig klingen zu lassen. Endlich wandte er sich nach links, doch wenn seine rechte Hand die Lehne nicht zufällig zu fassen bekommen hätte, wäre er wieder daran vorbeigelaufen.

An anderen Tagen hätte er ohne meine Hilfe unzählige Male den Wohnzimmertisch umkreist. Es schien so zu sein, dass sein Gehirn mit räumlichen Informationen nichts anfangen konnte. Selbst Wege, die ich immer wieder mit ihm geübt hatte, konnte er allein nicht bewältigten.

Nachdem er an diesem Tag endlich den Schaukelstuhl gefunden hatte, beobachtete ich, wie er seine rechte Hand zuerst auf die Armlehne legte, wie ich es ihm gezeigt hatte. Ein Orientierungspunkt. Doch statt nach der Sitzfläche zu suchen und seinen Körper vor dem Schaukelstuhl so zu drehen, dass er sich hinsetzen konnte, drehte er sich falsch herum, sodass er neben dem Stuhl stand und beim Hinsetzen auf den Boden fiel. Er schaffte es einfach nicht. Da konnte ich nicht mehr länger zusehen, nicht heute, wo ich mich noch über die Schulhoftyrannen ärgerte, und deshalb eilte ich ihm zu Hilfe.

Nur sein Keyboard konnte Rex im Wohnzimmer immer finden. Es war unheimlich, fast so, als würde es einen elektrischen Impuls aussenden, sodass mein Sohn es unmöglich verfehlen konnte. Er ging immer geradewegs darauf zu und nahm ohne Schwierigkeiten auf dem Klavierhocker Platz. Das klappte immer! Und auch sein räumliches Orientierungsvermögen war hervorragend, wenn er vor den Tasten saß. Jedes einzelne Intervall schien für ihn Sinn zu ergeben. Seine Finger wussten genau, welche Taste sie anschlagen mussten, und sein Gehirn konnte sich entspannen und einfach „es selbst" sein. Hier an seinem Keyboard war er in Sicherheit.

Genau diese Sicherheit, die ihm das Keyboard bot, hatte ich an dem Feiertag nötig, den ich seit Rex' Geburt am wenigsten ausstehen konnte, nämlich Halloween. In den letzten fünf Jahren hatte ich Halloween als lästige Pflicht betrachtet, ein Pflichtritual, das ich mir weder selbst ausgesucht hatte noch wirklich mochte. In meiner Kindheit hatte es mir Spaß gemacht, wenn wir als Geister und Kobolde um die Häuser zogen, doch nun waren es nur Gespenster, mit denen mein Sohn nichts anfangen konnte.

Doch in diesem Jahr wollte ich, dass er mitmachte, zumindest mit den anderen Kindern zusammen war. Nach der verbalen Attacke auf Rex waren meine Beschützerinstinkte zwar auf 180, aber ich wusste auch, dass Rückzug nicht die Lösung sein konnte. Irgendwie musste ich dafür sorgen, dass Rex und ich auch in der wirklichen Welt dort draußen Sicherheit fanden.

Obwohl Ninjas und Piraten bei der Halloween-Parade seiner Schule recht beliebt waren, entschied sich Rex zu diesem Fest der Kinderfantasien als das zu gehen, was er war – als Musiker. Nicht als irgendeiner, sondern als jemand, mit dem er sich wirklich identifizieren konnte. Wer anders als einer der Beatles kam dafür in Frage? Es war allerdings nicht der schwarze Anzug oder das weiße Hemd, nicht einmal die Pilzfrisur, die ihm etwas bedeutete. Nein, es waren die um die Schulter geschlungene Spielzeuggitarre und die Songs „Hey Jude" und „Yesterday", die er auf seinem Keyboard auf dem Klassenfest gespielt hatte. So konnte er jedem erklären, warum er sich als Paul McCartney verkleidet hatte, wenn ihn jemand fragen sollte. So konnte er sich sicher fühlen und doch Gemeinschaft erleben.

Nach dem Schulfest fand eine Halloween-Party im Clubhaus unserer Wohnanlage statt. Für uns war es das erste Mal, denn ich hatte es wegen Rex' überempfindlichen Ohren noch nie gewagt, an so einem Fest teilzunehmen. Doch dieses Mal hatten wir mit Rex' Keyboard eine Möglichkeit gefunden, uns in diesem lauten Umfeld zu bewegen.

Gespenstische weiße Plastik-Spinnweben hingen von der Decke, und ausgehöhlte Kürbisse flackerten in der Nähe der Tür. Ich stand mit Rex in einer Ecke des Clubhauses. Seine Spielzeugbassgitarre, die zur Kostümierung gehörte, lag neben ihm, während er den Partylärm filterte, indem er „Let It Be" auf dem Keyboard spielte. Als ich meinen Blick über die Gäste schweifen ließ, hegte ich die Hoffnung, dass ich heute Abend einige meiner Nachbarn kennenlernen könnte.

Ein Ehepaar, das ein paar Türen weiter wohnte, kam zu uns und bekam noch die zweite Hälfte von Rex' Song mit. Als er fertig war, sagte der Mann: „Du spielst so gut wie der Mann, als der du dich verkleidet hast. Das war großartig."

Rex schien sich zu amüsieren und spielte einen Song nach dem anderen aus seinem Beatles-Repertoire, und deshalb ergriff ich die Chance, ihn allein zurückzulassen und durch den Raum zu streifen, um einmal wieder eine richtige Unterhaltung mit Erwachsenen zu führen.

Nach einigen Minuten wollte ich wieder zu meinem Sohn zurückkehren, als ich einen hochgewachsenen Mann bemerkte, der einige Meter neben ihm stand. Er war leger gekleidet, das Jackett ein wenig zerknittert, und er wirkte wie ein Intellektueller. Die Haare trug er kurz, und auf seinem Kopf machte sich eine halbmondförmige Glatze breit. Doch noch auffälliger als seine äußere Erscheinung war sein intensiver Blick. Wie gebannt beobachtete er meinen Sohn.

Ein Nachbar namens Rick sprach ihn an, doch er reagierte nicht, weil er total gefesselt den kleinen blinden Jungen hinter seinem Keyboard beobachtete. Rex hatte die Party, die um ihn herum stattfand, völlig vergessen, und dieser Mann, der ihn unverwandt anstarrte, ebenfalls. Ich wollte mich gerade vorstellen, als eine Frau den Mann am Arm packte und ihn zu einem Grüppchen zog.

Die Party war noch in vollem Gange, doch Rex hätte schon längst zu Bett gehen sollen. Deshalb zog ich den Stecker von seinem Keyboard und machte mich für den Heimweg bereit, als dieser Mann auf uns zukam. Nach einer kurzen Vorstellung erzählte er uns, dass er Richard Morton heiße und ganz vorne in der Wohnanlage lebe. Dann fragte er einfach: „Hat Ihr Sohn jemals auf einem großen Klavier gespielt?“ Ohne auf eine Antwort zu warten, meinte er: „Ich habe nämlich eins in meiner Wohnung, und ich glaube, es könnte ihm gefallen.“

Ich fragte Richard, ob er Pianist sei. Er antwortete: „Nicht von Beruf, aber es ist ein leidenschaftliches Hobby von mir. Ich würde mich sehr freuen, wenn Ihr Sohn auf meinem Klavier spielt.“

Also stellte ich ihm die Frage: „Rex, würdest du gern mal auf einem richtigen Klavier spielen?“ Ich gebrauchte den Begriff „richtig“, weil er damit ein Instrument mit 88 Tasten in Verbindung bringen würde.

„Du würdest gern auf einem richtigen Klavier spielen“, antwortete er. *Du würdest gern auf einem richtigen Klavier spielen!* Auch wenn er die Pronomen verwechselte und den Satz fast wörtlich wiederholte – er sprach aus vollem Herzen.

Damals ahnte ich noch nicht, wie dramatisch diese zufällige Begegnung auf einer Party, an der wir fast nicht teilgenommen hätten, unser Leben verändern würde.

Zwei Tage später klopften wir an Richard Mortons Tür. Mit seinen 1,90 Metern überragte er meinen kleinen Fünfjährigen gewaltig. Wir gingen in das Zimmer, wo das Klavier stand.

„Es freut mich sehr, dass du kommen konntest", sagte Richard mit einem breiten Lächeln. Richard blinzelte, und trotz seiner intellektuellen Erscheinung verlieh ihm das etwas Kindliches.

Rex legte seine Hände auf die Tasten und ließ sich augenblicklich fesseln. Das Instrument besaß den Wohlklang eines akustischen Klaviers, doch weil es digital war, musste er nicht mit den Tasten kämpfen, um ihnen Töne zu entlocken; sie ließen sich ganz leicht anschlagen. Die klangvollen Töne verliehen seinen Improvisationen Flügel.

Richards Blick war fast so entrückt und selbstvergessen wie der meines Sohnes. „Und niemand hat ihm das beigebracht?", fragte er ungläubig.

„Nein. Er hat sich alles selbst beigebracht", sagte ich. Mir war gerade klar geworden, dass wir für zu Hause ein besseres Instrument anschaffen mussten.

„Unglaublich", meinte Richard und schüttelte erstaunt den Kopf, weil Rex das Klavierspiel so meisterhaft beherrschte und komplizierte Harmonien hervorbrachte. Nachdem er ihn schweigend einige Minuten beobachtet hatte, fragte er: „Rex, kann ich dir nun mal etwas vorspielen?"

Ich half meinem Sohn von der Klavierbank herunter, dann nahm unser Gastgeber Platz. Er drehte sich zu uns und fragte: „Wie wäre es mit etwas Bach?"

Ich wiederholte die Frage für meinen Sohn: „Rex, wie wäre es mit etwas Bach?"

Rex' Antwort war pure Echolalie. „Wie wäre es mit etwas Bach?“, fragte er.

Ich nickte Richard zu, und er sagte: „Ich spiele jetzt die Aria der Goldberg-Variationen in G-Dur.“

Die Töne waren leicht und luftig. Rex' Gesichtsausdruck sagte mir, dass er aufstehen und sie einfangen wollte, um sie sich zu eigen zu machen oder vielleicht auch mit ihnen davonzulaufen. Mein Sohn wirkte, als wollte er seinen Körper verlassen, während sein Geist frei und unbeschwert auf den Flügeln dieser Melodie durch die Luft trieb.

„Hat es dir gefallen, Rex?“, fragte Richard, als die letzten Töne verklangen.

„Ja“, antwortete mein Sohn wie in Trance.

Richard versuchte einige andere Stücke zu spielen, doch Rex erhob lautstark dagegen Einspruch. Also räumte unser Gastgeber den Platz auf der Klavierbank wieder für seinen Gast, meinen tyrannischen Sohn. Es fiel Rex schwer, in der Nähe eines Klaviers zu sein und *nicht* spielen zu dürfen. Ich gebe zu, dass er in dieser Hinsicht etwas halsstarrig war, doch es schien ihm so zuzusetzen, dass ich immer weich wurde.

Jetzt saß er wieder vor den Tasten, die von so entscheidender Bedeutung für ihn waren. Doch dieses Mal begann er nicht zu improvisieren. Stattdessen erklang Ton für Ton die Melodie, die Richard gerade gespielt hatte! Es bereitete ihm keinerlei Schwierigkeiten, das Stück nachzuspielen, und er musste sie auch nicht mehrmals hören, wie es vorher bei einfacheren Stücken notwendig gewesen war. Nein, er spielte die Aria der Goldberg-Variationen fast perfekt nach. Die rechte Hand meines Sohnes gab Hunderte von Tönen wieder, sogar die komplizierten Verzierungen, während die linke Hand stimmige Harmonien beisteuerte.

„Wie oft hat er das Stück schon gehört?“, fragte Richard, als Rex zu Ende gespielt hatte. Das war eine ganz normale Frage, doch die Antwort, die er darauf erhielt, war alles andere als alltäglich und verschlug ihm die Sprache.

Ernst erwiderte ich: „Das war das allererste Mal.“

Ich hatte das Gefühl, eine gewisse Feierlichkeit sei hier angebracht. Tränen traten uns in die Augen, weil wir Ohrenzeugen solch eines phänomenalen, irgendwie heiligen Erlebnisses geworden waren. Niemand sprach ein Wort, denn mit Worten ließ sich einfach nicht ausdrücken, was gerade geschehen war.

Fast jeden Tag brachte ich nun Rex zu Richard, damit er dort auf dem E-Piano spielen konnte, das er so liebte. Und der Mann, der sich so tief gehend mit Musik und Musiktheorie beschäftigt hatte, beobachtete und staunte. Er war kein Klavierlehrer, sondern tatsächlich der Schriftsteller und Intellektuelle, für den ich ihn gehalten hatte, ein Rhodes-Stipendiat. Richards Faszination wuchs täglich. Nach einigen Wochen begann er mir eindringlich zu erklären, welch musikalisches Talent in meinem Sohn schlummerte.

„Er besitzt nicht nur das absolute Gehör, sondern auch ein ausgezeichnetes Gedächtnis, und er kann ein Lied spontan von einer Tonart in die andere transponieren."

„Das mit dem Gedächtnis verstehe ich", meinte ich, „und absolutes Gehör bedeutet doch, dass man jeden gehörten Ton genau bestimmen kann. Aber was ist transponieren?", fragte ich und beeilte mich hinzuzufügen: „Aber bitte erklären Sie es so, dass es auch ein Laie versteht!"

Er dachte einen Augenblick nach und bemühte sich, einem Nichtmusiker Begriffe, die ihm zur zweiten Natur geworden waren, begreiflich zu machen. „Denken Sie sich einfach ein Wort, sagen wir einmal ‚Tamburin', und buchstabieren es. Es in eine andere Tonart zu transponieren, bedeutet jeden Buchstaben in diesem Wort um einen bestimmten Wert nach vorne oder hinten zu verschieben. Man kann ihn zum Beispiel um eine Stelle im Alphabet nach vorne rücken, und aus dem *T* von Tamburin wird dann ein *U*. Man kann das *T* auch um zwei Stellen nach vorne rücken, dann wird daraus ein *V*. Aus dem *A* wird dann ein *B* oder *C* und so weiter."

Allmählich verstand ich es: Transponieren war so etwas Ähnliches wie eine Geheimschrift.

Richard fuhr fort. „Dann stellen Sie sich vor, man sollte jeden einzelnen Buchstaben auf einer Druckseite um drei oder fünf Stellen im Alphabet verschieben, ohne darüber nachzudenken. Und genau das kann Rex mit den Noten einer beliebigen Komposition tun!" Sein stimmiger Vergleich begeisterte ihn inzwischen selbst.

Ich war sprachlos, als mir dämmerte, wie kompliziert das alles war. So etwas zu schaffen, und zwar automatisch und ohne auch nur einen Moment darüber nachzudenken, bedeutete doch wohl, dass das Gehirn meines Sohnes so etwas wie ein musikalischer Computer war. Ich brachte nur die Worte heraus: „Aber was bedeutet das alles?"

„Es bedeutet, dass Rex' musikalische Fähigkeiten seinen motorischen um Lichtjahre voraus sind." Er blickte mich scharf an. „Seine Hände haben viel aufzuholen. Er braucht einen Lehrer."

In den nächsten Tagen war ich hin- und hergerissen. Einerseits wollte Rex, dass das Klavier wirklich „seins" war, ohne dass ihm jemand von außen in die Quere kam und ihn anleitete – andererseits wünschte ich mir, dass er dieses Talent weiterentwickelte. Das Klavierspiel inspirierte ihn, und ich wollte nicht, dass es in Arbeit ausartete. Wie alle wichtigen Fragen in unserem Leben brachte ich auch diese im Gebet vor Gott. Er antwortete, indem er mir das Bild eines kleinen Jungen zeigte, der Hunderte von Bachnoten spielte, die er gerade gehört hatte, wobei er die drei Finger seiner rechten Hand im halsbrecherischen Tempo bewegte, schlichtweg, weil er nicht wusste, wie man Daumen und kleinen Finger benutzt.

Richard hatte Rex nun seit einigen Wochen das eine oder andere beigebracht, und ich fragte ihn, ob er bereit sei, ihm richtigen Klavierunterricht zu erteilen, doch er musste aus seinem Apartment in eine 40 Autominuten entfernte Wohnung umziehen. Er wollte unbedingt weiterhin mit Rex arbeiten, soweit es seine Zeit zuließ, doch ich wusste auch, dass wir einen Klavierlehrer in der Nähe brauchten.

Unsere Suche war schon vorbei, bevor sie begonnen hatte. Eines Sonntags fragte ich den Kantor und Organisten unserer Kirche, Lynn Marzulli, ob er jemanden kenne, der Rex Klavierunterricht geben könne. Der gestandene Christ blickte auf meinen kleinen Jungen herab, den er in der Kirche bisher nur von ferne gesehen hatte, zog eine Visitenkarte heraus und meinte: „Rufen Sie mich an."

Einige Tage später, nachdem ich und wohl auch Lynn viel wegen dieser Sache gebetet hatten, gingen wir zu einer „Schnupperstunde". Wir fuhren eine lange kurvenreiche Straße hinauf, mitten durch einen ziemlich steilen Canyon, und erreichten das Haus des Kantors, das auf einem der vielen Hügel in Malibu lag. Der Garten in satten Grüntönen fiel zu einem ausgetrockneten Bachbett hin steil ab. Lynn begrüßte uns am Gartentor und führte uns durch Weinreben und dornige Rosenbüsche zu seinem „Musikstudio", einem kleinen Pavillon, von dem aus man den steinigen Bachlauf sehen konnte.

Dieser Mann war so voller Wohlwollen, wie es einem wahren Mann Gottes zukam, und ich hatte das Gefühl, er nahm die Herausforderung an, meinem blinden Sohn das Klavierspielen beizubringen, weil er damit Gott dienen konnte. Das Wohlwollen verwandelte sich allerdings schnell in Staunen, als Rex seine Fertigkeiten auf dem Klavier vorführte. Ich merkte, dass Lynn das nicht erwartet hatte.

Unseren Besuch fasste er so zusammen: „Er hat eindeutig ein unglaubliches Talent. Wir müssen einfach sehen, wie wir ihn fördern können."

Und damit waren wir uns einig.

Der Pavillon im Schoß der Natur war ein fantastischer Ort, fast wie in einem Traum, und Rex würde die Fahrt zu Lynns Haus, die wir nun zweimal in der Woche unternahmen, später den „Aufstieg zum musikalischen Zauberberg" nennen.

So begann seine richtige musikalische Ausbildung, drei Monate vor seinem 6. Geburtstag. Die größten Herausforderungen, denen sich sein Lehrer gegenübersah, waren eher logistischer als musikalischer Art. Es war der wöchentliche Kampf zwischen Lehrer und Schüler – Rex zerrte immer an Lynns Ärmel, während der Lehrer versuchte, ihm etwas zu zeigen. Zu meinem Erstaunen ging Lynn gelassen damit um und behandelte die grabschenden Hände des Fünfjährigen als fest dazugehörenden Teil dieses seltsamen und faszinierenden Pakets.

In der ersten Stunde spielte Lynn eine C-Dur-Tonleiter, während Rex auf der Bank neben ihm saß und ich ihn festhielt. „Rex, hör mal auf diese Töne", sagte Lynn. Während er sie vorspielte, sagte er die Noten an: „C-D-E-F-G-A-H und dann wieder C. Das ist die C-Dur-Tonleiter."

Inzwischen hatte Rex seinen Arm aus meinem Griff befreien können. Sobald Lynn sagte: „Ich spiele dir die C-Dur-Tonleiter noch einmal vor", packte der Schüler die Hand des Lehrers, sodass er nicht mehr spielen konnte. Ohne Vorwarnung und schnell wie der Blitz schlug Rex mit seiner rechten Hand die Tasten an. Und da kamen sie, alle Töne der C-Dur-Tonleiter, als ob er sagen wollte: „Das ist leicht."

Lynn hob die Augenbrauen, vielleicht in dem Glauben, dass irgendjemand Rex die C-Dur-Tonleiter bereits gezeigt hatte, und sagte: „Das war perfekt. Gut. Dann zeige ich dir noch eine andere Tonleiter." Sein Lehrer schlug das G an. „Die G-Dur-Tonleiter", kündigte er an. Doch bevor er sie noch spielen konnte, schoss Rex nach vorn und spielte die Tonleiter, ohne einen einzigen Fehler zu machen.

„Er kennt die Tonleitern?", fragte mich Lynn.

„Nein", entgegnete ich. „Sie haben sie ihm gerade zum ersten Mal gezeigt."

Unmusikalisch, wie ich bin, muss ich gestehen, dass ich bis zu diesem Augenblick gar nicht wusste, was eine Tonleiter war. Danach lehnte ich mich zurück, und der Unterricht nahm seinen Lauf. Der Lehrer machte mit jeder Minute größere Augen, als mein Sohn nacheinander alle 12 Durtonleitern spielte, nachdem er jede nur einmal gehört hatte.

Zwei Wochen später ging es um die Moll-Tonleitern, doch dieses Mal spielte Lynn sie Rex nicht einmal vor, sondern schlug nur einen C-Moll-Akkord an. Wieder einmal unterbrachen Rex' Finger jede weitere Demonstration, und intuitiv spielte er die dazugehörige Tonleiter.

„Wer hat ihm das gezeigt?", fragte Lynn dieses Mal, als sei es unmöglich, dass Rex sie einfach spielen konnte, indem er den Akkord zugrunde legte. Und wieder lautete die Antwort: „Niemand."

Weil Lynn in den Klavierstunden kaum dazu kam, Rex etwas vorzuspielen, verfiel er auf eine andere Möglichkeit, ihm Stücke beizubringen. Dazu nahm er eine „Hausaufgabe" auf CD auf. Zunächst spielte er mit beiden Händen gleichzeitig, dann folgten Aufnahmen mit der linken und der rechten Hand allein. Diese Aufnahme konnte Rex dann zu Hause hören. Aufgrund seines ausgezeichneten Gedächtnisses und seiner Fähigkeit, jeden Ton sofort zu bestimmen, meisterte er klassische Kompositionen in kürzester Zeit. In der ersten Woche war es ein Händel-Menuett in F-Dur, in der nächsten eins von Bach in G-Dur.

Lynns größte Herausforderung war es, Rex den richtigen Gebrauch seiner Finger zu lehren. Rex hatte es sich selbst beigebracht, denn natürlich hatte er niemals einen Klavierspieler gesehen, den er nachahmen konnte. Das bedeutete, dass seine Hände flach wie Pfannkuchen auf den Tasten lagen. Den rechten Daumen hatte er unter die Handfläche gezogen, den kleinen Finger schleifte er nutzlos mit, und nur mit den drei mittleren schlug er die Töne an. An der linken Hand benutzte er sogar nur zwei Finger und brachte es fertig, damit praktisch alles zu spielen. Lynn macht mit ihm also verschiedene Übungen, die seine Finger schneller und präziser machen sollten, und überraschenderweise mochte Rex sie alle. Vielleicht war das auch gar nicht so überraschend, denn die Übungen erlaubten ihm, klassische Stücke zu spielen, die mit jeder Woche komplexer wurden, auch wenn es noch sechs Monate dauern sollte, bis er seinen Daumen konsequent gebrauchte.

In diesen Monaten fuhren wir nicht nur regelmäßig den Berg hinauf, um Klavierunterricht bei diesem wunderbaren Mann Gottes zu nehmen, nein, auch ein anderer Mann nahm jeden Samstag den Weg zu uns auf sich. Rex faszinierte Richard Morton immer mehr, und die Klavierstunden bei Lynn ergänzte er, indem er meinem außergewöhnlichen Kind verschiedene Harmonien und Rhythmen vorspielte, um sein Gehirn anzuregen. Nicht nur aus dem Gebiet der klassischen Musik, sondern auch aus Jazz, Blues und Country, wie zum Beispiel Sachen von Aaron Copeland.

Anders als Lynn versuchte er Rex' außergewöhnlicher musikalischer Begabung auf die Spur zu kommen und das Unerklärliche zu erklären, zu verstehen und zu messen. Im Lauf der Wochen wurde es immer deutlicher, dass Richard von dieser Aufgabe völlig gefesselt war; er war ganz im Bann des Potenzials dieses Kindes und des Rätsels, über das er gestolpert war. Er betrachtete es als Schicksal, auch wenn er beide Seiten der Medaille sah. Oft sagte er: „Ein Teil von mir hat das Gefühl, im Lotto gewonnen zu haben, und ein anderer Teil von mir hat das Gefühl, gerade das Konto überzogen zu haben." Großes Potenzial brachte große Verantwortung mit sich.

Mit der Präzision eines Mathematikers plante Richard seine Klavierstunden bis ins kleinste Detail, ersann Akkordfolgen und dachte über Musiktheorie nach. Er verbrachte Stunden damit, Inhalte vorzubereiten, die Rex sofort begriff. Obwohl Richard seine Stunden wie ein Gelehrter plante, um damit dem musikalischen Verstand seines Schülers gerecht zu werden, begriff er sehr bald, dass er nur Erfolg haben konnte, wenn er seine Kenntnisse richtig vermittelte. Bald schon gab ich ihm den Tipp, dass er selbst wie ein Kind werden musste, wenn er meinem Kind etwas beibringen wollte. Auch wenn es ihm gewiss nicht leichtfiel, seinen gewaltigen Verstand an der Garderobe abzugeben, machte er genau das, um in die Welt von Rex einzutauchen.

An jedem Samstag also wurde ich nun Zeuge, wie sich dieser kluge Mann in ein Kind verwandelte, um mit einem Fünfjährigen musikalische Spiele zu spielen. Lehrer und Schüler kommunizierten hauptsächlich mittels Musik miteinander, unterhielten sich mit einer Melodie, einer Akkordfolge oder einer bestimmten Tonart. Sie führten eine Art musikalischer Unterhaltung: Richard spielte einige Töne, und Rex antwortete darauf. Dann gab Richard eine musikalische Anregung, Rex nahm sie auf und führte sie weiter. Fast wie in einem Schachspiel versuchte Rex dann, seinen Gegenspieler musikalisch gesehen in die Ecke zu drängen. Und wirklich brachte er seinen Lehrer oft aus der Fassung; er konnte keinen Zug mehr machen und musste einräumen: „Ich weiß nicht, was ich jetzt noch spielen kann."

Dann quietschte sein Schüler fröhlich und schüttelte aufgeregt den Kopf, weil er wusste, dass er seinen Lehrer gerade schachmatt gesetzt hatte.

Nach einigen Monaten sah es so aus, als kenne Rex' Gehirn in musikalischer Hinsicht keine Grenzen. Mühelos lernte er die Bezeichnungen für die Noten und Akkorde, die Tonarten und Akkordfolgen, die er mit seinem inneren Ohr so deutlich hörte. Musik wirkte auf ihn wie Farben, und er konnte, ohne zu zögern, jede Schattierung, jede Nuance wahrnehmen wie ein großer Künstler, der vor seiner Palette steht.

So beschrieb Lynn Marzulli das absolute Gehör meines Sohnes: „Rex sieht alle Farben, jeden Farbton, und zwar sofort, während wir anderen nur Schwarz und Weiß wahrnehmen." Wie Lynn spornte auch Richard Rex an, seine Technik zu verbessern, damit seine Finger mit seinem Gehirn Schritt halten konnten. Er ließ Rex Fingerübungen machen, um ihm damit das Spielen schwererer Stücke zu ermöglichen. Das war keine einfache Aufgabe, denn seine Hände besaßen keine größere Spannweite als die anderer Sechsjähriger. Als Rex 7 wurde, übte er Sprünge mit der linken Hand, die ihm ermöglichen würden, Walzer und sogar die rhythmisch komplizierten *Mazurkas* von Chopin zu spielen. Wer solche Stücke spielen wollte, musste diese Sprünge mit der linken Hand bewältigen.

An diesem Punkt sprang mir das wachsende Paradoxon noch deutlicher ins Auge. Auf der einen Seite verblüffte mich Rex' Fähigkeit, mit seiner winzigen linken Hand im Walzertakt präzise Sprünge über zwei Oktaven zu vollführen. Er machte keinen einzigen Fehler. Doch wie konnte er vor den Tasten so ein unglaubliches Orientierungsvermögen unter Beweis stellen und sich doch in seinem eigenen Wohnzimmer verlaufen? Noch krasser war der Vergleich, wenn ich mir vorstellte, dass mein Sohn sich auf einer einzelnen Seite eines Braillebuchs nicht zurechtfand – oben, unten, links und rechts, in seinem Gehirn ging alles durcheinander. Am Tisch war es dasselbe; er war nicht in der Lage, irgendetwas dort auf methodische Art und Weise zu finden. Das bedeutete, dass er mit seiner Hand von links nach rechts, vor und zurück über die Tischplatte fegte, wobei er oben begann und sich nach unten vorarbeitete. Dabei lag in seinem Vorgehen keinerlei Methode; und jedes Mal, wenn ich ihn bat, etwas zu suchen, stocherte er ziellos herum und fuhr mit der Hand auf einem winzigen Teil der in Frage kommenden Fläche herum.

Drehte es sich denn nicht um dieselbe Fertigkeit – räumliches

Orientierungsvermögen? Dieselbe Fertigkeit bedeutete doch, dass ein bestimmter Gehirnbereich dafür verantwortlich war, jedenfalls sollte das laut Theorie so sein. Wie konnte ein bestimmter Hirnbereich so unterschiedlich gut funktionieren, wenn es um Orientierungsaufgaben am Klavier und Orientierungsaufgaben in anderen Bereichen ging, wobei das ganze Spektrum von außerordentlicher Befähigung bis zum kompletten Versagen vertreten war? War es möglich, dass Rex beim Klavierspielen räumliche Entfernung nicht als Raum, sondern als Ton interpretierte und daher ein völlig anderer Gehirnbereich dafür zuständig war? Ein Bereich, der nicht beschädigt war, sondern sogar überentwickelt?

Die gleiche Frage stellte sich auch, was seine Fingerfertigkeit und die feinmotorischen Fähigkeiten betraf. Warum konnte Rex seine Finger beim Klavierspielen so viel besser koordinieren als bei anderen Arbeiten? Er konnte sich nicht einmal selbst die Hose zuknöpfen, weil seine Finger weder stark noch koordiniert genug waren, um diese Aufgabe zu bewältigen. Was hatte es mit der Musik auf sich, dass sie das Chaos in seinem Gehirn in Kunst verwandeln und schwache, tastende Finger stark machen konnte? Wichtiger noch, wie konnte man diese Wirkung der Musik gezielt einsetzen, um die Entwicklung meines Sohnes in anderen Bereichen voranzutreiben?

Rex war gerade in die zweite Klasse gekommen, als Richard sich mit einer Bitte an mich richtete. „Wäre es in Ordnung, wenn ich in der Klavierstunde diese Woche einige von Rex' musikalischen Fähigkeiten teste? Es ist eine Art Einstufungstest."

Damals kam mir diese Bitte nicht besonders außergewöhnlich vor. Ich entgegnete umgehend: „Solange es Rex nicht stört, meinetwegen."

Eifrig wachte ich darüber, dass der Spaß in den Klavierstunden mit Richard nicht zu kurz kam, doch insgeheim wünschte ich mir ebenfalls zu wissen, wie begabt er wirklich war.

„Machen Sie sich keine Sorgen", versicherte er mir. „Es wird ihm ebenso viel Spaß bringen wie sonst auch."

Der Samstag kam, und Rex saß schon am Klavier und spielte, während er auf seinen Lehrer wartete. Dann klopfte es an der Tür.

„Richard!“, sagte mein Sohn, und sein Gesicht strahlte vor Vorfreude.

Ich öffnete die Tür, um Richards hochgewachsene Gestalt mitsamt seiner beeindruckenden Persönlichkeit hineinzulassen. Normalerweise stürzte er geradewegs zum Klavier und zu Rex. Doch heute wirkte er nachdenklich. „Ich habe gerade angefangen, mich etwas mehr mit dem absoluten Gehör zu beschäftigen“, platzte er zur Begrüßung heraus. Ohne auch nur „Hallo“ zu sagen, fuhr er fort: „Und wenn man an Rex' ausgezeichnetes Gedächtnis denkt, gepaart mit seinem Verständnis für komplizierte Harmonien und Intervalle ...“

An diesem Punkt bemerkte er meinen Blick und unterbrach sich mitten im Satz. „Oh, tut mir leid“, sagte er und schenkte mir ein jungenhaftes Lächeln, das so anziehend wirkte, wenn er den Habitus des Intellektuellen ablegte. Er wusste nun schon seit einiger Zeit, dass er in Rex' Gegenwart einige Gänge zurückschalten musste – und in meiner übrigens auch.

Wie ein Schauspieler, der auf die Bühne tritt, schlüpfte Richard in eine neue Rolle, als er zu Rex hinüberging und ihm eine Bärenumarmung schenkte, die meinen Sohn geradewegs vom Klavierhocker hob. Richard wirkte nun selbst wie ein riesiges Kind. Rex ließ ein schallendes Lachen hören, als der große Mann ihn wieder hinsetzte.

Dann begann Richard die Klavierstunde wie so oft, indem er eine Melodie erfand und aus dem Stegreif dazu sang. Heute ging der Text so:

Rex, du lachst ja!
Oh ja, du lachst!
Was für ein wunderbarer Klang, dieses Lachen!
Ha, ha, ha, ha, ha!
Das bedeutet, dass du fröhlich bist.
Du bist ha, ha, ha, ha, fröhlich!
Lass uns etwas Fröhliches spielen!

Dann setzte Rex mit derselben Melodie ein:

Lass uns etwas Fröhliches spielen!
Dur-Tonarten sind fröhlich;
sie bringen mich zu Lachen!
Ha, ha, ha, ha ha!

Zu diesen gesungenen Worten spielte er eine fröhliche Melodie, und Richard sagte: „Das klingt sehr fröhlich. Dein G-Dur klingt wirklich fröhlich. Aber jetzt wollen wir etwas Trauriges spielen!"

Rex wechselte augenblicklich zu einer melancholischen Weise und sang: „Moll-Tonarten klingen traurig, sie bringen mich zum Weinen." Das Spiel gefiel ihm. Er machte ein trauriges Gesicht, und ohne sein Spiel zu unterbrechen, trieb er es auf die Spitze: „Buhuhu, h-Moll macht mich sehr traurig."

„Prima, Rex, und jetzt zurück zum fröhlichen D-Dur, bitte!"

Und augenblicklich spielte Rex in D-Dur. Der Lehrer war dabei, ihn zu testen, als das Spiel mit verschiedenen Tonarten weiterging, ohne dass der Schüler auch nur einen Takt aussetzte. Richard wollte, wie er mir erklärt hatte, Rex lehren, Emotionen mit Musik zu verbinden und hatte sich deshalb das Spiel ausgedacht, weil es Fröhlichkeit und Traurigkeit mit verschiedenen Klängen und Tongeschlechtern verband.

Dann leitete Richard Rex zu einem weiteren musikalischen Spiel an, indem er seine Fähigkeit demonstrierte, aus einzelnen Akkorden und Tönen Stücke zusammenzubauen, wie ein anderes Kind aus Legosteinen ein Haus bauen würde. Richard applaudierte, als Rex mit einer Akkordfolge schloss. „Gut, Rex. Also, wenn Beethoven dieses Stück als Walzer geschrieben hätte – eins, zwei, drei, eins, zwei, drei –, wie würde es dann klingen?"

Rex schlug noch einmal dieselben Akkorde an, wie ihn sein Lehrer aufgefordert hatte, doch dieses Mal im Walzertakt. Augenblicklich erkannte er das Stück, das er gerade zusammensetzte. „Das klingt dann wie die Mondscheinsonate", sagte er.

„Molto bene!", sagte Richard auf Italienisch, der Sprache, die mein Sohn so liebte. „Jetzt machen wir daraus ein Lied und singen mit."

„Adagio cantabile", erwiderte mein Sohn, der sich von dieser magischen musikalischen Welt völlig fesseln ließ.

Als Rex die Walzerakkorde der Mondscheinsonate zu spielen begann, sang Richard mit seiner Tenorstimme einen Text aus dem Stegreif dazu: „Wir schreiben ein Lied, und es klingt wie die Mondscheinsonate."

Als Rex mit seinem reinen Sopran einfiel: „Wir schreiben ein Lied, im Stil Beethovens, im Stil Beethovens", glaubte ich, es könne unmöglich noch besser werden.

Doch ich hatte mich getäuscht. Richard sagte: *„Bravo, Signore.* Und jetzt kommen wir *pianissimo* zum Schluss. Leise, Rex, leise."

Doch Rex hatte eigene Pläne: *„Non – forte!* Laut! Ich will *forte* spielen!" Und er warf sich beim Singen förmlich in die Tasten, betonte den ersten Schlag, als entspringe dieses Lied geradewegs der Seele eines Walzerliebhabers – eins ... zwei, drei, eins ... zwei, drei. „Wir SCHREIBEN ein LIED! Und es KLINGT wie die MONDscheinsoNAAAAAAte!"

Da saßen die beiden, der hochgewachsene Lehrer mit der beginnenden Glatze und der kichernde kleine Junge. Es wirkte, als säßen sie unter einer Glasglocke, in einer Welt, die nur ihnen beiden gehörte. Sie kommunizierten wie Kinder und schienen doch in der Lage zu sein, etwas Größeres als den Intellekt anzuzapfen. Als mein Sohn sein letztes triumphales „Und forte SoNAAAAte" heraussang, empfand ich ein Gefühl des Friedens, als säße ich selbst in einer Seifenblase, isoliert von allen anderen Aspekten unserer Existenz.

Dann platzte die Seifenblase. Richard sagte: „Rex, jetzt kannst du spielen, was du willst, während ich mich mit deiner Mutter unterhalte. Das hast du gut gemacht."

In den vier Metern zwischen dem Klavier und der Couch mutierte Richard wieder zum Intellektuellen. Ich bedauerte es fast, als er sagte: „Das beweist es." Er schien tief in seine eigenen Gedanken versunken und sprach mehr mit sich selbst als mit mir.

„Und das beweist was?", fragte ich ein wenig gereizt.

„Ich habe versucht herauszufinden, was hinter seiner musikalischen Begabung steckt, und ein bisschen nachgeforscht. Es gibt unglaubliche interessante Forschungsergebnisse dazu", versicherte er mir. Dann stieß er wie ein Schatzjäger hervor, der gerade auf einen unschätzbar wertvollen Fund gestoßen war und sich die Schürfrechte sichern wollte: „Er ist ein Savant! Ein musikalisches Wunderkind und ein Savant."

Ich saß schweigend da, weil ich weder wusste, was das bedeuten sollte, noch, was ich darauf erwidern konnte. Er fuhr auch ohne meine Unterstützung fort: „Im Moment leben nicht mehr als zwanzig davon auf der ganzen Welt!"

Richard erklärte mir, was das Wort „Savant" bedeutete – eine wissenschaftliche Anomalie, die eine außerordentlich seltene „Inselbegabung" verursachte – sozusagen eine Art Teil-Genie, das sich nur auf einen ganz speziellen Bereich bezog und oft bei behinderten Menschen auftrat. Doch für mich war es einfach zu viel, mein Kind in einem solchen Licht zu betrachten. Rex, eine Laune der Natur? Eine extrem seltene und wertvolle Laune der Natur? Wo doch alles, was ich mir jemals für mein Kind gewünscht hatte, Normalität war?

Mir schwirrte immer noch der Kopf von Richards Erläuterungen, als ich zwei Tage später wieder den Hügel zu Lynns Haus hinauffuhr. Ich schlich die Serpentinen noch langsamer entlang als sonst, weil die Sicht nicht gut war. Der September war normalerweise schön, doch heute schien das Wetter meine Stimmung widerzuspiegeln. Normalerweise gab es solche Tage nur im Frühling, wenn die Küste in dichten Nebel gehüllt war. Wir nannten das den „Juni-Trübsinn", und an manchen Tagen lichtete er sich nie. Meine eigenen Gedanken waren so trübe und finster, dass ich mir sicher war, heute sei ebenso einer dieser trübseligen Tage.

Rex war oft erschöpft, wenn ich ihn von der Schule abholte, und heute schien er ebenso müde zu sein wie ich. In dem Versuch, meinen Sohn und mich aus dem Nebel zu heben, stimmte ich ein Lied an, das wir gerne sangen, wenn wir den Hügel hinauffuhren. „Die lange gewundene Straße ... zu Lynns Haus." Vor uns lag eine lange Rechtskurve, die sich zu einer steilen Haarnadelkurve verengte, und als wir noch ein wenig an Höhe gewannen, lichtete sich der Nebel plötzlich und überraschend, während die Küste aus dem Blickfeld verschwand. Genau vor einer weiteren Rechtskurve um den Berg herum brach die Sonne durch den Dunst und setzte sich auf dem Gipfel durch.

Als wir die Auffahrt zu Lynns Haus hochfuhren, blendete uns schon die Sonne. Für Trübsinn war einfach kein Platz mehr. Wie uns die Fahrt heute vom dichten Nebel in Licht und Klarheit geführt hatte, waren auch meine schwermütigen Gedanken praktisch verschwunden, als wir unser Ziel erreichten.

Als Rex an diesem Tag eine Arabeske spielte, die nur versierte Pianisten bewältigen konnten, und die Sonnenstrahlen durch die Bäume fielen, dachte ich kaum mehr an wissenschaftliche Erkenntnisse. Lynn drehte sich zu mir um, und zum ersten Mal in diesen anderthalb Jahren vertraute er mir an, was er im tiefsten Innern über Rex dachte.

„Wenn ich sehe, wie Rex Klavier spielt, fühle ich mich Gott ganz nah. Es ist so, als hätte er einen direkten Draht zum Schöpfer."

Das war es also, absolut, ohne Messlatte oder einschränkende Kriterien, eine unmittelbare Erwiderung auf all die Wissenschaft. Hatte ich das selbst nicht oft gespürt, während der Klavierstunden oder zu Hause, wenn wie vom Himmel geschickte Töne und Läufe die Tastatur auf und ab erklangen?

Lynn redete weiter. „Sein Hirn ist schon so weit entwickelt, wie es bei normalen Musikern erst nach Jahren der Fall ist – er drückt einfach einen Knopf, und sofort stellt sich musikalisches Wissen ein." Ich hing an seinen Lippen. Dann meinte er mit gespielter Verzweiflung: „Es ist wirklich deprimierend, wie leicht ihm alles fällt! Sehen Sie mich an; ich bin fünfzig und schon mein ganzes Leben Musiker. Trotzdem kann ich manches nicht, was Rex ganz automatisch richtig macht!"

Doch sein Lächeln verriet mir, dass Rex ihn wieder einmal schwer beeindruckt hatte, dass der Lehrer ehrfürchtig zu seinem Schüler aufsah und demütig in der Gegenwart von etwas stand, das den menschlichen Verstand übertraf. Er neigte den Kopf und sagte: „Gott hat mit Rex etwas ganz Besonderes erschaffen."

Kapitel 10

Das System versagt

Trösten können uns Menschen,
die mit uns einer Meinung sind –
zum Wachstum verhelfen uns Menschen,
die anderer Meinung sind.
Frank A. Clark, Schriftsteller

Rex wirkte weder wie ein musikalisches Genie noch wie ein Kind, mit dem Gott etwas Besonderes vorhatte, als er vor dem Klassenraum stand und gedankenverloren mit der Hand gegen sein Kinn klopfte. Es war eine seiner vielen stereotypen Verhaltensweisen. Ich konnte ihn schon vom Parkplatz aus sehen und hatte keine Ahnung, was er dort draußen machte, denn es hatte noch nicht zur Pause geklingelt.

Er war allein, abgesehen von seiner neuen Helferin, die sich auf einer Bank in der Nähe niedergelassen hatte und aussah, als warte sie auf etwas. Ich war am Vormittag noch einmal zur Schule zurückgefahren, nachdem ich entdeckt hatte, dass ich Rex' Kappe nicht in den Rucksack gepackt hatte. Seine Augen reagierten empfindlich auf das Sonnenlicht, und deshalb wollte ich ihm die Kappe bringen. Verwirrt beobachtete ich ihn einige Minuten. Was machte er nur? Oder vielmehr, was machte er *nicht*?

Ich ging hinüber, um nachzusehen, doch seine Helferin hielt mich auf. „Sie können jetzt nicht mit Rex reden. Er wurde vor die Tür geschickt."

„Vor die Tür geschickt?", erwiderte ich überrascht und glaubte, dass es sich wahrscheinlich darum drehte, seinem Gehirn eine Erholungspause zu verschaffen. „Warum denn?"

Bevor sie noch antworten konnte, klingelte es, und Rex' Klassenkameraden kamen heraus. Es war Zeit für seine Sportstunde. Deshalb hatte ich mich auch so beeilt, meinem Sohn seine Kappe zu bringen. Ich sah den Sportlehrer Gary auf dem Spielfeld stehen, wo er auf seine Schüler wartete. In diesem Augenblick steckte Rex' Lehrerin den Kopf aus der Tür. Wenn sie von meinem Anblick überrascht war, zeigte sie es nicht. „Rex muss jetzt nicht mehr vor der Tür stehen", teilte sie der Helferin mit.

Ich ging zu seiner Lehrerin hinüber, von der ich wusste, dass sie kritische Fragen hasste. Trotzdem wollte ich es wissen. „Warum muss Rex vor der Tür stehen?"

Ich war immer noch überzeugt, dass das mehr als Erholungspause denn als Strafe gedacht war, daher brachte mich ihre Antwort aus der Fassung. „Er muss lernen, nur zu reden, wenn er drangenommen wird. Wenn wir über Wochentag und Datum reden, antwortet er für andere, und beim Buchstabieren auch."

„Und dann schicken Sie ihn ganz allein vor die Tür, damit er sich gegen das Kinn schlägt?", fragte ich ungläubig.

„Wir haben versucht, ihn in die Ecke zu stellen wie die anderen Kinder, aber das funktioniert nicht. Die anderen Schüler verstehen, was es bedeutet, aber Rex kann die Wand nicht sehen, und hören kann er von dort genauso gut. Also stört er den Unterricht weiter. Er muss lernen, wie man sich im Klassenzimmer benimmt."

Ich hatte Angst, ihr noch weitere Fragen zu stellen, weil ich immer das Gefühl hatte, dass man mir meine Äußerungen verübelte. Entweder fuhr mich seine Lehrerin an, oder sie behandelte mich von oben herab, als sei ich selbst ein Kind, wie es gerade geschehen war. Sie führte die Klasse mit eiserner Faust, ohne sich um Kritik und Anregungen von außen zu kümmern. Das war weit von der Zusammenarbeit entfernt, die man mir versprochen hatte, doch ich musste zugeben, dass Mrs Spader in vielen Bereichen gute Fortschritte erzielt hatte. Trotz ihres autoritären Unterrichtsstils hatte Rex gelernt selbstständig zu essen, konnte Braille schreiben (das Geschriebene wegen seines überempfindlichen

Tastsinns jedoch nicht lesen), und auch im Buchstabieren machte er Fortschritte.

Ich unterdrückte meinen Wunsch, noch mehr zu erfahren, weil ich akzeptiert hatte, dass die Funkstille zwischen Lehrern und Eltern der Preis war, den ich dafür zu zahlen hatte, dass mein Sohn diese Schule besuchen durfte. Ich gab Mrs Spader seine Kappe und sagte: „Rex braucht die für den Sportunterricht."

Sie blickte mir in die Augen und meinte: „Rex nimmt heute nicht an der Sportstunde teil. Er muss nachholen, was er vorhin verpasst hat, als er vor der Tür stand."

Ich blickte meinen Sohn an, der sich immer noch gedankenverloren mit der Hand ans Kinn schlug. Dann sah ich auf das Spielfeld, wo der Sportlehrer Gary die Kinder um sich sammelte, um mit ihnen Brennball zu spielen – Rex' Lieblingsspiel. Ich bemerkte zwei der älteren Kinder, die sich den Ball gegenseitig zuspielten. Da platzte mir der Kragen.

„Rex kann den Sportunterricht nicht ausfallen lassen", sagte ich kalt. „Er steht in seinem Lehrplan", erklärte ich und bezog mich damit auf den jährlichen auf ihn persönlich zugeschnittenen Plan, der meinem Sohn Unterstützung bei seiner schulischen Ausbildung garantierte. In diesem Plan stand ausdrücklich, dass Rex vier Mal die Woche 25 Minuten Sportunterricht erhalten sollte. Diese Lehrerin hielt sich nicht an die Bestimmungen. *Ich* wusste das ... und *sie* wusste es auch.

Sie starrte mich an und wich meinem Blick nicht aus ... ich jedoch auch nicht dem ihren. Mit einem Mal entspannte sich ihre Miene. Sie wusste nur zu gut, dass sie diesen Kampf nicht gewinnen konnte, nicht wenn ein Elternteil die „Lehrplan-Karte" ausspielte. Sie war definitiv die Trumpfkarte, doch man musste sie vorsichtig einsetzen, um keine Schlammschlacht anzuzetteln. „Natürlich wird Rex zum Sport gehen", sagte sie. Ein weiser Entschluss, doch dann fügte sie hinzu: „Er kann die Arbeit in der Pause aufholen." Sie kannte das System offenbar so gut wie ich, und die Pausenzeiten meines Sohnes waren nicht so genau festgelegt wie der Sportunterricht.

Mein Magen krampfte sich zusammen, und ich begriff, wie abhängig ich vom Wohlwollen dieser Lehrerin war. Sieben Stunden pro Tag verbrachte mein Sohn bei ihr, und Gesetz hin oder her, niemand wusste wirklich, was im Klassenzimmer vor sich ging. „Wissen Sie, wie wichtig Sport für Rex ist?", fragte ich. Meine Stimme klang ärgerlich, obwohl ich das gar nicht wollte. „Wenn er nicht nach draußen kommt, können sich Körper und Gehirn nicht regenerieren. Er braucht frische Luft und Bewegung."

„Er muss aber auch lernen, die Konsequenzen seines Verhaltens zu tragen", wandte sie ein. So leicht war ihr nicht beizukommen. „Und wenn er nicht diszipliniert wird, wenn er seine Aufgaben nicht erledigt oder nicht tut, was man ihm sagt, wird er niemals etwas lernen. Rex hat Verhaltensstörungen, die ich mit einem besonderen Konzept bekämpfe. Ich weiß sehr gut, dass er lieber als alles andere draußen ist, und die Konsequenz muss also sein, ihm dieses Privileg zu entziehen."

Ein Konzept, mit dem sie seine Verhaltensstörungen in den Griff bekommen wollte? Warum hörte ich heute zum ersten Mal davon? Damit hatte sie mir den Fehdehandschuh hingeworfen, und das Schlachtfeld war jetzt abgesteckt. Als Mutter musste ich wissen, was hinter den Türen des Klassenzimmers vor sich ging. „Gut, ich verstehe", sagte ich und verbarg meine Gefühle, weil ich mir die Lehrerin meines Sohnes nicht zur Feindin machen wollte. Gleichzeitig wusste ich, dass das Risiko noch größer war, wenn ich nichts tat. „Aber ich möchte einmal im Unterricht dabei sein, um mit eigenen Augen zu sehen, was Sie meinen." Ich hoffte, den richtigen Ton getroffen zu haben, damit sie mich als Verbündete betrachtete, der Rex' Wohlergehen ebenso am Herzen lag wie ihr; jemand, mit dem sie zusammenarbeiten könnte und den sie nicht angreifen musste.

Sie erlaubte es mir sofort, weil sie wusste, dass ich das Recht dazu hatte, wollte die Zeit aber auf das erlaubte Minimum von 20 Minuten begrenzen. Ich verstand nicht, was in diese Lehrerin gefahren war, der ich so gerne vertrauen wollte. „In zwanzig Minuten kann ich nicht viel beobachten", sagte ich, und die Zornesröte stieg mir ins Gesicht.

„Ich kann nicht zulassen, dass Eltern den Unterricht stören", gab sie zurück. „Es wird Rex ablenken, wenn Sie mit im Klassenzimmer sitzen, von den anderen Schülern ganz zu schweigen."

Wie gewandt sie die „Schülerkarte" ausspielte! Doch in diesem Punkt war ich nicht bereit nachzugeben. „Zuerst einmal wird Rex gar nicht wissen, dass ich da bin, weil ich kein Wort sagen werde. Und ich muss mehrere Stunden beobachten ... sonst kann ich Ihre Methode, um Rex' Verhaltensauffälligkeiten mit Ihrem Konzept zu bekämpfen, nicht unterstützen." Wieder einmal spielte ich eine Trumpfkarte aus, mit der sie überhaupt nicht gerechnet hatte. Sie hatte mich weder über ihre Absicht informiert, an seinem Verhalten zu arbeiten, noch meine Erlaubnis dazu eingeholt.

Überrascht hob sie die Augenbrauen. Weil ich die Bestimmungen kannte? Oder weil ich es gewagt hatte, sie herauszufordern? Dann gab sie nach. „Sie können vom ersten Klingeln bis zur Mittagspause dabei sein. Sie werden dann selbst sehen, wovon ich rede. Aber wir sind uns einig, dass Sie nur hospitieren", sagte sie in ihrer „Lehrerstimme". „Ich lasse nicht zu, dass Sie den Unterricht stören."

„Das würde mir nicht im Traum einfallen", sagte ich und ahmte dabei ihren herablassenden Tonfall nach.

Mein Unterrichtsbesuch wurde für den nächsten Dienstag angesetzt, keinen Tag zu früh, was mich betraf. In der Zwischenzeit verpasste Rex zum Glück keine einzige Sportstunde oder Pause. So etwas hätte er mir nach der Schule immer erzählt. Ich nahm an, Mrs Spader wusste genau, dass sie ihre Kompetenzen überschritten hatte, und deshalb hatte sie ihr „Verhaltenskonzept" stillschweigend zurückgezogen, bis ich meine Einwilligung erteilte. Dennoch hegte ich den Verdacht, dass die Entscheidung weiter oben getroffen worden war, möglicherweise von der Direktorin. Zwar wusste ich, dass sie sich jederzeit schützend vor ihre Lehrer stellte, sie unterstützte und an sie glaubte, doch ich wusste auch, dass sie ein herzensguter Mensch war. Ich glaube, sie hatte sich diesen Beruf ausgesucht, weil sie ihre Schüler liebte und wusste, wie wichtig die Schulbildung für ihr Leben war. Letzten Endes ergriff sie also, wie übrigens jeder gute Lehrer oder Direktor, Partei für ihre Schüler.

Meine Hospitation begann mit einer viertelstündigen Pause. Jeder Schüler wurde aufgefordert, sich mit irgendetwas zu beschäftigen. Fünf Schüler hatten sich im Kreis auf den Teppich gesetzt und spielten ein Brettspiel, zwei andere legten am Tisch ein Puzzle zusammen, während sich ein jüngeres Kind das Aquarium anschaute.

„Tony, würdest du Rex zu seinem Keyboard begleiten?" Ich war glücklich, dass ihn ein Drittklässler zu seinem E-Piano führte. Ich hatte es in den Klassenraum gestellt, weil es als eine Art soziale Brücke dienen sollte, um Interaktion und Gespräche zu ermöglichen und Rex' Ichbewusstsein zu fördern.

Doch als er sich vor dem Keyboard hinsetzte, spielte er den anderen nichts vor. Stattdessen sagte seine Lehrerin: „Dein Kopfhörer liegt direkt vor dir, Rex, wie immer – du weißt ja, wie man ihn aufsetzt." Und das machte er auch. Er begann seinen Schultag – und augenscheinlich war er das so gewohnt – abgeschnitten von seinen spielenden Klassenkameraden, isoliert durch seinen Kopfhörer.

In der Englischstunde wurden die Schüler in Leistungsgruppen eingeteilt. Manchmal bezog sich das auf das Alter, manchmal auch auf ihre kognitiven Fähigkeiten. Die „jüngste" Gruppe arbeitete mit der Helferin eher visuell, während Mrs Spader vier Schüler aus der ersten bis dritten Klasse nach vorne direkt vor die Tafel holte. Als ich mich fragte, was denn Rex allein an seinem Pult machen sollte, kam die Blindenlehrerin herein.

Sie ging zum Pult meines Sohnes, sah mich schweigend in der Ecke sitzen und nickte mir zu. Dann setzte sie sich neben meinem Sohn hin und begrüßte ihn. „Hallo, Rex."

„Hallo, Karen", erwiderte er. „Es ist Zeit für Braille", fügte er hinzu. Offenbar wusste er, was Karens Anwesenheit bedeutete.

„Das stimmt, Rex. Heute werden wir etwas in Braille schreiben und lesen." Sie sprach leise und unbetont. Ich beugte mich vor, damit ich sie besser verstehen konnte. Ich sah, wie sie meinem Sohn einen Bogen Braille-Papier gab. Auch mit Unterstützung seitens seiner Lehrerin hatte er Schwierigkeiten, ihn in die Braille-Schreibmaschine einzuspannen, die einer schweren altmodischen Schreibmaschine ähnelte. Doch schließlich schaffte er es und war sichtlich stolz darauf.

Karen las von einer Liste ab und sagte: „Kannst du das Wort *fett* für mich schreiben?" Rex bejahte, doch seine Hände hingen reglos in der Luft. Das überraschte mich nicht, denn Karens Stimme war nicht lebhaft genug, um meinen Sohn zu motivieren.

„Du musst deine Hände auf die Braille-Schreibmaschine legen, Rex“, fuhr sie mit derselben monotonen Stimme fort. Ich wusste nur zu gut, wie abhängig mein Sohn von der Energie der Menschen war, die mit ihm arbeiteten, Energie, die durch ihren Tonfall vermittelt wurde. Als ich der Frau zuhörte, beschlich mich eine böse Vorahnung.

Gleichzeitig arbeitete Mrs Spader vorn mit ihrer Gruppe. Vor ihr lag ein Stapel mit Buchstabierkarten. „Heute üben wir Wörter mit kurzem ‚e‘. Wer kann ‚fett‘ buchstabieren?“

Drei von vier Händen schossen in die Höhe, doch bevor die Lehrerin jemanden aufrufen konnte, rief Rex schon ganz aufgeregt: „F-E-T-T – fett!“

Mrs Spader seufzte und sagte: „Danke, Rex. Das stimmt. Aber du musst dich auf deine eigene Arbeit konzentrieren.“ Sie warf einen Blick in meine Richtung, als wollte sie sagen: „Sehen Sie?“

Karen drückte Rex’ Hände leicht nach unten auf die Braille-Schreibmaschine. Mein Sohn drückte eine Taste, und dann hob er die Hände sofort wieder hoch. Er war abgelenkt, und es gefiel ihm nicht. Es war ganz offensichtlich, dass er Mrs Spader zuhörte, als sie eine weitere Buchstabierkarte aufnahm und sagte: „*Bett*. Wer kann mir sagen, mit wie vielen Buchstaben man das schreibt?“

Wieder meldeten sich einige, und wieder rief Rex durchs ganze Klassenzimmer. Ganz präzise artikuliert sagte er: „Vier Buchstaben. B-E-T-T.“ Dann mit stolzgeschwellter Brust: „Bett.“

Rex wedelte aufgeregt mit seinen Händen. Er wusste, dass er wieder richtiglag. Die Lehrerin blickte ihn zunehmend verärgert an. Karen beugte sich zu meinem Sohn hinüber und sagte zu ihm: „Rex, Mrs Spader hat dich gebeten, deine eigenen Aufgaben zu erledigen, damit deine Klassenkameraden sich um ihre kümmern können. Du musst *fett* und *Bett* hier buchstabieren.“

Sie legte ein Blatt mit Braille-Wörtern auf den Tisch neben der Schreibmaschine und führte Rex’ Hand auf das Papier. Seine Hände schossen sofort wieder in die Höhe. Was auch kein Wunder war. Er konnte kein Braille lesen. Zwei Jahre versuchte er es nun schon und konnte nicht einmal einen Buchstaben vom anderen unterscheiden, geschweige denn ganze Wörter lesen. Seine Hände waren immer noch zu empfindlich.

„Rex will die Buckel nicht anfassen", sagte er zunehmend aufgeregt. Trotzdem war das die traurige Aufgabe meines Sohns: Buckel befühlen, die für ihn keinen Sinn ergaben, während er eigentlich vorn bei den anderen sitzen und laut buchstabieren wollte. Das war sonnenklar. Und er war gut darin, indem er Laute aufnahm und mit seiner Stimme wiedergab – nicht mit seinen Händen. Ich rutschte unruhig auf meinem Stuhl herum und empfand die Frustration meines Sohnes nach, während Karen noch einmal seine Hand auf die Seite mit den Braille-Buchstaben führte. Rex saß lustlos da, gelangweilt und apathisch. Fast wäre er vom Stuhl gefallen.

Gerade als ich glaubte, genug gesehen zu haben, ging ein Mädchen zum elektrischen Bleistiftspitzer an der Tür. Am liebsten wäre ich aufgesprungen und hätte „Nein!" geschrien, als sie ihren Stift in den Spitzer steckte. Erschrocken blickte ich zu Rex hinüber, als das kreischende Geräusch seine Ohren und sein Nervensystem erreichte, das aufgrund der Kombination von Blindheit und Autismus so überaus sensibel reagierte. Als hätte ihm jemand einen Stromschlag versetzt, erstarrte sein Körper, seine Kiefer krampften sich zusammen und zitterten, und dann steckte er sich die Finger in die Ohren und rief: „Stell den Bleistiftspitzer aus!"

Mrs Spader blickte Rex an, dem nach diesem Schock das Blut ins Gesicht geschossen war, und dann meinte sie mit fast unheimlicher Gelassenheit: „Trisha, du weißt doch, dass du Rex immer vorher Bescheid sagen musst, wenn du deinen Bleistift anspitzt."

Das Mädchen murmelte: „Tut mir leid", als sie zu ihrem Platz zurückkehrte. Langsam zog Rex wieder die Finger aus den Ohren, obwohl sein Gesicht noch immer gerötet war. Sein Gesicht hatte einen wachsamen Ausdruck, er machte sich auf einen neuerlichen Angriff auf sein Nervensystem gefasst. Ich verstand allmählich, warum mein Sohn nach der Schule immer so kaputt war.

Karen sagte: „Komm schon, Rex. Du musst dich beruhigen und mit deinen Aufgaben weitermachen."

Ich atmete tief durch, um selbst zur Ruhe zu kommen, während Rex' Hände schließlich wieder auf seinem Blatt mit der Braille-Schrift zu liegen kamen, doch er war wie betäubt. Mechanisch fuhr er mit der Hand über das Blatt. Es war eindeutig, dass er nichts erkannte und nichts erreichte. So saß er einige Minuten lang da, praktisch komatös, und er ignorierte die Spezialistin, die gekommen war, um mit ihm zu arbeiten. Ich wollte zur Lehrerin hinübergehen und sie fragen, warum er nicht an ihrer Gruppe teilnehmen konnte, widerstand jedoch der Versuchung. Ich war ja nur zum Beobachten da, nicht um in den Unterricht einzugreifen oder Ratschläge zu erteilen.

Dann läutete es zur Pause, und dieses unerwartete Geräusch schreckte Rex aus seiner Apathie auf. Wieder steckte er sich die Finger in die Ohren, als Karen das fast leere Blatt aus der Braille-Schreibmaschine zog. Mrs Spader verkündete: „Pause! Aber denkt daran, dass wir uns alle die Hände waschen müssen, bevor wir etwas essen und auf den Hof gehen."

Ihre Schüler standen auf und drängten sich um das Waschbecken genau hinter Rex. Auch die jüngeren Kinder sprangen auf, und das allgemeine Chaos veranlasste meinen Sohn, sich die Finger wieder und noch tiefer in die Ohren zu stecken. Ahnungsvoll verzog ich das Gesicht, weil ich wusste, dass das Geräusch laufenden Wassers für Rex schon immer schwer zu ertragen gewesen war. Dann hörte ich, wie aus seinem Mund ein lang gezogenes „AAAAHHHH" kam. Dieser Laut beruhigte ihn, weil er dafür sorgte, dass ihm der Lärm ringsherum nicht zu sehr auf den Leib rückte. Doch wie lange noch?

Einer der älteren Jungen wollte gerade hinausgehen, als ihn Mrs Spader mit einer Bitte aufhielt. „Thomas, würdest du heute bitte Rex helfen?"

Thomas drehte sich um. „Mach ich", entgegnete er und ging zu meinem Sohn hinüber. Offenbar wusste er, was er zu tun hatte. Rex hatte die Finger immer noch in die Ohren gesteckt, als Thomas ihm mitteilte: „Rex, heute begleite ich dich auf den Schulhof."

Rex reagierte nicht, und die Lehrerin sagte: „Steh auf, Rex. Du musst dir die Hände waschen." Als er immer noch nicht reagierte, griff sie ihm unter die Achseln, damit er sich bewegte. Langsam stand er auf, und sie drehte ihn so herum, dass er das Waschbecken vor sich hatte. „Komm schon, Rex. Das Waschbecken ist direkt vor dir."

Genau in diesem Augenblick drehte sich ein Mädchen, das am Waschbecken gestanden hatte, herum und stieß mit Rex zusammen. Er geriet ins Taumeln. Das „AAAHHH" wurde lauter und verzweifelter, als wolle er sich schützen, die Geräuschkulisse und das Chaos ringsum herausfiltern.

Thomas wurde ungeduldig, nahm ihn bei der Hand und sagte: „Komm schon, Rex, ich muss jetzt los." Er versuchte ihn zum Waschbecken zu ziehen, doch Rex konnte es nicht mehr aushalten und riss sich los, als zwei Klassenkameraden auf dem Weg nach draußen an ihm vorbeikamen.

Mrs Spader griff ein: „Versuch's noch einmal, Thomas."

Der Junge machte einen zweiten Versuch und stieß erneut auf Widerstand. Rex entwand die Hand wieder dem Griff des älteren Jungen und sagte immer wieder: „Tschüs, Thomas. Tschüs, Thomas. Tschüs, Thomas" – ein verzweifelter Versuch, sich aus der Situation zu verabschieden.

Mrs Spader sagte: „Thomas, du kannst jetzt gehen. Ich kümmere mich um Rex."

Erleichtert rannte der Junge davon. Als der letzte Schüler den Hahn aufdrehte, drehte sich Rex weg, um dieser Szene zu entkommen, und stieß gegen sein Pult. Das war der Tropfen, der das Fass zum Überlaufen brachte. Er begann sich wie ein Kreisel um die eigene Achse zu drehen; in seinem Gehirn musste das totale Chaos herrschen. Ich sah mein Kind an, spürte seinen Schmerz und hatte das Gefühl, innerlich zu verbluten.

Als ich aufspringen und eingreifen wollte, hielt mich die Lehrerin mit einem Blick zurück, der zu besagen schien: „Ich kümmere mich darum. Das hier ist mein Klassenzimmer."

Aber das ist mein Sohn!, dachte ich. Mit fester Stimme sprach sie Rex an. „Wenn du mit den anderen auf den Hof gehen willst, musst du aufhören, dich zu drehen, und dir die Hände waschen. Das Waschbecken ist direkt vor dir, Rex."

Ungläubig sah ich zu. Lehrer und Schüler befanden sich auf zwei unterschiedlichen Planeten, zwischen ihnen gab es keinerlei

Verbindung. Ich fühlte mich, als säße ich in einem absurden Theaterstück und beobachte meinen Sohn, blind und in seinem Autismus gefangen. Schweigend drehte er sich um seine eigene Achse und versuchte, seine Gehirnfunktionen wieder in geordnete Bahnen zu lenken.

Mrs Spader verlor die Geduld und fragte nach: „Hast du mich gehört, Rex?"

An diesem Punkt hielt ich es nicht mehr aus. Ich rannte quer durchs Klassenzimmer und brach mein Versprechen, nicht einzugreifen. Wütend starrte ich die Lehrerin an. „Verstehen Sie ihn denn wirklich nicht? Er kann das nicht so machen, wie Sie denken. Sehen Sie denn nicht, wie sehr er sich bemüht hat, den Lärm und das Chaos herauszufiltern? Glauben Sie denn nicht, er würde gern draußen bei den anderen Kindern sein?"

„Er hat sich so bemüht?", konterte sie ungläubig. „Er wäscht sich sonst doch auch die Hände. Ich weiß also, dass er es kann, wenn er es will, und heute wollte er nicht. Es geht also um sein Verhalten!"

Wie konnte eine Lehrerin, die mit Behinderten arbeitete, das nicht begreifen? Am liebsten hätte ich sie beim Kragen gepackt und ihr Verstand eingetrichtert. Doch heute konnte ich nur die Arme um meinen Sohn legen, damit er sich nicht mehr um seine eigene Achse drehte. Ich war nahe daran zu explodieren: „Hier muss etwas passieren! Ich werde eine Krisensitzung einberufen, und ich will, dass jeder Einzelne daran teilnimmt, der mit Rex arbeitet!"

Kapitel 11

Die Konferenz

Denn Gott hat uns nicht gegeben den Geist der Furcht, sondern der Kraft und der Liebe und der Besonnenheit.
2. Timotheus 1,7

Ich hasse Streitgespräche. Doch mir blieb keine andere Wahl. In wenigen Augenblicken würde es so weit sein. Also bat ich Gott um Kraft, Liebe und Besonnenheit, so wie ich es schon häufig getan hatte, seit Rex zur Welt gekommen war – wenn ich die Orientierung verloren hatte, von Furcht, Zweifel oder Zorn wie gelähmt war oder mich zusammenreißen musste, um etwas zu erreichen.

Seit ich im Klassenzimmer zugesehen hatte, fühlte ich immer größeren Zorn in mir aufsteigen. In meinem Kopf spielten sich wilde Diskussionen ab, ob wir die Situation wieder in den Griff bekommen könnten, doch zum Schluss stand immer die wütende Anklage: „Wie konnten Sie nur?"

Doch jetzt war nicht die Zeit für Gefühlsaufwallungen; ich musste meine Hausaufgaben machen. Was genau stand im Gesetz? Und wie konnten wir die Theorie auf Rex' Fall anwenden? Rex wurde ein „individueller Bildungsplan" garantiert, und es war überdeutlich geworden, dass ich nun einen eigenen Plan entwerfen musste. Der aktuelle Plan enthielt die wesentlichen Eckpunkte für einen „angemessenen und möglichst wenig einschränkenden" Unterricht im Lauf des Schuljahrs. Doch das, was ihm tatsächlich angedieh, war alles andere als das.

Ich hatte Rex zu seinem Klassenzimmer gebracht und saß nun in unserem geparkten Wagen. Ich sah die Tür zum Konferenzraum in einiger Entfernung, und sie wirkte so einschüchternd auf mich wie die versammelte Mannschaft dort drinnen. Hinter dieser schweren Tür befand sich ein langer Tisch, der allen Spezialisten Platz bot, die sich der Erziehung meines Sohnes widmeten. Heute würden alle da sein – das hatte ich selbst so gefordert. Ich hatte den festen Vorsatz, dass das vom Gesetz garantierte „Team" auch als solches handeln müsse und mich nicht ausschließen durfte. Doch um dieses Ziel zu erreichen, musste ich meine Nervosität in den Griff bekommen. Meine Wut musste ich zu gerechtem Zorn kanalisieren, vielleicht mit einem kontrollieren Ausbruch hie und da. Andere Eltern brachten einen Anwalt zu diesen Konferenzen mit, um sich gegen einen Saal voller Spezialisten zu behaupten und für ihre Kinder zu kämpfen. Doch ich hatte keinen Anwalt, und so atmete ich einfach tief durch und öffnete die Wagentür.

Ich ging über den Parkplatz, den Kopf erhoben, die Schultern gerade, und mit jedem Schritt riss ich mich ein wenig mehr zusammen. Als ich die Tür passierte, ließ ich meinen Blick durch den Raum schweifen, um zu sehen, wer alles da war. Keiner fehlte. Die Direktorin saß am Kopfende, obwohl Mrs Spader als Rex' Lehrerin das Treffen leiten würde. Außerdem waren die Schulpsychologin, die Ergotherapeutin, Gary, der Sportlehrer, die Sprachtherapeutin und auf meinen ausdrücklichen Wunsch auch Rex' Helferin dabei.

Die Tür fiel mit einer Endgültigkeit ins Schloss, als finde hier drinnen eine Gerichtsverhandlung statt. Als ich mich hinsetzte, waren alle Augen auf mich gerichtet. Ich wusste genau, wie viel hier auf dem Spiel stand. Die Zukunft meines Sohns an dieser Schule hing von diesem einen Gespräch ab.

Rex' Lehrerin eröffnete die Konferenz. Zunächst blickte sie mich an – ich saß ihr direkt gegenüber – und dann alle anderen Teilnehmer. „Wir treffen uns heute hier, um über einige Fragen zu reden, die Rex' Mutter Sorgen machen." Dann sah sie mir in die Augen und meinte: „Dann fangen Sie bitte an, Cathleen."

Noch ein letztes Mal atmete ich durch, um zur Ruhe zu kommen, dann sah ich nacheinander alle an, jedes einzelne Teammitglied, das sich, wie ich hoffte, zu einer besseren Zusammenarbeit bewegen lassen würde.

Mir war bewusst, dass die Schule auch vieles richtig gemacht hatte. Die Schulung von Rex' Orientierungssinn und seinem Bewegungsapparat hatte zu einem wirklichen Durchbruch geführt, und er war nun in der Lage, einen Blindenstock zu benutzen. Auch der engagierte Einsatz seiner Helfer sorgte dafür, dass er gut durch den Tag kam. Für all das war ich dankbar.

Doch als ich Mrs Spader quer über den Tisch ansah, ließ mich irgendetwas in ihrem Blick die Fassung verlieren, und mit einem Mal wich der Vorsatz, zu Anfang etwas Positives zu sagen, einer ganzen Breitseite von Vorwürfen. „Jeden Tag, wenn ich Rex von der Schule abhole, ist er völlig erschöpft. Er wird immer apathischer und wortkarger, wenn ich ihn nach seinem Schultag frage. Nachdem ich ihn im Klassenzimmer beobachtet habe, weiß ich auch, warum." Das hatte ich gar nicht so sagen wollen, doch nun war es mir herausgerutscht.

Rex' Lehrerin meldete sich zu Wort, um sich zu verteidigen. „Genau um dieses Problem, seine Apathie, versuchen wir uns im Unterricht zu kümmern. Es ist unglaublich schwierig, Rex zu einer Aufgabe zu motivieren. Das haben Sie selbst gesehen."

Ich beugte mich vor und drückte meine Hände auf die Tischplatte. Ich wollte nicht den Ankläger spielen und befahl mir: *Ruhig bleiben. Tief durchatmen. Gut, und jetzt weiter.* „Aber warum ist er so apathisch? Neulich konnte sich Rex nicht auf seine Braille-Aufgaben konzentrieren. Ja, das habe ich mit eigenen Augen gesehen. Aber beim Buchstabieren war er nicht apathisch – er war voll da und wusste genau, um was es geht. Das hat ihn viel mehr interessiert als alles andere. Es ist doch nur natürlich, dass er bei dieser Gruppe mitmachen wollte."

„Rex hat besondere Bedürfnisse, um die wir uns kümmern müssen", gab die Lehrerin brüsk zurück. „Karen kommt drei Mal pro Woche, um ihm Braille beizubringen, damit er lesen und schreiben lernt. Das sollte doch wohl höchste Priorität haben." Mrs Spader schenkte mir wieder einmal diesen herablassenden Blick, den ich mittlerweile so sehr hasste.

Ich wandte mich an seine Braille-Lehrerin. „Über Braille möchte ich nachher etwas sagen, doch zuerst möchte ich wissen, Karen, ob Sie Rex vielleicht zu einem anderen Zeitpunkt unterrichten könnten, wenn der Rest der Klasse nicht Buchstabieren übt. Rex muss auch buchstabieren lernen, und er sollte so viel wie möglich gemeinsam mit den anderen Kindern arbeiten."

Karen rutschte unbehaglich auf ihren Stuhl herum und meinte: „Nein. Das passt nicht in meinen Zeitplan. Ich muss mich in drei verschiedenen Bezirken um Kinder mit Sehbehinderungen kümmern."

Es passte nicht in *ihren* Zeitplan? „Soll der Förderunterricht nicht das Kind an die erste Stelle setzen, sodass Sie Ihren Zeitplan danach ausrichten, und nicht umgekehrt?"

Karen wusste darauf nichts zu sagen, Mrs Spader schon. „Wir versuchen, so gut wir können, mit den Einschränkungen des Systems zu leben."

Ich hatte das Gefühl, mit dem Kopf gegen die Wand zu rennen. Es ging nur um Geld und Zeitpläne. Diese Frage jetzt weiterzuverfolgen, schien mir sinnlos und würde mir vielleicht den Wind aus den Segeln nehmen. Ich drückte meine Hände zusammen und versuchte, meine Frustration zu unterdrücken. Nun sprach ich ein weiteres entscheidendes Thema an. „Ich verstehe vollkommen, dass Sie überlastet sind, doch das führt uns nur zu der Frage zurück, wie effektiv die Zeit wirklich genutzt wird. Ich habe fünfzig Minuten lang beobachtet, wie Sie mit Rex gearbeitet haben, und er war so unaufmerksam, dass er fast vom Stuhl gerutscht wäre! Und seine Braille-Seite war zum Schluss praktisch leer."

Ich fragte mich, was die anderen hier versammelten Spezialisten wohl darüber dachten. Fanden sie so ein Unterrichtsergebnis normal? Oder akzeptabel? Ich spürte, wie angesichts dieser emotional befrachteten Frage alle nervös wurden. Karen starrte ihre Hände auf dem Tisch an, als ob der fehlende Augenkontakt mich aufhalten könnte. Doch ich wollte für meinen Sohn kämpfen. „Ich glaube, Sie hätten mehr Erfolg damit, Rex' Aufmerksamkeit zu wecken, wenn Sie etwas betonter und lebendiger sprechen würden."

Als Karen nicht sofort antwortete, sprang Mrs Spader darauf an. „Und was sollen wir tun? Sollen wir für Rex aus dem Unterricht ein Spiel machen?“

„Nein, aber er muss ihn mehr stimulieren“, entgegnete ich.

„Wie denn?“, fragte sie zurück. „Indem wir ihn von einer übertrieben lebendigen Aussprache abhängig machen? In der wirklichen Welt dort draußen gibt es so etwas doch auch nicht.“ Sie hielt inne und fuhr dann mit einem Anflug von Ungeduld fort: „Und ich glaube, wir hatten diese Diskussion schon einmal.“

Ich trommelte mit den Fingern auf den Tisch, um mich zu beruhigen. Seit Rex’ Vorschulzeit hatte ich immer wieder auf die Notwendigkeit hingewiesen, im Umgang mit Rex besonders lebendig zu sprechen, um seine Aufmerksamkeit zu wecken. Durch seine Blindheit war er darauf angewiesen, Informationen über das Gehör zu bekommen. Wenn es auf diese Weise relativ einfach gelang, ihn für seine Aufgaben zu interessieren, warum sollte man es dann nicht einfach tun? Ich wurde immer frustrierter, weil ich mich wieder mit diesem alten Problem herumschlagen musste. „Aber wir reden hier doch über die Schule und darüber, wie wir ein Kind mit besonderen Bedürfnissen dazu motivieren können, eine langweilige Aufgabe in der *Schule* zu erledigen. Auch andere Kinder werden doch durch Dinge motiviert, die sie ansprechen! Was finden wir denn in den Klassenzimmern an jeder Wand? Bunte Bilder mit Zahlen und Buchstaben. Und warum?“

Die Direktorin lächelte, vermutlich weil sie diese Ausstattung ihrer Klassenzimmer schätzte. „Um zum Lernen anzuregen und zu ermutigen“, sagte sie und fügte dann nachdenklich hinzu: „... und zwar die sehenden Schüler.“ Sie nickte, als wollte sie sagen: *Es ergibt schon einen Sinn, dass ein blindes Kind anders angeregt werden muss.*

Ich hatte das Gefühl, dass ich einen Punkt für mich verbucht hatte, wollte diesen Moment jedoch nicht nutzlos verstreichen lassen. „Erwarten sehende Kinder etwa lila Elefanten oder riesige Zahlen am Himmel, wenn sie aus dem Klassenzimmer nach draußen gehen?“ Ich ließ die Worte einen Augenblick lang in der Luft hängen und fügte dann die offensichtliche Konsequenz an: „Warum wird mein Kind also nicht ebenso dazu angeregt, etwas zu lernen, indem man seinen Bedürfnissen entgegenkommt?" Eigentlich fand ich diese Idee ziemlich logisch.

Einen Augenblick lang schwiegen alle. Dann schlug seine Lehrerin eine neue Richtung ein. „Cathleen, selbst wenn ich laut mit Rex spreche, erledigt er seine Aufgaben nicht. Er hat Verhaltensprobleme, um die wir uns kümmern müssen, bevor irgendeine Unterrichtsmethode ihn dazu bringt, sich auf seine Arbeit zu konzentrieren."

Mir stieg das Blut in die Wangen, weil ich wusste, mit welchen Schwierigkeiten mein Sohn jeden Tag zu kämpfen hatte, und ich war wirklich dankbar, dass Verhaltensprobleme nicht dazugehörten. „Das sagen Sie immer wieder – Verhalten, Verhaltenstherapie –, aber ich kann mir beim besten Willen nicht vorstellen, was Sie damit meinen."

„Er weigert sich, einfache Aufgaben zu erledigen", erwiderte sie nüchtern. „Sie haben es im Klassenzimmer selbst gesehen. Wir wissen alle, dass Rex selbst zum Waschbecken gehen kann. Aber an diesem Tag hat er sich schlichtweg geweigert – und eine einfache Situation wurde kompliziert."

„Er hat sich geweigert?" Verblüfft kniff ich die Augen zusammen. „Rex hat sich an diesem Tag nicht geweigert, zum Waschbecken zu gehen. Er war einfach nicht in der *Lage* dazu. Das ist ein großer Unterschied."

„Nicht in der Lage?", fragte sie ungläubig nach. „Er musste doch nur ein paar Schritte machen und-"

„Ein paar Schritte, die er nicht machen konnte!", platzte ich heraus, während ich merkte, wie die Atmosphäre im Saal immer gespannter wurde. Konnte es wirklich sein, dass sie nicht verstanden, wie komplex Rex' Situation aussah? Dachten sie wirklich, er sei einfach nur faul oder widerborstig? Glaubten sie, sie könnten sein Verhalten, das seine Ursache in einem neurologischen Problem hatte, mit disziplinarischen Maßnahmen in Ordnung bringen?

Ich nahm mir einen Augenblick Zeit, um Zorn und Frustration in andere Bahnen zu lenken und eine emotionale Bitte zu formulieren. „Ich fürchte, dass Sie nicht verstehen, was Rex erlebt. Er war durchaus bereit, zum Waschbecken zu gehen, damit er mit seinen Klassenkameraden nach draußen gehen konnte. Doch dann stürmte alles auf seine Sinne ein. Zuerst zieht ihn ein Kind am Arm, dann rempelt ihn ein anderes an, dann dreht er sich hierhin und dorthin. Wenn ein blindes Kind sich nicht orientieren kann, erlebt es ein räumliches Chaos in seinem Kopf. Dann stellen Sie sich vor, wie der Wasserhahn laufend auf- und zugedreht wird und seine Nerven reizt. Ringsherum rannten Kinder, ihr Lachen und Geplauder wurde für seine aufgrund des Autismus überempfindlichen Ohren zu viel. Er war völlig desorientiert. Sein Gehirn konnte das alles nicht mehr verarbeiten und reagierte sozusagen mit einem Kurzschluss." Ich ließ meinen Blick über die Anwesenden schweifen und hoffte inständig, dass ich mich verständlich ausgedrückt hatte.

Mrs Spader sah mich mit einem ausdruckslosen Blick an und gab nicht einen Zentimeter nach. Entweder glaubte sie mir nicht, oder sie wollte mir nicht glauben, denn das hätte ja bedeutet, dass ihr Schüler ein weitaus komplizierteres Rätsel darstellte, als sie bisher gemeint hatte. „Ich glaube, ich kenne Rex recht gut. Seit einiger Zeit kommt er nun jeden Tag in meine Klasse."

Warum glaubte sie, dass ich ihre Feindin war? Standen wir nicht auf der gleichen Seite und setzten uns beide für Rex ein? Ich nahm ihren provokanten Tonfall wahr, setzte dem aber nichts entgegen, sondern fuhr mit meinem emotionalen Appell fort. „Und *ich* glaube, dass es bei meinem Sohn eine Menge gibt, das keiner von uns wirklich versteht. Sein neurologisches System ist nicht stabil, man muss sich jeden Tag auf etwas Unerwartetes einstellen. Ich weiß, wie schwer es ist, damit zu arbeiten. Glauben Sie mir, ich weiß es wirklich." Mir gingen die vielen Herausforderungen durch den Kopf, mit denen ich es in dieser Hinsicht tagein, tagaus aufnehmen musste. „Aber das ist *unsere Aufgabe*", sagte ich und machte damit deutlich, dass ich mich als Teil des Teams verstand. „Es ist Ihre Aufgabe und meine, mit dem Rex zu arbeiten, den wir tatsächlich vor uns haben, nicht mit dem Rex, den wir gern hätten oder der er in einer vollkommenen Welt wäre."

Nacheinander blickte ich alle an, und nun hörten alle gespannt zu. „Und ich glaube, dass es einige Punkte gibt, in denen der Unterricht versagt. Ja, er hat anstrengende Bedürfnisse, und deshalb glaube ich, es ist von entscheidender Bedeutung, dass die Teamziele für sein Leben wirklich relevant sind und nicht einfach seine Zeit verschwenden – und die Zeit der Menschen, die mit ihm arbeiten", sagte ich, wobei ich zunächst Karen ansah und dann nacheinander alle anderen Teammitglieder.

Seine Lehrerin war sich ihrer Sache immer noch sicher und meinte: „Glauben Sie mir, wir haben uns Ziele gesetzt, die für Rex' Leben wirklich relevant sind, allen voran, ihm ein unabhängigeres Leben zu ermöglichen."

„Und dabei haben Sie wirklich gute Ergebnisse erzielt, das ist richtig", stimmte ich zu. „Aber lassen Sie uns über einen Bereich sprechen, in dem er keine Fortschritte erzielt. Haben Sie gewusst, dass nur zehn Prozent aller Blinden Braille lesen können?", fragte ich. Von dieser schockierenden Zahl hatte ich selbst erst gerade erfahren. Mrs Spader sah überrascht aus, doch sie schwieg. „Wenn er also nach zwei Jahren immer noch nicht in der Lage ist, auch nur zwischen zwei Braille-Buchstaben zu unterscheiden, warum machen wir dann so weiter? Er kann sie schreiben, aber keinen einzigen Buchstaben, den er geschrieben hat, lesen. Worin liegt also der Sinn? Mich würde das auch zu Tode langweilen. Und mir fiele es wahrscheinlich ebenso schwer, bei der Sache zu bleiben, wenn ich Buckel auf ein Blatt Papier machen müsste, die für mich absolut keine Bedeutung haben." *Hoppla! „Zu Tode langweilen" – das hatte ich nicht sagen wollen. Etwas starker Tobak. Aber das Thema löst bei mir so viele Gefühle aus.* Ich versuchte, wieder freundlicher zu klingen, als ich die auf der Hand liegende Schlussfolgerung zog: „Verschwenden wir damit also nicht Karens Zeit? Und viel Geld des Bezirks?"

„Sie wollen also, dass Rex Analphabet bleibt?", fragte seine Lehrerin eingeschnappt.

„Natürlich nicht!", entgegnete ich. „Wenn aber nur zehn Prozent die Blindenschrift beherrschen, muss es noch andere Möglichkeiten geben." Ich hatte meine Hausaufgaben gemacht und mich auf das Treffen vorbereitet – und zwar hatte ich nicht nur die Probleme formuliert, sondern auch Lösungen gesucht. Nach einigen Recherchen erschien es mir fast unglaublich, dass dieses „Team" niemals über Alternativen zur Blindenschrift diskutiert hatte, um Rex zu ermöglichen, lesen und schreiben zu lernen, obwohl er blind war und einen überempfindlichen Tastsinn hatte. Ich hatte nicht lange suchen müssen, um herauszufinden, dass vielerorts Computer mit einem Sprachsynthesizer im Einsatz waren. Wenn man bedachte, dass Rex ein hervorragendes Gehör besaß, ergab sich diese Lösung eigentlich von selbst. „Rex kann gut buchstabieren, und deshalb sollten wir uns seine Stärken so zunutze machen, dass es ihn motiviert und bestärkt. Ich bin sicher, dass er mit einer Computertastatur so gut zurechtkommen wird wie mit den Tasten eines Klaviers."

Ich nahm sie in meine Vision für Rex hinein. „Er kann sicher tippen lernen, und die heutigen Computer sind in der Lage, ihm dann seine eigenen Worte akustisch wiederzugeben. Das wird ihm gefallen!", sagte ich absolut überzeugt. Ich konnte mir genau vorstellen, wie gespannt Rex der Computerstimme lauschen und schneller tippen würde, nur um diese „lustige Stimme" wieder zu hören.

Einen Augenblick lang herrschte Schweigen, während das Team meine Worte verarbeitete. Die Idee, Rex einen Rechner zur Verfügung zu stellen, war für sie offenbar völlig neu, obwohl Karen als Lehrerin für Sehbehinderte doch wissen musste, dass solch eine Möglichkeit existierte. Hatte sie den Mund gehalten, weil es mal wieder ums Geld ging? Mir war zu Ohren gekommen, dass die Schulbehörden Lehrer manchmal anweisen, Eltern nicht über möglicherweise kostspielige Programme oder neue technische Hilfsmittel für ihre Kinder zu informieren. Das bedeutete, dass Eltern sich selbst darum kümmern mussten zu erfahren, was auf dem Markt war.

Mrs Spader sah die Blindenlehrerin an. „Glauben Sie, dass Rex jemals Blindenschrift lernen wird?"

Karen war sichtlich unbehaglich zumute, als alle Augen auf sie gerichtet waren. „Vielleicht schon", murmelte sie. Offensichtlich wollte sie sich nicht festlegen.

„Vielleicht?", schrie ich fast heraus. „Zwei Jahre arbeiten Sie nun schon drei Mal die Woche mit ihm, und er kann immer noch kein *A* von einem *B* unterscheiden. Und wenn er seine Braille-Aufgaben endlich fertig hat, ist er für den Rest des Tages völlig erledigt. Ist das die ‚angemessene' Bildung, die das Gesetz Rex garantiert?"

Diese Worte waren mir einfach so herausgerutscht, doch sie sagten immer noch nicht genug. Mit geballten Fäusten und der ganzen Entschlossenheit einer Mutter sagte ich frei heraus, was ich wirklich dachte. „Sie verschwenden nicht nur seine Zeit, sondern werfen ihn sogar noch zurück!"

Seine Helferin nickte und signalisierte mir so ihre Zustimmung. Sie wagte nicht, etwas zu der Diskussion beizutragen, doch sie musste sich die ganze Zeit um einen völlig erschöpften Jungen kümmern, und deshalb hoffte sie wohl, ich würde nicht klein beigeben. Gleichzeitig begann Mrs Spader offenbar zu dämmern, wie fest entschlossen ich wirklich war, aber auch welche Alternativen zur Blindenschrift es gab. Interessanterweise wirkte sie fast erleichtert.

Sie wandte sich wieder Karen zu, wobei sie es sorgfältig vermied einzuräumen, dass sie von dieser Möglichkeit überhaupt nichts gewusst hatte. „Können wir so etwas für Rex bekommen – Computer und Software?"

„Ich werde mich darum kümmern", sagte Karen, was ich als teilweise Zustimmung begriff.

„Ich würde gern über den Stand der Dinge auf dem Laufenden gehalten werden", sagte ich, um meine Entschlossenheit zu unterstreichen.

„Das werden Sie auch", sagte Mrs Spader kurz angebunden, als ob sie wünschte, diese Sitzung wäre endlich vorüber. Sie war es offensichtlich nicht gewohnt, dass eine Mutter sie herausforderte, denn normalerweise bestimmte sie, wo es langging.

„Gut. Dann können wir über eine andere Frage reden, die mir große Sorgen macht. Und das ist Rex' Integration in der Klasse und in der Schule. Er muss mit den anderen Kindern lernen und spielen, nicht nur mit Erwachsenen oder in irgendeinem Winkel. Darum ist er hier. Darum habe ich das Keyboard ins Klassenzimmer gestellt. Es war nicht dazu gedacht, ihn ruhigzustellen, sondern als kreative Brücke zu den anderen Kindern. Aber Sie lassen ihn nur mir Kopfhörern spielen, damit er niemanden stört, statt das Keyboard so einzusetzen, dass es die Interaktion mit den anderen Kindern fördert. Es ist die eine Sache, die er wirklich gut kann und über die er kommuniziert. Aber Sie setzen dieses Talent nur in einer Weise ein, die ihn noch weiter isoliert. Mein Sohn ist hier, weil ich will, dass er integriert wird. Aber Sie ... Sie haben ihn schon zum Versagen verurteilt."

Ich hatte eigentlich nicht geplant, heute Reden zu halten, doch mit einem Mal begriff ich, welche Möglichkeit mir dieses Forum bot. Hier saßen lauter Sonderpädagogen, und ich konnte doch wohl annehmen, dass jeder von ihnen diesen Beruf ergriffen hatte, um Kindern mit einer Behinderung zu helfen. Jetzt hatte ich die Chance, sie auf Rex' Seite zu bringen, und ich würde sie nutzen!

Ich sprach ruhig, aber entschieden weiter. „Ich kann und will nicht abstreiten, dass mein Sohn einige ernsthafte Schwächen hat. Doch er besitzt auch einige erstaunliche Stärken. Ganz bestimmt gibt es für uns einige Möglichkeiten, diese Stärken auf kreative Art so einzusetzen, dass er ein Teil dieser Welt werden kann. Wir müssen ihm gemeinsam helfen, seine Schwächen zu überwinden. Ist das nicht der Sinn schulischer Bildung? Für alle Kinder?"

Kapitel 12

Danach

Es wird immer Herausforderungen, Hindernisse und unvollkommene Bedingungen geben. Na und? Fang jetzt an.
Mark Victor Hansen, Schriftsteller

Alle verließen eilig den Konferenzraum – sie gingen in den Unterricht und versuchten in Gedanken vielleicht schon, versäumte Stunden auf einen späteren Zeitpunkt zu verschieben –, ich jedoch nicht. Ich ging ganz langsam hinaus. Bedeutete der überstürzte Abzug, dass sie ihre Pläne und Prioritätenliste für Rex schon im hintersten Winkel verstaut hatten? Waren sie sauer? War ich zu weit gegangen? Plötzlich drängten sich mir so viele Fragen und Zweifel auf.

Als ich den Parkplatz überquerte, war von der Selbstsicherheit, mit der ich in die Besprechung gegangen war, nichts mehr übrig. Meine Arme hingen schlaff herunter, und mein Körper fühlte sich schwer und ausgebrannt an. Ich hatte alles gegeben und konnte nur noch beten, dass meine Stimme gehört werden würde.

Als ich den Raum verlassen hatte, traf mich die Wahrheit wie ein Schlag ins Gesicht, und sie war nur schwer zu ertragen: Das Gesetz konnte auf dem Papier einem Kind eine bestimmte Art von Unterricht garantieren, die Qualität dieses Unterrichts jedoch nicht. Das bedeutete, dass das Gesetz nur so effektiv war wie die Menschen, die es umsetzten – die Lehrer, die Therapeuten und die Art, wie sie zusammenarbeiteten und Ideen austauschten. Effektives Teamwork war bei einem Kind, das so komplex war wie Rex, unbedingt nötig und daher eine Art Joker in diesem Kartenspiel. Würde sich diese Gruppe wirklich hinter mein Kind stellen und sich dafür einsetzen, ihm nicht nur einen besseren Lehrplan zu verschaffen, sondern ihm auch Zugang zu seinen Klassenkameraden zu ermöglichen? Oder waren sie zu überlastet, um Zeit und Energie in solche Bemühungen zu stecken?

Trotz meiner angespannten Gefühlslage spürte ich, dass die Geschworenen sozusagen noch kein Urteil gefällt hatten. Als ich meinen Wagen erreichte, stützte ich mich mit den Händen auf die Motorhaube. Ich war erschöpft, ausgelaugt, ausgebrannt.

Da hörte ich Schritte hinter mir. Ich drehte mich um und sah die Direktorin. *Was will sie denn noch?*, dachte ich. Doch sie lächelte.

„Cathleen", sagte sie ein wenig außer Atem. „Ich bin froh, dass ich Sie noch erwische. Ich musste nur noch kurz auf dem Weg mit Mrs Spader sprechen, aber ich möchte Ihnen sagen, wie sehr wir Rex mögen und wie engagiert wir dabei sind, Rex bestmöglich zu fördern."

„Danke", sagte ich, und meine Schultern entspannten sich etwas. „Das weiß ich wirklich zu schätzen." Plötzlich fühlte ich mich wie ein Kind, das Zuspruch braucht.

Pat gab ihn mir in Form einer mütterlichen Umarmung, die alles veränderte, und sagte: „Ich weiß Eltern zu schätzen, die sich für ihre Kinder einsetzen." Sie deutete auf die Tür und fuhr fort: „Und mir gefielen Ihre Worte dort drinnen. Manchmal sind wir sehr beschäftigt, und unser System ist in vieler Hinsicht alles andere als vollkommen, aber ich hoffe, Sie glauben uns, dass wir es wirklich richtig machen wollen. Wir wollen unseren Teil dazu beitragen, dass Rex weiterkommt. Und ich glaube, wir schaffen das auch", sagte sie bestimmt. Dann fügte sie genau das hinzu, auf was ich gehofft hatte: „Wenn wir zusammenarbeiten."

Kurz nach diesem hoffnungsvollen Gespräch mit der Direktorin war es wieder einmal Rex selbst, der Anlass zur Hoffnung gab.

Zwei der größten Fragen, die wir uns hinsichtlich Rex' kognitiver und emotionaler Entwicklung stellten, sollten bald beantwortet werden. Würde er jemals in der Lage sein, über konkrete Erfahrungen hinauszugehen und abstrakte Überlegungen anzustellen? Und würde er jemals wirkliche Gefühle verstehen und ausdrücken können, oder würde sein Autismus das verhindern? Wie seine Gespräche, die sich im Allgemeinen aus auswendig gelernten Bruchstücken zusammensetzten, war auch sein Verständnis der Welt um ihn herum auf das Konkrete beschränkt.

Abgesehen von der Musik, wo er am liebsten improvisierte und wirklich kreativ war, legte er nur eine elementare Auffassungsgabe an den Tag, und er zeigte niemals auch nur einen Funken Fantasie. Rex' musikalische Welt war ein Kaleidoskop aus Myriaden von Formen und Farben, doch der Rest seiner Welt war eigentlich nur schwarz und weiß. Doch stimmte das wirklich?

Bald nach unserer Krisensitzung kam Rex mit einem Buch in seinem Rucksack von der Schule nach Hause. Weil er einmal pro Woche die Schulbibliothek besuchte, überraschte mich das nicht besonders; der Titel des Buchs, das er sich ausgesucht hatte, allerdings schon: *Energie setzt Dinge in Bewegung*. Energie! Das war ein abstrakter Begriff.

Als ich Rex an diesem Abend zu Bett brachte, wusste ich, dass er nach seinem Buch fragen würde. Er enttäuschte mich nicht, und sobald er sich in seine Decke eingekuschelt hatte, sagte er: „Ich möchte *Energie setzt Dinge in Bewegung* lesen."

Ich ging auf den Wunsch meines Sohnes ein und schlug das Buch auf. Sein Gesicht war ruhig und aufmerksam, wie immer, wenn er einer Geschichte lauschte. Allerdings war ich nicht sicher, was er mit dem Vorgelesenen anfangen konnte, denn er hatte immer schon Schwierigkeiten, Verständnisfragen zu einer ganz einfachen Geschichte richtig zu beantworten. Heute ging es um ein wissenschaftliches Thema.

„Hast du gewusst, dass in deinem Essen Energie steckt? Und auch in der Sonne und dem Wind?" Die Sprache in diesem Buch war schlicht, doch die dahinterliegenden Begriffe nicht. „Du brauchst Energie, um Baseball zu spielen oder zu laufen oder ...", ich hoffte hier, die Fantasie meines Sohns anzuregen, „oder um

Klavier zu spielen. ‚Ein Auto bekommt seine Energie aus dem Benzin.' Rex, du bekommst deine Energie, wenn du morgens Haferflocken isst."

Im Folgenden ging es um unterschiedliche Energieformen und wie sie in Menschen, Maschinen und der Natur wirken. Ich fügte Beispiele hinzu, mit denen Rex etwas anfangen konnte. „Du brauchst Energie, um zu laufen. Und wenn du läufst, verbrauchst du deine Energie. Dann bist du erschöpft und keuchst, und du sagst: ‚Mama, ich muss jetzt mit dem Laufen aufhören. Ich muss ausruhen, damit ich wieder neue Energie bekomme und weiterlaufen kann.'" Ich brachte noch mehr Beispiele und fasste dann zusammen. „Also, Rex, *Energie bringt Dinge in Bewegung.* Verstehst du das?"

„Ja, Mama, du verstehst!"

Ich gab ihm einen Gutenachtkuss, ohne eine Ahnung zu haben, ob er die Sache mit der Energie wirklich verstanden hatte.

Dann kam der Morgen. Rex stand noch ein wenig schlaftrunken auf, und während ich Hemd und Hose für ihn aus dem Schrank holte, ging er wie jeden Morgen ins Badezimmer. Plötzlich hörte ich, wie er mich rief, und alle Müdigkeit war aus seiner Stimme gewichen. „Mama, Mama!"

„Was ist los, mein Süßer?", fragte ich zurück und machte mich auf den Weg ins Badezimmer.

Gerade als ich die Tür erreicht hatte und meinen Sohn sah, der stolz vor der Toilette stand, sprudelte es aufgeregt aus ihm heraus: „Guck mal, Mama, ich nutze meine Energie, um Pipi zu machen!"

Ich nutze meine Energie, um Pipi zu machen!!! Ja! Und es war ein energetischer Bogen, perfekt gezielt, der genau in der Toilettenschüssel landete.

Er konnte sich so darüber freuen, wenn ihm etwas gelang. Und ich freute mich an ihm, weil er Rex war, der einzige und echte Rex, der Dinge auf seine eigene Art und nach seinem eigenen Zeitplan tat. Er war wunderbar arglos, und ich fragte mich, ob er sich dieses reine, kindliche Gemüt für immer bewahren würde. Das hoffte ich, denn ich hatte den Eindruck, dass es Gott gefallen hatte, seine Gnade in diesem Kind mächtig werden zu lassen.

Manchmal war es einfach süß, wie diese kleine Szene im Badezimmer – ein Schnappschuss, so als ob Gott mir durch die blinden Augen meines Sohns zuzwinkerte und mich wissen ließ, dass er da war. Und manchmal ging es mir direkt ins Herz.

Es war ein wunderschöner Samstagmorgen, und Rex und ich gingen Hand in Hand an unserem Strand spazieren. Die Ebbe hatte eingesetzt, doch statt auf die kleinen Tümpel mit ihrem Meeresgetier zu achten, schenkte ich meine volle Aufmerksamkeit dem kleinen Jungen an meiner Seite. Seit dem Tag, an dem er verstanden hatte, was Energie war, sprachen wir oft darüber. Es war sogar zu einem seiner Lieblingswörter geworden, die man in ganz unterschiedlichen Situationen einsetzen konnte: „Guck mal, Mama, ich spiele jetzt mit viel Energie Klavier!" Darauf folgten ein breites Lächeln und ein lebendiger Rhythmus. Oder: „Wir fahren jetzt zur Tankstelle, damit unser Auto wieder genug Energie hat, um zur Schule zu fahren. Brumm! Brumm!"

Als wir nun im Sand spazieren gingen, betrachteten wir die Sache noch etwas genauer. „Rex, wir benutzen unsere Energie, um zu gehen, aber wenn wir schneller gehen, brauchen wir noch mehr Energie", sagte ich und schlug ein schärferes Tempo an. Dann fing ich an, langsam zu joggen, und fügte hinzu: „Und wenn wir rennen, brauchen wir ...?" Ich machte eine Pause und wartete darauf, dass er meinen Satz beendete.

„Noch mehr Energie!", rief er.

„Ja, aber wenn wir zu viel rennen, haben wir schließlich keine Energie mehr, und dann müssen wir anhalten und ...?"

„Ausruhen!" Solche Lücken auszufüllen, half ihm, dem logischen Aufbau eines Gesprächs zu folgen.

„Damit wir ...?"

„Wieder mehr Energie bekommen, um noch weiter zu rennen!", sagte Rex und zupfte mich am Ärmel. Doch er war außer Atem.

„Genau das, Liebling. Ich bin jetzt ein bisschen müde. Sollen wir uns hinsetzen und einen Augenblick ausruhen?"

Rex war einverstanden, nahm meinen Satz und machte daraus eine eigene Frage: „Mama, sollen wir uns hinsetzen und einen Augenblick ausruhen?"

„Gute Idee, Rex!" Ich setzte mich hin, und er ließ sich neben mir in den Sand fallen. Keine Menschenseele war zu sehen, und ich spürte, wie mich die Sonne wärmte und das Geräusch der Brandung beruhigte. „Rex, hörst du die Wellen?"

„Die Wellen brechen sich am Strand!", sagte er begeistert. „Ich möchte gern eine Geschichte von einem Jungen erzählen, der Rex heißt und an den Strand geht."

Er liebte es, sich in Abenteuergeschichten hineinzuversetzen. Wir erzählten uns oft Geschichten, teils um seine Fantasie anzuregen, teils um seine Sprachkompetenz zu verbessern. Die Geschichte musste immer von ganz konkreten Dingen handeln, die mit seinem Leben zu tun hatten, doch wir konnten auch Figuren aus den vielen Hörbüchern, die er kannte, darin auftreten lassen. Weil sich Rex' Welt um Rex drehte, wie bei einem ganz kleinen Kind, war er normalerweise der Held seiner Geschichten und zog gegen gefährliche Feinde wie Käpt'n Hook oder Shir Khan aus, den Tiger aus dem Dschungelbuch.

„Dann mal los, Rex, erzähl mir eine Geschichte", sagte ich, obwohl ich genau wusste, dass er von mir eine Geschichte hören wollte. Normalerweise begann ich zu erzählen und stellte dann eine Frage oder ließ einen Satz unvollständig, um ihm sein Stichwort zu geben. Bald, so hoffte ich, würde er in der Lage sein, eine Geschichte selbst folgerichtig zu erzählen. Ich spürte, dass es nicht mehr lange dauern konnte. In meinem kleinen Jungen war noch eine Menge verborgen, das nur ans Tageslicht gebracht werden musste, und zwar auf kreative Art und Weise.

„Ich will, dass Mama eine Geschichte von Rex erzählt", sagte er, genau wie erwartet.

Ich musste einfach lächeln. Manchmal war es die Vorhersagbarkeit meines Sohnes, die mich mit Liebe zu ihm erfüllte, manchmal genau das Gegenteil – eine Überraschung, die ich nicht hatte kommen sehen, sodass mir der Mund offen stehen blieb.

Ich fing an. „Es war einmal ein kleiner Junge, der hieß ..."

„Rex", warf er ein.

„Und was machte Rex?“, fragte ich.

„Rex rannte den Strand entlang ... mit viel Energie!“, sagte er stolz.

„Ja. Das stimmt. Rex rannte den Strand entlang. Und dann kam eine Welle. Draußen auf dem Ozean. Eine große, riesige Welle. Und was machte die Welle, Rex?“

„Die Welle brach sich am Strand, Mama!“

„Und was tat sie noch?“

„Die Welle war ganz laut!“, sagte er. Dann fügte er lachend hinzu: „Die Welle schlug über Rex zusammen. Und Rex fiel hin, und er wurde von den Wellen kaputt gemacht.“

„Nein. Das geht nicht. Unser Held Rex muss gerettet werden, damit er eines Tages eine neue Geschichte erzählen kann. Wer hat also Rex gerettet? War es die kleine Meerjungfrau?“

„Nein“, sagte Rex.

„War es Herkules? Wer könnte Rex gerettet haben?“, fragte ich und erwartete, dass er bei Herkules nicken oder vielleicht Robin Hood einbringen würde, der zur Zeit sein Lieblingsheld war.

Doch Rex hatte eigene Vorstellungen. „Das war Mama. Mama hat Rex gerettet.“ Er drehte sich zu mir um und umarmte mich. Ich drückte ihn und wollte ihn nicht mehr loslassen. „Und du hast mich gerettet, Rex. Wirklich. Wir sind eine Familie. Wir passen aufeinander auf.“

Rex wand sich aus der Umarmung, viel zu schnell für mich, doch es sah aus, als hätte er etwas auf dem Herzen. Ich nahm an, er wolle mit der Geschichte weitermachen, doch er sagte nur: „Mama!“ Er wandte mir sein Gesicht mit solcher Intensität zu, dass es beinahe so wirkte, als könne er sehen.

„Was ist, Rex?“, fragte ich.

Er versuchte etwas zu verarbeiten. Ich konnte es an seinem konzentrierten Gesichtsausdruck sehen. „Mama?“ Mehr brachte er nicht heraus.

Ich versuchte es aus ihm herauszukitzeln. „Du musst mir erzählen, was dir gerade durch den Kopf geht.“

Der innere Kampf setzte sich fort, als mein Sohn im Sand hin- und herschaukelte. „Mama?“, sagte er. Ich wartete. „Mama?“, wiederholte er etwas lauter, als versuche er, Kraft zu sammeln und einen inneren Motor anzuwerfen, damit er seinen Gedanken aussprechen konnte. „Mama?“

„Rex?“, sagte ich und gab ihm einen leichten Stups, damit er endlich mit seinem Gedanken herausrückte.

„Ich hab dich lieb, Mama!“, platzte er triumphierend heraus, und diese Worte spiegelten sich in seinem Gesicht und sagten mir, dass sie aus tiefstem Herzen kamen.

Ich hab dich lieb, Mama! Diese fünf Wörter, auf die ich so lange gewartet hatte, ohne zu wissen, ob er sie irgendwann einmal äußern würde, und wenn, ob er es wirklich so empfand. Er hatte sie gesagt, und zwar nicht als Reaktion darauf, dass ich sie vorher ausgesprochen hatte, sondern ganz aus eigener Initiative. Diese fünf Wörter raubten mir den Atem. Wie viele Spezialisten hatten sich gefragt, ob mein Sohn in der Lage war, komplexe Gefühle zu empfinden? Natürlich, er konnte Emotionen wie Fröhlichkeit oder Traurigkeit auf dem Klavier nachspielen. Wie stand es aber mit Gefühlen wie Zorn, Freundschaft ... oder Liebe?

Als ich meinen Sohn umarmte, wusste ich, dass er es war, der mich gerade vor den zerstörerischen, tödlichen Brechern gerettet hatte.

Rex bekam schließlich seinen Computer für die Schule. Zehn Wochen hatten wir darauf warten müssen, doch das lag daran, dass zuerst die Software gekommen war, die dann aber auf keinem der Schulcomputer lief. Das bedeutete, dass ein neuer Rechner her musste. Also noch mehr Bürokratie und noch mehr Geduld. Doch schließlich hatte er die richtige Ausstattung.

In der Zwischenzeit hatte seine Lehrerin aufgehört, ihm Unterricht in Blindenschrift zu erteilen, und das hatte zur Folge, dass Rex nicht mehr ständig erschöpft und apathisch war. Ich glaube, das allein trug dazu bei, dass er diesen wirklichen Durchbruch erzielen konnte, einen abstrakten Begriff wie „Energie“ zu verstehen oder mit den Worten „Ich hab dich lieb“ echte Gefühle auszudrücken. Die zermürbenden Braille-Stunden gehörten für immer der Vergangenheit an!

Im Lauf der nächsten Wochen wurde deutlich, dass Rex sich nun auf die Tage freute, an denen er mit seiner Blindenlehrerin am neuen Computer arbeitete. Neuerdings erzählte er morgens immer, worauf er sich an diesem Tag freute, wie zum Beispiel: „Heute ist Dienstag, und nachher kommt Karen, und wir wollen zusammen am Computer arbeiten."

Sein breites Lächeln dabei sagte mir, dass die Dinge sich zum Besseren wendeten. Obwohl er also in manchen Bereichen gute Fortschritte machte, fragte ich mich, was man tat, um die Beziehung zu seinen Klassenkameraden zu verbessern. Ich hatte bis jetzt kaum Rückmeldungen gehört.

Als ich eines Abends an meinem Computer saß, nachdem ich Rex zu Bett gebracht hatte, dachte ich darüber nach, wie abhängig Rex von den Menschen um ihn herum war – angefangen bei mir und an zweiter Stelle seinen Klavierlehrern. Das warf kaum Probleme auf, denn auf mich konnte er sich verlassen, und seine musikalische Begabung sicherte ihm die absolute Aufmerksamkeit der beiden Klavierlehrer. Doch wie stand es mit seiner Abhängigkeit von den Lehrern in der Schule, wo er nicht als besonders begabt auffiel? Seiner Abhängigkeit vom System?

Im Grunde war es ganz einfach – es gab zu wenig Lehrer für Sehbehinderte. Es schlagen einfach zu wenige Menschen diesen beruflichen Weg ein. Bevor der Bezirk Karen eingestellt hatte, war fast ein Schuljahr lang niemand da, der mit den blinden Schülern arbeitete. Es gab einfach keine Bewerber, niemanden, der die entsprechende Ausbildung hatte. Als ich von diesem Defizit hörte, fasste ich eine weitreichende persönliche Entscheidung: Ich wollte mich nicht mehr nur über das System und seine Probleme beschweren, sondern etwas ändern. Das bedeutete, dass ich wieder zur Schule gehen und mich ausbilden lassen würde. Wie viele andere Kinder fielen durch die Maschen des Systems, weil man sie nicht verstand? Wie viele Eltern wussten es nicht besser?

Das Gesetz gab mir als Mutter Rechte, doch mit einem Diplom stünde ich auf gleichem Fuß mit den Spezialisten und könnte diese Rechte auch wirklich wahrnehmen und vertreten. Diese Idee hätte mir zu keinem besseren Zeitpunkt kommen können. Bald würde ich ohnehin ins Arbeitsleben zurückkehren müssen, und ich wollte etwas tun, von dem ich leidenschaftlich begeistert war.

Gerade als ich mich durch die Website des einzigen Studiengangs in Südkalifornien klicken wollte, der Lehrer für die Arbeit mit Sehbehinderten ausbildete, klingelte das Telefon.

„Hallo, hier ist Pat Cairns", hörte ich die Stimme am anderen Ende. Ich konnte mich nicht erinnern, jemals einen Anruf von der Direktorin erhalten zu haben, und hoffte nur, dass es keine schlechten Nachrichten waren. „Mir ist gerade eine Idee gekommen, wie wir Rex helfen könnten, sich mit seinen Mitschülern anzufreunden. Glauben Sie, er hätte Lust, bei unserer jährlichen Talentshow Klavier zu spielen?"

Ich sah schon einen Zuschauerraum voller Menschen vor mir, die miterlebten, welche Begabung mein Sohn am Klavier zeigte, und sagte: „Ja. Das ist eine wunderbare Idee."

„Es würde den Kindern und auch Eltern die Möglichkeit geben, Rex zu hören. Meiner Meinung nach würde das allen guttun", meinte Pat. „Vielleicht ist das genau die Brücke, nach der wir gesucht haben."

„Ja, danke!", sagte ich. Mir fehlten die Worte. „Danke. Ja, ich werde mich darum kümmern."

Das Auswahlverfahren für die Show war bereits abgeschlossen. Doch ich nahm Rex zu einer Probe mit, damit er sich vorstellen und nachnominiert werden konnte. Die Mutter, die die Organisation übernommen hatte, warf einen Blick auf den blinden Jungen mit seinem Stock und meinte: „Ja, natürlich kann er etwas vorspielen." Sein Spiel verschaffte ihm nicht nur einen Platz in der Show, sondern sogar am Ende des Programms, dem begehrten Finale. „Genau das, was wir brauchen", sagte sie, nachdem er eine bluesige Version eines seiner Lieblingslieder der Beatles, „When I'm 64", gesungen und gespielt hatte. „Ein guter Abschluss!" Ein überraschtes Lächeln lag auf ihren Lippen, als hätte sie eine verborgene Perle entdeckt, und innerlich lächelte auch ich.

Sänger, Pianisten, Schauspieler und Tänzer. Die Schüler in Rex' Schule hatten vielerlei Talente. Und sie unterstützten einander, ermutigten sich, spendeten sich gegenseitig Applaus. Doch die anderen Kinder kannten sich und waren befreundet. Rex kannten sie nur als den kleinen blinden Jungen, den sie mit seinem weißen Stock und seiner erwachsenen Helferin auf dem Schulhof sahen. Sicher, ein paar von ihnen kamen auf ihn zu und begrüßten ihn, doch kaum jemand blieb länger als ein paar Sekunden. Er gehörte eben nicht zu ihren Freunden. Wie würde diese Gruppe also reagieren, wenn Rex die Bühne betrat?

Stille senkte sich über das Publikum, als ich Rex zum Klavier führte. Man hatte zwar gehört, dass der blinde Junge Klavier spielen konnte, doch woran mochten sie dabei wohl gedacht haben? An „Hänschen klein"? Oder erwarteten sie vielleicht ein Duett? Mama spielt den schwierigen Part, und dann fällt der Sohnemann mit ein paar Tönen ein, so wie bei unseren Geschichten?

Ich half ihm, sich genau in die Mitte der Klavierbank zu setzen, richtete sein Mikrofon aus und trat zur Seite. Seine Schulkameraden saßen alle in den vorderen Reihen, die Eltern dahinter, als er zu spielen begann. Aber was spielte er denn da? Das war nicht das Lied, das er geplant hatte. Zwinkerte Gott mir wieder einmal zu? Rex brach wieder einmal aus dem festen Manuskript aus und stimmte „Blackbird" an.

Seine klare Stimme erfüllte den Raum, bat um Augen, die sehen konnten, und Flügel, auf denen er sich in die Lüfte erheben konnte, während er Bach'sche Triller in die Melodie einflocht und dem Stück so eine besondere Leichtigkeit verlieh.

Spontan brach das gesamte Publikum in Applaus aus, Kinder wie Erwachsene. Das war nicht das, was sie erwartet hatten. Absolut nicht.

Dann senkte sich wieder Schweigen über das Publikum, und abgesehen von Rex' reiner Sopranstimme, die über den kristallklaren Klavierklängen schwebte, war es im Saal völlig still, fast feierlich. Niemand rutschte auf seinem Stuhl herum, flüsterte mit seinem Nachbarn. Sie lauschten ehrfürchtig, fast wie in einem Gottesdienst. War dies eine Art Gebet meines Sohnes?

Es war, als ob er es durch Willenskraft zustande gebracht hätte, neben der Amsel herzufliegen. Seine Finger sausten über die Tasten, seine Stimme erhob sich, sie überwanden Grenzen, sie überwanden die Behinderung. Seine Haare waren ins Scheinwerferlicht getaucht, und sein Schrei nach Freiheit erfüllte den Saal.

Als die letzten Töne verklangen, schwieg das Publikum ungläubig. Die Kinder fanden zuerst ihre Sprache wieder. „Wow, Rex! Super, Rex! Bravo! Gut gemacht!“ Und die Eltern riss es von den Stühlen. Alle klatschten aus vollem Herzen. Und Rex spürte das alles, spürte, dass er in diesem Moment für sie etwas Besonderes war.

Ich schaute von meinem Sohn, der auf der Bühne auf- und abhüpfte, zu seinen Klassenkameraden. Dann warf ich einen Blick in die hintere Ecke der Aula, wo seine Direktorin stand und nickte. Sie lächelte, als sie meinen Blick bemerkte, als wolle sie sagen: „Das haben wir richtig gemacht.“

Wir planten einen Ausflug in einen Vergnügungspark und hatten eine Freundin eingeladen, deren Tochter Jessie hin und wieder auf Rex aufpasste. Die Tochter würde zusammen mit ihrem Bruder Brian kommen, der ein Jahr älter als Rex war und ihn immer gut behandelt hatte. Ich hielt es für eine wunderbare Idee, dass ein fast Gleichaltriger mitkam. Jungen sind allerdings Jungen, und deshalb fragte Brian, ob es in Ordnung sei, wenn er noch einen Freund mitbrachte. Weil ich glaubte, dass der Tag so noch besser verlaufen könnte, gab ich meine Zustimmung. Wir wollten uns mit dem Kleinbus unseres Freundes auf den Weg machen.

Der Morgen kam, und der geräumige Wagen bog in unsere Einfahrt ein. Rex und ich gingen nach draußen. In unseren Rucksäcken hatten wir alles Nötige für den Ausflug dabei, vor allen Dingen den richtigen Proviant, den seine noch nicht völlig ausgestandenen Essprobleme erforderten, aber auch einen Walkman mit Kopfhörern, die Geräusche von draußen abschirmten, falls ihm der allgemeine Lärm zu viel werden sollte.

Meine Freundin lächelte mich aus dem Autofenster an, ihre Tochter ebenfalls.

„Na, Rex, bist du bereit für einen schönen Tag?“, fragte Jessie.

„Du bist bereit für einen schönen Tag“, sagte Rex begeistert, denn er liebte die Fahrgeschäfte in dem Vergnügungspark, die auf ihn warteten, sich drehten und ihn durchrüttelten.

Die beiden Jungen saßen im Fond. Brian konnte ich erkennen, doch das Gesicht des anderen Jungen sah ich erst, als ich die Tür öffnete, um einzusteigen. Mein Herz setzte einen Schlag aus, als ich das Gesicht sah, das uns vom Rücksitz her anblickte. Bitte nicht dieser Junge! Er war älter geworden, aber das Gesicht war unverkennbar. Ich sah ihn vor mir, wie er sich über Rex lustig machte, während er und sein Kumpel mit ihren Händen vor seinen blinden Augen herumwedelten. Der Schulhoftyrann von vor zwei Jahren! Diese schlimme Szene kam mir sofort wieder in Erinnerung, und mein Magen krampfte sich zusammen. Dann sagte Brian: „Das ist mein Freund Drew."

„Hallo, Drew", sagte ich in eisigem Tonfall, erwähnte jedoch unseren früheren Zusammenstoß nicht. „Ich bin sicher, du kennst Rex", fügte ich mit stahlhartem Blick hinzu. *Warum zwang man uns diesen Jungen auf?* Auf die Antwort musste ich nicht lange warten, doch sie fiel anders aus, als ich erwartet hatte.

„Ja, ich kenne Rex", sagte er, doch dann wandte er sich Rex zu. „Hey, Rex. Fährst du gerne Karussell und Achterbahn und so?"

„Du fährst gerne Karussell und Achterbahn", entgegnete Rex.

Drew lächelte. Wollte er sich jetzt darüber lustig machen, dass Rex die Pronomen verwechselt hatte? Ich war bereit, jeden so gearteten Versuch im Keim zu ersticken, doch was nun geschah, ließ mich staunen.

Respekt lag in der Stimme des Jungen, als er sagte: „Das ist cool, Rex. Ich auch. Vor allen Dingen mag ich die Achterbahn. Vielleicht können wir ja zusammen fahren."

Ich blickte von Drew zu Rex und versuchte zu verstehen, was da vor sich ging, als ich meinem Jungen beim Einsteigen half. „Na ja, wir werden sehen", sagte ich, weil ich diesem Jungen noch nicht ganz vertraute. Brian kletterte auf den Ecksitz, um für Rex und mich auf den mittleren Sitzen neben Drew Platz zu machen.

Der Junge beugte sich zu uns herüber, um Rex mit dem Anschnallgurt zu helfen, und sagte: „Ich finde, du hast das mit der Talentshow richtig toll gemacht. Du bist ein großartiger Klavierspieler."

„Danke", sagte Rex strahlend. Wie mein Sohn aufblühte, wenn man ihn lobte und wertschätzte! Das war es also! Dieser Junge hatte in der Talentshow eine andere Seite an Rex entdeckt, und jetzt war er für ihn eine Person und nicht mehr nur „das blinde Kind".

„Ich spiele Schlagzeug", sagte Drew jetzt zu Rex. Dann fügte er hinzu: „Vielleicht können wir mal zusammen jammen?"

Rex schwieg und antwortete nichts. Doch das verringerte nicht den Wert des Angebots ... das Potenzial ... und dieses Wunder überhaupt.

Ein Schulhoftyrann, der sich in einen potenziellen Freund verwandelt hatte? Wie konnte das angehen? Träumte ich? Oder hatte Gott wieder einmal ein Gebet auf ganz unverhoffte Weise erhört?

Kapitel 13

Musikalisch gesagt

Du musst ein Gleichgewicht finden zwischen dem,
was die Menschen von dir brauchen
und was du für dich selbst brauchst.
Jessye Norman, Opernsängerin

Für Rex' Klavierlehrer Richard Morton war Rex zuallererst ein wissenschaftliches Rätsel, eine intellektuelle Herausforderung, eine grenzenlose Quelle der Faszination, Frustration und allumfassenden Ehrfurcht. Seit dem Tag, als er das Wort *Savant* gebraucht hatte, um Rex zu charakterisieren, war seine Faszination zu einer regelrechten Besessenheit geworden. Richard bestand darauf, so viel Zeit mit Rex zu verbringen, um seine geniale Begabung zu fördern, dass wir immer seltener den „Zauberberg" zu seinem anderen Klavierlehrer Lynn hinauffuhren, bis wir schließlich ganz damit aufhörten. Die Folge davon war, dass das Gleichgewicht zwischen Wissenschaft und Gott, das seine beiden Klavierlehrer verkörperten, gefährlich gestört wurde.

Ein Wunderkind, ein musikalischer Savant! Ich hatte dieses Etikett zu hassen begonnen, das mein geliebtes Kind auf eine wissenschaftliche Anomalie reduzierte. Andererseits verstand Richard es meisterhaft, Rex' Fähigkeiten am Klavier weiterzuentwickeln. Das konnte ich nicht abstreiten. Deshalb gab ich mein Einverständnis, als er mich eines Tages fragte: „Wäre es in Ordnung, wenn ich einen Kameramann mitbringe, um eine Stunde mit Rex aufzunehmen?" Er wollte mit einer Art „Langzeitdokumentation" beginnen und vermutlich auch seine eigene Rolle in der musikalischen Entwicklung meines Sohnes festhalten.

Zwar hob ich meine Augenbrauen, sagte jedoch kaum etwas, als er eines Tages ankündigte: „Man hat mich für meine Arbeit mit Rex als ‚Volvo-Held' nominiert." Er erklärte, dass jemand aus seinem „Savant-Netzwerk" ihn für einen landesweiten Wettbewerb vorgeschlagen hatte, bei dem Helden des Alltags ausgezeichnet wurden. Einige Monate später gewann er dort für seine Arbeit mit Rex den dritten Preis, und ich gratulierte ihm, hatte jedoch ein ungutes Gefühl bei der Sache.

Als ich allerdings erfuhr, dass er mit Wissenschaftlern und Forschern auf dem Gebiet der Musikwissenschaft nicht nur über die musikalischen Aspekte diskutierte, sondern auch über Rex' Entwicklung generell, stellte ich ihn zur Rede.

„Das ist nicht nur unprofessionell", sagte ich und versuchte ruhig zu bleiben, „sondern Sie sind auch überhaupt nicht qualifiziert, Rex' Entwicklung zu beurteilen."

Die Vorstellung, dass Rex auf ein wissenschaftliches Projekt reduziert wurde, war total abstoßend für mich. Was als ungutes Gefühl begonnen hatte, steigerte sich nun, musikalisch ausgedrückt, zu einem Crescendo und einem heftigen inneren Konflikt. Dem Konflikt zwischen dem Wunsch, meinem Jungen bei der Entwicklung dieses Talents zu helfen, das ihm Gott geschenkt hatte, und der Pflicht, ihn zu schützen. Und nun war ein kritischer Punkt erreicht.

Als Richard für die nächste Klavierstunde zur Tür hereinkam, sah er so zufrieden aus wie eine Katze, die gerade eine Maus verspeist hatte, und ich fragte mich augenblicklich, welche Eisen er noch im Feuer hatte. Ich musste nicht lange warten. „Eine Produzentin von *60 Minutes*, die von meiner Arbeit mit Rex gehört hat, hat mich kontaktiert", erklärte er mir. Er versuchte es ganz beiläufig zu erwähnen, doch ich spürte, wie aufgeregt er war. „Also habe ich ihr meine Videos geschickt."

„Das haben Sie getan, ohne mich zu fragen?", entgegnete ich. *60 Minutes* war eine der bekanntesten landesweiten Sendungen! Die Überraschung darüber, dass Richard das gemacht hatte, wurde nur noch von meinem Ärger übertroffen.

Er errötete. „Nun ja, es ging alles so schnell", verteidigte er sich wenig glaubwürdig. „Für mich viel zu schnell", fügte er hinzu, als hätte er einen Prozess in Gang gesetzt, über den er nun keine Kontrolle mehr hätte. Als sei er das Opfer und nicht derjenige, der alles angestoßen hatte. „Ich habe nicht richtig nachgedacht, tut mir leid." Unter meinem eiskalten Blick kam er ins Stottern. „Aber Sie wissen doch, was die Leute wollen."

„Was?", schnitt ich ihm das Wort ab. „Was wollen die Leute?"

Er zuckte nur die Achseln und versuchte es mit einem hilflosen Grinsen. „Wissen Sie, das war nur eine Frage der Zeit. Früher oder später wäre es ohnehin so gekommen." Als ob ihn das Schicksal ohne eigenes Zutun so geführt hätte! „Rex ist einfach so ... interessant." Er lächelte verlegen.

„Natürlich ist er interessant", erwiderte ich und wurde ein wenig weich, als ich an meinen außergewöhnlichen Jungen dachte. Dann jedoch warnte ich ihn. „Er ist aber auch ein wunderbares Kind und nicht nur ein wissenschaftliches Projekt."

Zu seiner Verteidigung brachte er vor: „Die Welt sollte von Rex erfahren." Er hielt inne und fuhr dann mit seinem Versuch fort, mich auf seine Seite zu bekommen: „Für ihn könnten sich daraus unglaubliche Möglichkeiten ergeben."

Natürlich wollte ich für meinen Sohn nur das Beste. Ich antwortete nicht gleich. Daraus schloss er, dass ich allmählich nachgab, und ließ nun vollends die Katze aus dem Sack. „Die Produzentin will mit Susan Rancer und Dr. Treffert Kontakt aufnehmen, gleich nachdem sie noch einmal mit mir gesprochen hat", sagte er und bezog sich damit auf die Expertin für absolutes Gehör, mit der er schon länger Kontakt hatte, und den weltbekannten Experten für „Wunderkinder", Dr. Darold Treffert, der als Erster von einer „Insel des Genies in einem Ozean der Behinderung" gesprochen und den Begriff „Inselbegabung" geprägt hatte.

Jetzt hatte er mich wirklich auf die Palme gebracht. „Nein! Haben Sie denn nicht gehört, was ich gerade gesagt habe?", fauchte ich ihn an.

Doch als ich meinen Sohn aus den Augenwinkeln sah, nahm ich mich zusammen. Ich schob den Mann ins angrenzende Zimmer und sagte: „Rex, Liebling, ich muss mal kurz mit Richard reden. Ich komme gleich wieder." Für meinen Sohn hatte ich einen sanften Tonfall parat, einen völlig anderen für Richard, und sobald wir außer Hörweite meines Sohnes waren, kehrte ich zu meiner eiskalten Stimme zurück. „Ich sage es noch einmal. Rex ist ein Kind ... kein Experiment. Und ich werde nicht zulassen, dass ein Haufen Wissenschaftler, die ihn nicht einmal kennen, sich irgendwo vor einer Fernsehkamera um einen Tisch versammeln, um über ihn zu diskutieren. Glauben Sie, ich möchte wirklich, dass die Welt meinen Sohn als seltsame Laune der Natur betrachtet?"

Meine Augen durchbohrten ihn, und sein sanftes Erröten verwandelte sich in Scharlachrot, als er wieder zu stammeln begann: „Also, vermutlich wird es nicht ... ich meine, ich war nicht sicher ... Vielleicht will sie auch gar nicht ..."

Ich schnitt ihm das Wort ab, zu zornig, um ihm noch weiter zuzuhören. „Heute lassen wir die Stunde ausfallen. Sie gehen jetzt besser. Ich will nicht, dass Rex sich auch so aufregt wie ich. Und jetzt will ich nicht mehr darüber reden."

Die Tür schloss sich hinter ihm, und ich atmete tief durch. Ich wusste, dass ich die Klavierstunden für ein oder zwei Wochen, vielleicht auch einen Monat, absagen würde. Wir brauchten eine Ruhepause von dem Sturm, der sich gerade zusammenbraute.

Weil ich keinen Babysitter gefunden hatte, nahm ich Rex einige Wochen später mit zu einem Treffen in der Blindenschule, wo wir eine Benefizveranstaltung planten. Ich wollte der Schule ein bisschen von dem zurückgeben, was sie alles für Rex am Anfang seines Lebens getan hatte, und hatte mich deshalb dem Komitee angeschlossen, das das jährliche Golfturnier mit dem berühmten blinden Autor Tom Sullivan plante.

Einige Mitglieder saßen schon um den großen Tisch herum und plauderten, während wir noch auf den Gastgeber Tom Sullivan warteten. Ich führte Rex zu einem Klavier in der Ecke, damit er noch einige Minuten für sich spielen konnte, bevor die Sitzung begann. Ein wenig Mozart, ein paar Takte Bach mit Beethoven-Einsprengseln, und Schweigen hatte sich über den ganzen Raum gelegt. Der Mann, auf den wir warteten, betrat den Saal, doch niemand unterbrach Rex' Spiel, und Tom selbst blieb stehen, um zuzuhören. Weil Tom selbst blind war, wusste er nicht sofort, wer spielte. Doch weil er auch ein Musiker war, fesselte ihn das Gehörte.

Die Schuldirektorin sprang auf und flüsterte ihm etwas ins Ohr. Ich beobachtete, wie er von einem Ohr zum anderen grinste.

„Rex! Mann, das war toll!“ Er lächelte immer noch, als ihn die Direktorin zu uns führte. „Und ich habe eine Idee, Rex. Ich will nur kurz mit deiner Mutter reden.“

Mir gefiel es, wie dieser Mann mit meinem Sohn umging und mit ihm statt mit anderen über ihn sprach, als wäre er nicht blind, sondern taub. Tom wusste, wie es war, blind zu sein.

„Cathleen, ich habe keine Ahnung, wie Ihnen oder Ihrem Sohn meine Idee gefällt, aber wir würden uns geehrt fühlen, wenn Rex bei unserem Turnier abends Klavier spielen könnte ... ich glaube, das würde diesen Tag zu etwas ganz Besonderem machen.“

Die Entscheidung lag bei meinem Sohn, nicht bei mir. Als ich ihn fragte, ob er dort spielen wollte, erinnerte er sich an den Applaus, den er bei der Talentshow eingeheimst hatte, und meinte: „Alle werden laut klatschen!“ Das war seine Antwort. Ja, er würde spielen.

Nach einigen Wochen Unterbrechung kam Richard wieder zu uns nach Hause, um mit Rex für das Konzert zu proben. Vier Stücke würde er vortragen – drei mit Gesang, die sein Lehrer arrangiert hatte, und ein Instrumentalstück.

Gerade war die Klavierstunde vorüber, als das Telefon klingelte. Eine Frau war am Apparat. „Hallo. Mein Name ist Shari Finkelstein, und ich arbeite als Produzentin für *60 Minutes.*“

Ich reagierte zurückhaltend, weil ich nicht genau wusste, was Richard hinsichtlich meines Sohns gesagt oder nicht gesagt hatte, doch die Stimme dieser Frau klang warm, und wie sich herausstellte, war sie selbst vor Kurzem Mutter geworden. „Ich habe mir ein Video von Ihrem Sohn angesehen, und ich muss Ihnen gestehen, dass ich es auch meinem Mann gezeigt habe, obwohl ich das sonst nie tue. Aber dieses Video war so erstaunlich und anrührend, dass ich ihm immer wieder sagte: ‚Oh, diesen Teil musst du dir ansehen', oder: ‚Warte nur, was er gleich tut.'"

Als ich nun von Mutter zu Mutter mit der Produzentin sprach, merkte ich auf einmal, dass dieses Projekt mit *60 Minutes* eher eine menschlich interessante Story über ein außergewöhnliches Kind erwarten ließ als eine Schauergeschichte aus dem wissenschaftlichen Raritätenkabinett. Wir schalteten eine Telefonkonferenz mit einem Produzenten, um uns ausführlicher zu unterhalten. Als wir bei diesem Telefonat über Rex' Leben sprachen, die erstaunlichen Extreme, die für uns zur Normalität geworden waren, sah ich unser Leben zum ersten Mal mit den Augen eines Außenstehenden. „Das ist unglaublich" und „Wie faszinierend!": Diese Reaktionen führten mir wieder vor Augen, wie außergewöhnlich mein Sohn war.

Shari fragte, ob Rex jemals vor Publikum gespielt habe. Leise und etwas zögernd antwortete ich: „In ein paar Wochen spielt er auf der Benefizveranstaltung einer Blindenschule." Daraufhin meinte sie, dass sie das möglicherweise aufnehmen wolle. Doch das würde davon abhängen, ob ihre Chefin, Lesley Stahl, überhaupt zustimmte, dass sie das Projekt in Angriff nahm.

Ich fragte mich, wie die berühmte Korrespondentin auf Rex reagieren würde. Würde mein Sohn sie ebenso fesseln wie Shari? Die Antwort kam einige Tage später, als Shari mich anrief, um mir mitzuteilen, dass Lesley auf ihren Vorschlag mit einer E-Mail reagiert hatte, die nur drei Wörter umfasste: „Ich liebe Rex!" Diese drei Wörter bestätigten mich in meinem Entschluss, mit dem Projekt weiterzumachen. Ich vertraute darauf, dass diese beiden Frauen es richtig machen würden.

Der Golfturniertag war gekommen. Und ich geriet in Panik und fragte mich, was ich Rex da nur eingebrockt hatte, denn er weigerte sich in der Woche vor dem großen Ereignis standhaft, die Lieder für die Abendveranstaltung zu proben. Noch nie hatte er einen Song, geschweige denn vier, mehrmals proben müssen. Das war die Kehrseite seines Genies: Er hatte keine Lust, ein Stück immer und immer wieder zu spielen, weil sein Gehirn laufend nach etwas Neuem verlangte. Als er die Stücke also übte, geschah das nur halbherzig; er musste nach den richtigen Tasten suchen und verspielte sich öfters.

Nun gut, jetzt war es also so weit! Ich hatte keine Ahnung, was seine Finger heute Abend hervorbringen würden. Außerdem hatte er sich in letzter Zeit häufig räuspern müssen, was mich vermuten ließ, dass er an einer bisher noch nicht diagnostizierten Allergie litt. Dass sein Klavierspiel und seine Stimme wackelten, verhieß nichts Gutes für das abendliche Konzert.

Ich fuhr morgens hinüber und half, Rex' Keyboard aufzubauen. Ein kreischendes Feedback von einem Mikrofon genügte, um uns begreifen zu lassen, wie gefährdet auch das war. Vielleicht war mein Sohn überhaupt zu empfindlich für so ein Konzert?

Die Golfspieler trafen ein, meldeten sich an und eilten gleich wieder auf den Golfplatz, um noch ein paar letzte Schläge zu üben. Ich ging hinaus, um sie zu beobachten und ein bisschen frische Luft zu schnappen. Tom Sullivan, der Gastgeber, machte sich für einen Vier-Meter-Putt bereit. Sein Coach ersetzte ihm die Augen. Tom würde den gesamten 18-Loch-Kurs blind spielen. Dieser erstaunliche Mann, der unbeirrbares Selbstvertrauen und Optimismus ausstrahlte, witzelte gern: „Golf ist leichter, wenn man noch nie einen Wassergraben oder einen Bunker gesehen hat."

Vielleicht musste ich ja jetzt genau das tun: die Augen schließen und vertrauen. Tom schlug den Ball. Er rollte ein wenig nach links, wurde dann unmittelbar vor dem Loch langsamer, sodass die Neigung des Rasens ihn wieder nach rechts gleiten ließ. Und *plink!* Tom lächelte, als er den Ball ins Loch fallen hörte.

„Guter Putt, Tom!", rief ich.

„Cathleen!" Er erkannte meine Stimme sofort. „Wie geht es meinem Jungen?"

„Im Augenblick ist er noch in der Schule, aber er freut sich schon auf heute Abend", erwiderte ich nicht ganz überzeugt.

Tom merkte das natürlich. „Rex soll den Abend einfach genießen", ermutigte er mich. „Das ist das Wichtigste. Es gibt überhaupt keinen Druck."

Kein Druck? 300 Gäste würden in einem eleganten Bankettsaal sitzen und ihre Augen auf meinen Sohn richten! *Schließ einfach die Augen und vertraue.* Vertrauen! *Das schaffe ich,* dachte ich und ging zurück zum Speisesaal.

Dieses Vertrauen hielt ich fünf Minuten durch, bis der Senderbus von *60 Minutes* eintraf. Sie würden an diesem Abend jede Bewegung, jeden Laut meines Sohnes einfangen, sodass es jeder im ganzen Land sehen konnte.

Der restliche Vormittag verschwimmt in meiner Erinnerung. Ich begegnete Shari, der Produzentin für *60 Minutes,* die mit dem Flugzeug angereist war. Der Toningenieur und der Kameramann bauten ihre Ausrüstung auf, während Rex' Klavierlehrer Richard die Aufstellung des Instruments überwachte. Wir stritten uns. Er glaubte, dass das Publikum vor allem Rex' Hände sehen sollte; ich dagegen war der Meinung, die Kameras sollten eher sein Gesicht zeigen. *Alles wird gut,* redete ich mir ein, als ich wieder nach draußen ging, weil ich dringend eine Pause brauchte, um den Spannungen zu entkommen.

Die Golfspieler gingen auf ihre Carts zu. Nur Tom Sullivan würde keinen benutzen. Er wollte mit seinem Trainer den Kurs zu Fuß ablaufen. So würde er ein Gefühl für die abschüssigen Stellen und Winkel bekommen. Als Gastgeber würde Tom den ersten Ball abschlagen.

Als die majestätischen Klänge der Nationalhymne, gesungen von einem Tenor, über die Reihe der Golfcarts hallten, sah ich, wie Toms Coach ihn zur Abschlagstelle führte. Ich hörte einen scharfen Knall und beobachtete, wie der Ball in gerader Linie über das Green flog. Tom war mit forschem Schritt bereits losgegangen, um dem Ball zu folgen. *Schließ die Augen und vertraue.*

In der sonst stillen Auktionshalle tobte das Leben – Golfspieler kamen nach dem Spiel herein, während die anderen Gäste schon Cocktails tranken, sich unterhielten und Namen und Preise auf den Schildchen notierten, die an den Losen angebracht waren. Bald würde sich die Party in den Speisesaal verlagern.

Rex trug ein weißes Oberhemd und hellgraue Hosen. Ein Jackett hatte er nicht an, denn das hätte ihn zu sehr in seiner Beweglichkeit eingeschränkt. Leider mochten die Kameras kein Weiß. Shari erklärte mir, dass die Farbe Rex' Gesicht bleich aussehen lassen würde. So zog er sich einen roten Pullover über, der zur sportlichen Kleidung der Golfspieler passte. Und ich bemerkte seine gesunde Gesichtsfarbe, als er sagte: „Ich will Opa sehen."

Ich ließ meinen Blick über den Saal schweifen und hielt nach meinem Vater und anderen Mitgliedern unserer Gruppe Ausschau. „Er wird bald hier sein, mein Schatz. Und wer kommt noch, um dich spielen zu hören?"

„Tante Rose ... und Papa!", erwidert Rex strahlend.

„Ja, Rex, dein Papa kommt, um deine Musik zu hören. Mein Papa und dein Papa werden da sein."

„Und Jenny und Raffaela auch", fügte Rex hinzu, der seine persönliche Gästeliste ganz genau kannte.

„Das stimmt. Da kommen ziemlich viele Leute, oder? Und natürlich wird Richard auch hier sein."

„Sie kommen, um *mich* zu sehen!", meinte er stolz.

„Ja, und viele andere Leute auch", sagte ich und blickte noch einmal im Saal umher. Ich sah, dass sich mein Vater und Tante Rose einen Weg durch die Menschenmenge bahnten. Mein Vater sah in seinem dunkelblauen Sportsakko gut aus, und Tante Rose wirkte elegant wie immer. Mit einem breiten Lächeln kamen sie auf uns zu. Rex und ich umarmten sie beide, und es fühlte sich schön an, dass mein Sohn und ich heute Abend von den Menschen Unterstützung erfahren würden, die uns am nächsten standen.

„Also, Rex, bist du bereit für deinen großen Abend?", fragte mein Vater.

„Ich bin *bereit,* Opa!", sagte er. Eine Entschlossenheit lag in seiner Stimme, die ich für mich nicht nachempfinden konnte.

Die anderen Mitglieder unserer Gruppe trafen nun auch ein, und nachdem wir uns begrüßt und umarmt hatten, ließ ich sie die Auktionstische inspizieren, während ich mit Rex zum Soundcheck ging. Es musste sichergestellt werden, dass die Lieder nicht nur im Saal gut klangen, sondern auch für das zukünftige Fernsehpublikum.

Der Bankettsaal war völlig umgestaltet worden, die Tische alle dekoriert und geschmückt. Auf der Bühne hatte man Geschenkkörbe und zu versteigernde Artikel aufgestellt. Und in der Mitte, direkt im Scheinwerferkegel, stand Rex' Instrument. Die Kameras der CBS flankierten es von allen Seiten und würden jede Bewegung, jede Geste einfangen. Der Toningenieur steckte Rex ein Mikrofon an. Der Augenblick der Wahrheit war gekommen. Würde Rex so halbherzig spielen wie in der vorangegangenen Woche? Er war der Inbegriff eines siebenjährigen Jungen, der wild auf den Applaus des Publikums war, ohne an die Arbeit zu denken, die er dafür investieren musste. Oder würde das Publikum daran etwas ändern, indem es ihm genug Ansporn gab, seine Stücke sauber zu spielen?

Die Leute strömten nun in den Saal. Ich bemerkte aus dem Augenwinkel, wie verschiedene Menschen uns zulächelten, während ich mich auf meinen Sohn konzentrierte. Rex musste sich wohlfühlen und durfte nicht von außen überreizt werden, damit er gut spielen konnte. Ich hatte für alle Fälle einige Kassetten und unseren schalldämpfenden Kopfhörer mitgenommen. Richard gab sich große Mühe, nach außen hin ruhig zu wirken, doch der Schweiß auf seiner Stirn zeugte vom Gegenteil. Shari lächelte mich ermutigend an. Wieder einmal fragte ich mich, worauf wir uns eingelassen hatten. Mehr noch, ich fragte mich, ob das für meinen Sohn überhaupt das Richtige war. Natürlich, er wollte es so, doch er hatte sich keine Gedanken darüber gemacht, was alles daran hing. Ich auch nicht. Es war eine Menge Arbeit gewesen ... Wenn das richtig war, sollte ich dann nun nicht ein Gefühl des Friedens verspüren?

Die Gäste hatten mittlerweile alle zum Essen Platz genommen, und Tom Sullivan betrat die Bühne. Das war für mich das Signal, mich mit Rex auf den Weg nach vorn zu machen. „Heute Abend haben wir einen ganz besonderen Musiker unter uns, der Sie alle Bunker vergessen lassen wird, die Sie heute gesehen haben", witzelte Tom. „Dieser junge Mann, Rex, könnte Sie sogar vergessen lassen, wenn Sie den Ball mit einem Schlag eingelocht haben."

Sanft führte ich meinen Sohn die Bühnentreppe hinauf, die er mit festem Schritt bewältigte. „Ich spiele für meine Freunde, Mama“, sagte er, als ich ihm auf die Klavierbank half. *Für meine Freunde! Was für eine wunderbare Art, das auszudrücken.*

„Ja, tu das, Liebling. Hier sind ganz viele Menschen, die dich spielen hören wollen“, sagte ich leise.

Die vielen erwartungsvollen Augenpaare, die jede unserer Bewegungen sahen, spürte ich mehr, als dass ich sie sah. Plötzlich senkte sich Schweigen über den Saal – die Tischgespräche brachen ab, als sich alle fragten, was nun kommen würde. Ich setzte mich neben Rex hin und wusste, dass es nicht in meiner Hand lag, wie er spielte – wie so vieles andere in seinem Leben auch. Ich konnte ihn nur nach Kräften unterstützen, der Rest war an ihm. Ich blickte auf und sah Tom vom anderen Ende der Bühne her lächeln. Ich hatte immer noch seinen resoluten Abschlag im Ohr und konnte den anmutigen Bogen sehen, in dem der Ball davongeflogen war. Nun war Rex an der Reihe.

„Also, Rex, was würdest du gern für deine Freunde spielen?“, fragte ich in das Mikrofon.

„When I'm 64“, entgegnete er und kündigte damit den Beatles-Titel an, den Richard für ihn zu einer jazzigen Nummer arrangiert hatte. Das Lied, das er nicht auf der Talentshow gespielt hatte.

Er sang und spielte die erste Strophe, und das Publikum hing an seinen Lippen. Er behauptete sich! Ich atmete durch, und dann hörte ich einen lang gezogenen kehligen Laut, den die Anlage unbarmherzig verstärkte, sodass ihn alle hören konnten – Rex räusperte sich. In letzter Zeit hatte er das oft getan. Ich zuckte zusammen, wusste jedoch, dass ich nichts dagegen unternehmen konnte. Wunderbarerweise setzten seine Finger keinen Schlag aus. Das Publikum lachte, vielleicht weil es so daran erinnert wurde, dass Rex nur ein Kind mit den Gewohnheiten eines Siebenjährigen war, auch wenn er musikalisch viel weiter war.

Dann folgte Applaus, entweder um ihn zu ermutigen oder weil man glaubte, das Stück sei nun zu Ende. Würde das Rex stören? Ihn in der zweiten Strophe aus dem Takt bringen, der Strophe, die ihm beim Üben immer Schwierigkeiten bereitet hatte, weil seine kleinen Hände riesige Sprünge vollführen mussten? Verstohlen blickte ich meinen Sohn an, doch der ließ sich weder durch das

Gelächter noch durch den Applaus aus dem Rhythmus bringen. Im Gegenteil, es feuerte ihn an. Sein Gesicht strahlte – das Gelächter bedeutete für ihn einfach Freude, und der Applaus war der Treibstoff, den er brauchte. So arbeitete sein Körper, er sog Energie auf wie ein Schwamm. Seine Hände wurden stärker, spielten bestimmter, als er die Tasten mit größerer Präzision anschlug und mit kräftigerer Stimme sang. Er wusste, dass ihm viele Menschen zusahen und begeistert waren. Und er genoss es in vollen Zügen. Als er zum Ende der dritten Strophe kam, zu der Richard ein mitreißendes Bluesfinale geschrieben hatte, klatschte das gesamte Publikum bei den letzten Takten mit. Das spornte Rex für das Finale an: „Will you still need me, will you still feed me ... cause I get *hungry* ... when I'm 64? Yeeaaah!"

Ich hatte schon Angst, dass der donnernde Applaus Rex rückwärts von der Klavierbank fallen lassen würde. Seine Augen leuchteten, und seine Zähne blitzten im Scheinwerferlicht auf, als er sich aufrecht hinsetzte und mit den Armen zu flattern begann – ein Zeichen, dass die Aufregung sich seines Nervensystems bemächtigte. Er lachte lauthals. Doch ich wusste, dass er seine Gefühle zügeln musste, um weitermachen zu können, und deshalb legte ich ihm meine Arme um die Schulter, um ihn zu beruhigen.

Die Apathie der vergangenen Wochen war eindeutig kein Thema mehr. Jetzt schlug das Pendel ins entgegengesetzte Extrem aus, als Rex das einzige klassische Stück in seinem Programm spielte, Beethovens Sonatine in F. Sie erforderte Kraft und Präzision in beiden Händen. Er spielte das Stück, als funktioniere er auf Autopilot. Seine Hände bewegten sich selbstständig, während sein Kopf für die Reaktionen des Publikums frei blieb. Seine Augen glänzten immer noch. Immer wieder lachte er auf. Es machte ihm Spaß. Niemand zuvor hatte es jemals so genossen, die Sonatine zu spielen. Es war, als könnte er selbst nicht glauben, was da mit ihm geschah. Als er bei den letzten Noten lachte, tobte die Menge; ihnen gefiel seine ungezügelte Freude noch besser als die Musik selbst. Zuschauer und Vortragender feuerten sich gegenseitig an.

Als mein Sohn im Scheinwerferkegel über das ganze Gesicht strahlte, überkam es mich wie eine himmlische Offenbarung:

Musik war Rex' Leben, eine besondere Gabe, die Gott ihm geschenkt hatte und mit deren Hilfe er mit anderen Menschen Kontakt aufnehmen konnte. Das war seine Sprache, seine Gnade. Ich würde den äußeren Kampf in unserem Leben weiter fortführen und versuchen, die Wolken wegzuschieben, die unsere Existenz bedrohten, doch er führte einen inneren Kampf, und sein Gesichtsausdruck sagte mir, dass er einem Sieg nahe war.

Kapitel 14

Jenseits der Musik

Hoffnung ist jenes gefiederte Ding, das in deiner Seele hockt und die Melodie ohne Worte singt und niemals damit aufhört ... überhaupt niemals.
Emily Dickinson, Dichterin

„Ich weiß nicht, wohin die Musik Rex in Zukunft führen wird. Hoffentlich möglichst weit. Doch das Wichtigste ist, dass sie ihm einen Zugang zur Welt vermittelt; dass sie ihm zu erkennen hilft, wer er ist; dass sie ihn mit Menschen in Kontakt bringt. Wissen Sie, er liebt den Applaus. Er verbindet ihn mit dem Rest der Welt."

Damit antwortete ich auf Lesley Stahls Frage und läutete das Ende der *60 Minutes*-Sendung „Musically Speaking" ein, als das Uhrenlogo die letzten Sekunden ankündigte.

Rex' Klassenkameraden klatschten und riefen: „Super! Toll gemacht, Rex!"

„Danke schön", erwiderte Rex lachend, ganz begeistert davon, sich selbst im Fernsehen zu erleben.

Seine Direktorin Pat Cairns kam zu unserer Couch und sagte: „Das war wunderbar." Sie strahlte. Ich war erleichtert, dass die Sendung mein Kind mit seiner ganzen spannenden Persönlichkeit porträtiert hatte. Wir hatten uns bei einem Klassenkameraden zu einer „Pool- und Fernsehparty" versammelt, um die Ausstrahlung gemeinsam anzusehen.

Nach den aufregenden Monaten der Filmarbeiten wollte ich,

dass in unserem Leben wieder so etwas wie Normalität einkehrte. Ein neuer Klavierlehrer war dabei nicht zu umgehen, weg von Richard und seiner Besessenheit vom „Savant-Phänomen" hin zu den großen Komponisten und der Wichtigkeit der Musik für Rex' Entwicklung. Glücklicherweise fand dieser Wechsel zu einem Zeitpunkt statt, als Richard, Klavierlehrer aus Leidenschaft, aber ohne professionelle Ausbildung, mit Rex' musikalischer Begabung ohnehin überfordert war und die Last seiner Verantwortung spürte, sodass es zwischen uns nicht zu Feindseligkeiten kam.

Der „Zufall" (an den ich schon lange nicht mehr glaubte) führte uns zu einem brillanten und etwas verschrobenen Mann, der früher Konzertpianist gewesen war und auch viele Erfahrungen in der Arbeit mit Blinden gesammelt hatte. Er hieß David Pinto und wusste vom ersten Tag an mit Rex umzugehen. Seine Originalität mitsamt seinen Schrullen passte perfekt zu Rex' eigenen. Dieses kreative Genie begegnete Rex auf Augenhöhe – für einen Mann von Ende 50 eine erstaunliche Leistung.

Als wir David kennenlernten, reagierten Rex' Hände nicht mehr überempfindlich auf Berührungen, sondern suchten sogar aktiv den Kontakt mit Kanten, Spalten und Säumen auf verschiedenen Oberflächen, sei es Wolle, Beton oder Stoff. Wieder handelte es sich um eine zwanghafte Art der Bewegung, doch sie war nicht sonderlich auffällig und schien Rex zu beruhigen und seinen Sinn für Ordnung anzusprechen.

Wenn er „nach Säumen fühlte", wie ich es nannte, war es schwer, seine Aufmerksamkeit zu bekommen, doch David war schnell. In der ersten Stunde mit seinem neuen Schüler sagte er, dass er mit Rex allein arbeiten müsse. Also setzte ich mich zögernd, aber doch still in eine Ecke des Zimmers und beobachtete, wie mein mittlerweile achtjähriger Sohn einige Tasten auf dem Klavier anschlug. Doch als David etwas sagen wollte, nahm Rex die rechte Hand von der Tastatur, erkundete mit ihr ein Bein seines Klavierstuhls und entdeckte die gedrechselten Rillen. Er konnte sie nicht loslassen und umfuhr sie immer wieder im Kreis. Was David mitzuteilen hatte, kam in Rex' Ohren nur noch als bedeutungsloses Blabla an. Die Stimme hatte seinem autistischen Gehirn, das mit den Rillen beschäftigt war, nichts mehr zu sagen.

Statt Rex nun anzuweisen, die Hände wieder auf die Tasten zu legen, was für Rex nur weiteres Blabla bedeutet hätte, ließ sich dieser kluge Mann im Schneidersitz neben meinem Sohn auf dem Boden nieder und sagte: „Diese Rillen fühlen sich gut an, was? Sollen wir sie zusammen zählen?"

Nachdem er das zusammen mit Rex gemacht hatte, übertrug er den Zahlbegriff auf Schläge in einem Takt und legte Rex' Hand wieder auf die Tasten. Von der mechanischen Wiederholung zurück zur Musik.

In Rex' ganzem Leben war ich noch niemals einem Lehrer begegnet, der augenblicklich so eine gute Beziehung zu ihm aufbauen konnte. David war in der Lage, ihn vom ersten Augenblick an zu fesseln und einzubeziehen, und zwar völlig ohne meine Hilfe. Und so wurde David Pinto der unangefochtene Meister darin, Rex nicht nur eine bessere Spieltechnik beizubringen, sondern ihn durch kreative Spiele zu einem wahren Musiker heranzubilden. Er war gerade dabei, eine Musikakademie für Blinde zu gründen, in der neben dem Klavierspiel auch andere Fertigkeiten gelehrt wurden, wie zum Beispiel Rhythmus, Tanz und auch soziale Fähigkeiten, um die Kinder ganzheitlich zu fördern.

Was könnte besser sein als dieser geniale und ganzheitliche Ansatz, neben Klavierspielen auch noch Tango und Stepptanz zu lehren? Das Problem war jedoch die Autofahrt von über 100 Kilometern durch den dichten Verkehr in Los Angeles, um zu dieser Musikschule zu gelangen. Wir konnten samstags vor dem Stau fahren, mussten aber auch praktisch denken. Und das bedeutete, einen Klavierlehrer vor Ort zu finden, der Rex unter der Woche unterrichten konnte und dem das Kind ebenfalls wichtiger war als die Wissenschaft.

Ich hoffte, dass uns Lynn Marzulli, Rex' ursprünglicher Lehrer, dabei unterstützen konnte. Aber wie bei Richard Morton war Rex auch für Lynn zu weit fortgeschritten. Doch er erzählte uns von einer Frau, von der er glaubte, dass sie Rex noch viele Jahre unterrichten könne. Sie hieß Sara Banta und war Fachbereichsleiterin für Instrumentalmusik an der Pepperdine-Universität direkt in unserer Nachbarschaft.

Wir verabredeten uns mit ihr in einem Proberaum auf dem

Campus, wo wir sie zwischen zwei gewaltigen Steinway-Konzertflügeln antrafen. Ich sah die Freundlichkeit in ihren Augen, als sie uns zur Begrüßung anlächelte. „Ich habe die *60 Minutes*-Sendung gesehen, und ich würde mich freuen, wenn ich es einmal mit ihm versuchen könnte“, sagte sie, fügte dann jedoch hinzu: „Aber ich fürchte, ich habe keine Ahnung, wie man mit einem blinden Kind arbeitet.“

„Machen Sie sich keine Sorgen, Sara. Alles, was Sie über Rex wissen müssen, werden Sie lernen, wenn Sie mit ihm zusammen sind, und nicht aus irgendwelchen Berichten. Rex' vorige zwei Klavierlehrer hatten auch keine Erfahrung mit blinden Kindern. Das kommt mit der Praxis.“

Ich half meinem Sohn, sich am Flügel hinzusetzen, während Sara am anderen Flügel Platz nahm. Er hatte schon einige Töne angeschlagen, bevor er sich überhaupt hingesetzt hatte, und begann sofort auf dem wunderbaren Instrument zu improvisieren.

Sara blickte fragend, weil sie offensichtlich nicht wusste, wo sie anfangen oder ob sie ihn unterbrechen sollte. Doch er machte keine Anstalten aufzuhören, und deshalb schlug sie schließlich vor: „Könntest du mir etwas vorspielen, Rex?“

Er hatte sie nicht einmal gehört. Nur der klangvolle Steinway sprach in diesem Augenblick zu ihm.

„Ich glaube, er hat Sie nicht gehört“, sagte ich und setzte so den Anfangspunkt zu Rex' musikalischer Erziehung bei dieser Lehrerin.

Sara war es vermutlich nicht gewohnt, von ihren Schülern ignoriert zu werden, doch sie stellte sich schnell darauf ein. Sie wartete auf eine kleine Pause und setzte dann an ihrem Flügel ein, wobei sie Rex' melancholische Melodie imitierte. Das weckte seine Aufmerksamkeit, und interessiert hörte er zu. Dann ließ sie ihn wieder spielen. Nach einigen Takten hörte er auf und wartete, was nun kommen würde. Ein Dialog hatte begonnen.

Saras Finger verwandelten die Melancholie in eine fröhliche Leichtigkeit. Sie nannte das den „Mozart-Stil“ mit Trillern und Läufen. Die fröhliche Stimmung gefiel Rex. Er kicherte und konnte es kaum erwarten, wieder an die Reihe zu kommen. Er stürzte sich fast auf die Tasten, als sie zu spielen aufhörte.

Sara machte große Augen, als sie ihn beim Spielen beobachtete. Dann schüttelte sie den Kopf darüber, wie schnell und kreativ mein Sohn auf ihre Vorgaben reagierte.

„Keiner meiner Collegestudenten kann so augenblicklich, so intuitiv reagieren", meinte sie. Nun nickte sie und lächelte breit: „Das wird Spaß machen."

Damit hatten Rex und ich unser neues musikalisches Zuhause in der Pepperdine-Universität gefunden. Es war ein schönes Gefühl, Rex' musikalische Entwicklung in Saras fähigen und liebevollen Händen zu wissen, neben David Pinto und seiner Musikakademie. Dass ich zwei so geniale Klavierlehrer für Rex gefunden hatte, gab mir inneren Frieden. Und er begann immer schneller Fortschritte zu machen.

Doch ich musste auch andere Möglichkeiten finden, um ihn am Leben teilhaben zu lassen, damit er auch in anderen Bereichen Schritt halten konnte. Da sein Nervensystem zusehends unempfindlicher wurde, reagierte er nicht mehr so schreckhaft auf Berührungen und Geräusche, und damit öffneten sich für ihn immer mehr Türen in die Welt. Das erlaubte uns, einige Einladungen zu Konzertterminen in Kirchen und Schulen und bei Konferenzen anzunehmen, zu denen wir eine längere Reise in Kauf nehmen mussten. Ich glaubte, dass die Musik Rex die Möglichkeit bot, neue und ganz unterschiedliche Erfahrungen zu sammeln, die ihn etwas über die Welt jenseits der Musik lehrten – und somit war sie ein Mittel zum Zweck, das ihn mit dem Leben verband.

„Bereit machen zum Start", brüllte er etwa begeistert, als er zum ersten Mal flog. Oder auch „Landung", gefolgt von „Und jetzt die Bremsen anziehen!", als das Flugzeug landete und zum Stehen kam. Oder: „Die Flamme soll *Wuussch* machen", als unser Heißluftballon über der Wüste schwebte, nachdem er bei einer Konferenz gespielt hatte. Rex' Abenteuerlust wurde deutlich, wenn er mit den Piloten sprach. Doch noch deutlicher vernahm ich auch noch einen anderen Wunsch – den Schrei nach Freiheit, den Schrei der Amsel, von dem die Beatles gesungen hatten.

Rex' Vater William wohnte in Utah, nur einen Katzensprung von den schönsten Wintersportorten entfernt. Hier bot sich die perfekte Gelegenheit für Rex, Ski fahren zu lernen. Glücklicherweise gab es sogar eine Skischule für Blinde. Ich meldete ihn für einige Skistunden an, während er seinen Vater besuchte.

„Heute werde ich die Piste hinunterdonnern", kündigte er am Morgen seiner ersten Skistunde an. Er gebrauchte die Worte seines Vaters, ohne ihre Bedeutung zu kennen. Dasselbe galt für seinen Anorak und die Skihosen. Er wunderte sich, warum er diese dicken, seltsamen Kleidungsstücke tragen musste, in denen er sich nur wie ein Roboter bewegen konnte, als er zum Auto ging.

Wir fuhren zur Skischule, die direkt am Fuß des Berges lag. Man hatte uns gesagt, dass man Skier und Stiefel dort ausleihen konnte. Rex war aufgeregt, als wir durch die Tür traten und Don, dem Skilehrer, vorgestellt wurde.

„Heute werde ich die Piste hinunterdonnern", wiederholte Rex.

„Ja, das wirst du, aber erst mal müssen wir dir die richtige Ausrüstung dafür verpassen, okay?", sagte der Skilehrer, ohne mit der Wimper zu zucken.

„Okay, Don", meinte Rex zuversichtlich.

„Als Erstes streife ich dir eine kleine Weste über den Kopf, Rex, nur als Vorsichtsmaßnahme", kündigte er an und schnallte die Gurte der Weste in knalligem Orange fest, auf der in großen, schwarzen Buchstaben stand: „Blinder Skifahrer". Als er meinen Blick bemerkte, erklärte er: „Das ist nur zur Sicherheit."

Inzwischen mühte ich mich damit ab, Rex die Skistiefel anzuziehen. „Ich will nicht Ski fahren!", brüllte er plötzlich. Seine anfängliche Vorfreude wurde nun von seiner Überempfindlichkeit getrübt, als sich der erste Stiefel um seinen Fuß schloss. Mit dem anderen Fuß strampelte er wild, um der Folter zu entgehen.

„Die Skistiefel helfen dir, damit du die Piste hinunterdonnern kannst", sagte ich und betete, dass dies der Angelegenheit nicht schon hier und jetzt ein Ende bereitete.

„Du wirst schon sehen, Rex, das macht großen Spaß", versprach Don mit zuversichtlicher, entspannter Stimme, die Rex lange genug beruhigte, dass ich ihm den anderen Stiefel anziehen konnte.

„Du brauchst auch Handschuhe", meinte der Skilehrer und wühlte in einer Kiste, bis er ein passendes Paar gefunden hatte.

Die Füße waren eine Sache, die Hände eine völlig andere. Rex wehrte sich, bis ich ihn schließlich bei den Händen packte und sagte: „Du kannst ohne Handschuhe nicht Ski laufen gehen, denn sonst frierst du an den Händen."

Doch vernünftige Argumente waren angesichts der autistischen Überempfindlichkeit machtlos. Er ballte seine Hände zu Fäusten und weigerte sich, die Handschuhe anzuziehen. Don zog die Augenbrauen zusammen – zum ersten Mal – und ging zur Kiste zurück. Dieses Mal wählte er ein Paar Handschuhe aus, die sich mit einem Reißverschluss auf der Rückseite schließen ließen. Damit konnten wir es vielleicht schaffen.

Ich öffnete Rex' Fäuste, streifte ihm die Handschuhe über und zog den Reißverschluss zu, bevor er sich wehren konnte. Das Gleiche noch einmal an der anderen Hand, fertig. Er streckte die Hände wie Spazierstöcke von sich, als ob er die Handschuhe so auf Abstand halten könnte. Und nun konnte er sich beim Aufstehen wirklich kaum noch bewegen.

„Gut, Rex, jetzt brauchen wir nur noch eine Skibrille, und dann sind wir fertig", sagte Don.

Doch nun weigerte er sich wirklich standhaft. „Nimm mir die Brille ab!", jammerte er und schüttelte wie wild den Kopf, nachdem ich sie ihm aufgesetzt hatte.

„Schon gut, Rex, du brauchst keine Brille zu tragen", redete ich ihm zu und nahm sie ihm sofort wieder ab, weil ich begriff, dass mein Sohn hier wirklich an eine Grenze gestoßen war. „Heute scheint die Sonne kaum, und es reicht, wenn du deine Mütze trägst."

Ich setzte ihm seine Baseballmütze auf in der Hoffnung, dass sie seine empfindlichen Augen genügend abschirmen würde. Wieder einmal musste ich abwägen zwischen dem, was Gesundheit und Sicherheit auf der einen Seite erforderten, und dem, was Rex aushielt. Da stand er nun, focht die unaufhörliche Schlacht in seinem Innern aus und kämpfte gegen den unerbittlichen Anspruch des Autismus, um die Freiheit zu erlangen, die für andere so selbstverständlich war. Und mir stand nur eine Möglichkeit offen – den äußeren Ablauf der Dinge zu steuern und wie immer zu versuchen, ihm den Weg zu ebnen.

Doch wie weit soll ich gehen?, fragte ich mich wieder einmal, als ich beobachtete, wie mein Sohn sich wieder in sich zurückzog. Er wusste ja nicht einmal, was Skifahren eigentlich war. Es war einzig und allein meine Idee gewesen, weil ich vermutete, dass er Spaß daran finden könne, denn ich kannte ja seine Vorliebe für schnelle und ruckartige Bewegungen. Vielleicht gefiel es ihm aber auch gar nicht, vielleicht war es zu viel für ihn.

Wenn jemand diese Szene von außen beobachtet hätte, hätte er glauben können, ich quälte meinen Sohn, indem ich ihm das alles aufzwang. Doch genau dasselbe hätte man ebenso behaupten können, wenn ich ihm Essen auf die widerspenstigen Lippen schmierte und ihn so dazu zwang, etwas zu sich zu nehmen, oder als ich ihn zwang, die wackeligen Beine zu strecken, als er immer in den Knien einknicken wollte. Und jetzt war er ein guter Esser und hatte kräftige Beine.

Ich spürte, dass Gott mich aufforderte, wieder einmal im Glauben vorwärtszugehen. *Bau nicht auf das, was du sehen kannst – vertrau mir einfach!* Ich musste nach vorn sehen und vertrauen, denn anderenfalls würden wir es niemals erfahren, obwohl ich einräumen musste, dass es einen grundlegenden Unterschied zwischen Essen und Laufen auf der einen Seite und Skifahren auf der anderen gab.

Damals hatte ich mich nicht erweichen lassen, weil es um das Überleben meines Sohns ging, und nun drehte es sich lediglich um ein nettes Extra. Ich hatte einen Frosch im Hals, als ich mich daran erinnerte, wie weit wir gekommen waren. Dann umklammerte ich die steife Hand meines Sohnes und führte ihn ins Freie, eine kleine Rampe hinunter in den Schnee. Vom bloßen Überleben bewegten wir uns auf eine höhere Lebensqualität zu.

Don nahm es gelassen, dass Widerspenstigkeit an Stelle der anfänglichen Begeisterung getreten war. Rex war es nicht ganz geheuer, den knirschenden Schnee zu betreten. Er hatte nicht gewusst, wie es sich anfühlen würde, obwohl ich versucht hatte, es ihm zu erklären. Er musste es am eigenen Leib erfahren. „Er knirscht etwas mehr, aber er ist so weich wie Sand, oder, Rex?"

„Ja", sagte er, wirkte aber nicht sehr überzeugt, als er vorsichtig auf die Stelle zuging, wo Don seine Skier abgestellt hatte.

„Rex, ich habe hier deine Skier, und ich helfe dir jetzt, den rechten anzuziehen", meinte der Skilehrer. „Halt dich einfach an deiner Mutter fest."

Ich umklammerte meinen Sohn, denn die Skihandschuhe machten es ihm unmöglich, nach etwas zu greifen. Don hob seinen Fuß an und setzte die Zehenkappe in die Bindung hinein. „Jetzt musst du einmal auftreten, Rex."

Nachdem er den Prozess mit dem anderen Fuß wiederholt hatte, war er bereit, obwohl er nun noch ein wenig verunsicherter wirkte, da seine Füße nicht nur in den Skistiefeln, sondern auch noch in den Skiern eingeschlossen waren. Worauf hatte er sich da nur eingelassen?

Don verband die beiden Skier vorne mit einer Klammer. „Das hält die Skier zusammen", erklärte er. „Und außerdem werde ich noch ein Halteseil an deinen Skiern anbringen, damit du uns auf der Piste nicht davonrauschst." Der Skilehrer zwinkerte mir zu und meinte zu Rex: „Ich weiß, dass du mich gerne überholen möchtest, aber das geht im Augenblick noch nicht."

An diesem Punkt war nichts mehr davon zu merken, dass mein Sohn eigentlich die Piste hinunterdonnern wollte, doch ich hoffte, dieser Wunsch würde zurückkehren, sobald er sich erst einmal auf den Skiern bewegt hatte.

„Ich werde dich ein wenig vorwärtsziehen, damit du ein Gefühl dafür bekommst, wie es ist, auf dem Schnee zu gleiten", sagte Don und zog an der Leine.

Rex sah bestürzt aus, als sich die Skier mit einem Mal vorwärtsbewegten. Er breitete die Hände aus und hielt sich so instinktiv im Gleichgewicht. „Gut, Rex. Genau so musst du es machen", sagte der Skilehrer.

Don zog weiter. Rex hielt sich ganz gut, doch auf seinem Gesicht zeichnete sich Angst ab. „Gut, Rex, jetzt versuch einmal ganz allein nach vorne zu gleiten." Das schaffte er erst, als der Skilehrer von hinten um seine Hüften griff und ihm half, erst mit dem einen, dann mit dem anderen Bein nach vorn zu gleiten.

Rex besaß einen guten Gleichgewichtssinn, doch ihm war spürbar unbehaglich zumute, als er auf diesem unbekannten Boden herumrutschte. Ich begann ernsthaft am Erfolg dieser Unternehmung zu zweifeln. In diesem Augenblick zog Don zu stark an der Leine, sodass Rex mit einem Ruck vorwärtsrutschte. Er verlor das Gleichgewicht, und ich sprang los, um ihn aufzufangen. Das Gewicht meines Sohns warf mich zu Boden, und mein Körper fing seinen Fall auf.

Meine schnelle Reaktion erfüllte mich mit Stolz, doch dann sah ich den Gesichtsausdruck des Skilehrers. Ein Lächeln umspielte seine Lippen, doch dann hob er noch einmal die Augenbrauen. „Ich *wollte*, dass Rex hinfällt", erklärte er und streckte seine Hand aus, um uns aufzuhelfen. „Nur dann wird er wissen, wie das ist – und dass es nicht wehtut. Nur so kann er ohne Angst Ski fahren."

Ich hielt mich also zurück und ließ den Skilehrer seine Arbeit tun. Schließlich war er Experte darin, behinderten Kindern das Skilaufen beizubringen. Sofort versuchte er wieder, Rex aus dem Gleichgewicht zu bringen. Dieses Mal sah ich einfach zu, wie mein Sohn hinfiel, obwohl sich alles in mir dagegen sträubte. Und als er in den kalten, weichen Schnee stürzte, machte ich mich darauf gefasst, dass er nun mit dem Skilaufen abgeschlossen hätte. Doch das geschah nicht, im Gegenteil. Zu meinem Erstaunen quietschte er vor Vergnügen und lachte. Der Sturz hatte alle Spannungen gelöst. Don hatte recht gehabt. Die Erleichterung darüber brachte auch mich zum Lachen.

„Hat es dir gefallen, in den Schnee zu stürzen?", fragte ich begeistert und half ihm wieder auf die Füße.

Alle Furcht war aus seiner Miene gewichen, auf seinem Gesicht spiegelten sich Staunen und Vorfreude wider. „Noch mal!", sagte er. Dieses Mal war es an mir, die Stirn zu runzeln!

Noch mehrere Male geschah es, dass Rex Angst überkam, und das war auch nur natürlich. Für ihn war das hier völlig unbekanntes Terrain, und er konnte nichts sehen. Man forderte ihn bei jedem Schritt auf zu vertrauen, im Glauben vorwärtszugehen. Den Skilift zu besteigen, mit einer schnellen Bewegung wieder abzusteigen, die ersten kleinen Abfahrten, bei denen er das Gefühl hatte, die Skier führten ein Eigenleben. Doch er lernte, dass er nach rechts fuhr, wenn ihn Don aufforderte, das Gewicht auf den linken Fuß zu verlagern, und nach links, wenn er das Gewicht auf den rechten Fuß verlagerte. Allmählich konnte er seine Skier selbst beherrschen und auch abbremsen. Am Ende der zweistündigen Lektion war die Sicherheitsleine im Grunde unnötig.

Nachdem wir eine Weile einem schmalen Pfad gefolgt waren, forderte Don Rex zu einer letzten Abfahrt auf, steiler und kurvenreicher als alle vorigen. Rex strahlte. „Und los geht's!", rief ich, um ihn noch anzufeuern.

„Ich will noch *schneller* fahren", sagte er und lachte immer noch, als die Piste flacher wurde und ihn abbremste. Nichts an Rex erinnerte mehr an roboterhafte Bewegungen. Don sah mich fragend an. Ich deutete auf meinen Sohn und gab damit zu verstehen, dass er bestimmen sollte.

„Gut, Rex, auf deiner letzten Abfahrt für heute kannst du das Tempo bestimmen. Du weißt, wie du in die Kurve gehen musst und dass du dann langsamer wirst. Ich werde dich also erst dann zu einem Schwung auffordern, wenn wir in ernsthafte Schwierigkeiten geraten. In Ordnung?"

„In Ordnung, Don."

„Bist du bereit, Rex?"

„Ich bin bereit!" Und das war er. Er wollte selbst bestimmen – was auch immer das bedeutete. Im Geschwindigkeitsrausch flog er die Piste hinunter, ungehindert von der Leine, die schlaff durchhing. Ich fuhr neben ihm und sah die Begeisterung in seinem Gesicht. Und ich spürte sie auch. Meine eigene Furcht war wie weggeblasen. So musste das Leben aussehen!

„Ich donnere jetzt die Piste hinunter!", rief er der Welt zu, während er immer weiter an Geschwindigkeit gewann. Das erinnerte mich an den Tag, an dem er zum ersten Mal gerannt war – jedenfalls bis ich begriff, wie schnell wir fuhren und wie nah wir schon an der Skischule waren.

Ein Mann, der die Aufschrift „Blinder Skifahrer" auf Rex' Brust sah, trat schnell aus dem Weg, bevor Don noch an der Sicherungsleine reißen konnte. Doch die Freiheit meines Sohnes zu beschneiden war für ihn der allerletzte Ausweg, und stattdessen rief er: „Nach rechts, Rex!", gerade als wir unser Ziel erreichten.

Rex verzögerte das Manöver um ein, zwei Sekunden, vielleicht auch drei, denn er wollte sich nicht die Flügel stutzen lassen. Ich beobachtete einen kurzen Kampf zwischen Herz und Verstand. Sein Verstand gehorchte den Befehlen und übte Druck auf den linken Fuß aus, doch sein Herz flog weiter. Ich ahnte, was passieren würde, doch ich konnte nichts tun, um das zu verhindern. Sein Zögern ließ ihn kopfüber in den Schnee purzeln. Ich hörte gedämpfte Laute, als er mit dem Gesicht im Schnee lag.

Schnell streifte ich die Skier ab und lief zu ihm hinüber. Doch da merkte ich, dass er nicht weinte, sondern lachte, atemlos und abgehackt, doch immer lauter. „Ich bin die Piste hinuntergedonnert, Mama, und dann habe ich einen Sturz gebaut!“, gackerte er, und das Lachen hatte seinen ganzen Körper erfasst. „Ich will den Hügel noch einmal hinunterdonnern!“

Er hatte den Sturz nicht nur heil überstanden, sondern bettelte sogar um mehr! Mir wurde warm ums Herz. Ich wusste, dass Rex noch viele herrliche Tage auf der Skipiste erleben und hoffentlich auch lernen würde, etwas kontrollierter den „Hügel hinunterzudonnern“. Doch ich wusste auch, dass mein Sohn mit einem zunehmend normaleren Leben auch in vielen anderen Bereichen lernen musste, wie man fällt – und sich wieder aufrappelt. Don hatte es richtig gemacht, denn nur so würde Rex in der Lage sein zu fliegen.

Kapitel 15

Derek

Eine Freundschaft wird in dem Augenblick geboren, da ein Mensch zum anderen sagt: „Was? Du auch? Und ich habe gedacht, ich wäre der Einzige."
C. S. Lewis

Zwei Jahre nach der *60 Minutes*-Sendung „Musically Speaking", in der es um Rex' geheimnisvolles Talent und die Faszination ging, die es auslöste, drehten Lesley Stahl und ihre Mannschaft eine weitere Sendung mit ihm. Diesmal war auch ein britischer Savant namens Derek Paravicini mit dabei. Derek war 26 Jahre alt und sollte eine Art Ausblick liefern, wie Rex' Leben als Erwachsener möglicherweise aussehen könnte.

Dieser junge Mann wurde als „menschlicher iPod" beschrieben, weil er die Fähigkeit besaß, jedes Musikstück, das er jemals gehört hatte, in seinem Gehirn abzuspeichern. Derek war ebenfalls blind, ein außergewöhnlicher Jazzmusiker und in seinen kognitiven Fähigkeiten noch eingeschränkter als Rex. Zum Beispiel wusste er nicht, was die Zahl 3 bedeutete oder überhaupt irgendeine Zahl. Mit seinen scharf geschnittenen Gesichtszügen wirkte er wie eine ältere Version meines Sohnes.

Ein Junge und ein junger Mann, die ein ganz ähnliches Leben führten, getrennt durch 16 Jahre und einen Ozean, und sich nie begegnet waren. Rex war 10, als man ihn bat, nach London zu kommen, um seinen älteren Kollegen anlässlich einer britischen Produktion kennenzulernen. Sie hieß „The Musical Genius" (Das musikalische Genie), sollte im Rahmen der Serie *Extraordinary People* (Außergewöhnliche Menschen) ausgestrahlt werden und war eine Koproduktion mit *Discovery Health.* In den Vereinigten Staaten sollte die Folge unter dem Titel „Musical Savants" (Musikalische Savants) laufen. Damit bot sich uns die Chance, gewissermaßen in den Spiegel zu blicken, um zu sehen, wie die Zukunft meines Sohnes aussehen könnte. Wie weit hatte es dieser junge Mann emotional und sozial gebracht? Könnte Derek eine Art Messlatte für Rex darstellen?

Es hatte sich ergeben, dass Rex und ich im Frühling seines 10. Lebensjahres in Deutschland sein würden, um den *Winspiration Award* entgegenzunehmen, eine Auszeichnung, die Rex zugesprochen worden war, weil er andere Menschen dazu inspiriert hatte, alles im Leben so zu nehmen, wie es kam. Wir mussten unsere Reisepläne nur ein wenig ändern, um den britischen Musiker zu treffen. Gleichzeitig flog Shari Finkelstein von New York nach England, um die erste Begegnung dieser beiden musikalischen Savants zu filmen. Wahrscheinlich würde sie im Rahmen der „Rex-Reihe" auf CBS ausgestrahlt werden.

Um sich auf das Treffen mit Derek vorzubereiten, der ja ein Jazzmusiker war, beschäftigte sich Rex ebenfalls mit diesem Genre, das für sein klassisch trainiertes Gehirn von der Form her bisher zu frei gewesen war. Er hatte Jazz nur in kleinen Portionen verkraften können, bevor er eine Erholungspause mit Beethoven oder einem anderen klassischen Komponisten brauchte. Doch man hatte ihm George Gershwins „I've Got Rhythm" zum Üben gegeben, damit die beiden Musiker zusammen spielen und als Höhepunkt dieser Dokumentation ein gemeinsames Konzert geben konnten, nur zehn Tage nach ihrer ersten Begegnung.

Zwei Kamerateams, die der britischen Dokumentarfilmer und der CBS, nahmen auf, wie Rex und ich das Belsize-Klavierstudio im Norden von London betraten, wo Derek bereits mit seinem Klavierlehrer und Mentor Adam Ockelford wartete. Derek erinnerte mich an Schröder im *Peanuts*-Comic. Der junge Mann saß über den Flügel gebeugt, die weißen Hemdsärmel flatterten, als sich seine Arme so konzentriert auf- und abbewegten, dass ich mich fragte, ob er unsere Ankunft überhaupt bemerkt hatte.

Doch als Adam ihn darauf aufmerksam machte, dass wir da waren, stand er auf, kam mit Unterstützung seines Lehrers auf uns zu und streckte uns seine Hand entgegen. „Ich bin Derek. Hallo, Rex. Ich bin Derek." Er war freundlich, wiederholte sich jedoch und wirkte abseits von seinem Klavier etwas orientierungslos. Wie Rex brauchte er offensichtlich das Klavier, um sich zu erden, als verliehen ihm erst die Tasten und Töne sein inneres Gleichgewicht. „Möchtest du Klavier spielen, Rex?", fragte er.

„Gern, Derek", erwiderte mein Sohn auf diese Einladung. Rex spielte „I've Got Rhythm" so, wie er es gelernt hatte. Doch als der ältere Musiker noch einmal dasselbe Stück spielte, allerdings mit mehr Swing, hielt sich Rex die Ohren zu und protestierte. Die Musik war für den 26-jährigen Derek offenbar zu einer Brücke zu anderen Menschen geworden, die es ihm ermöglichte, mit anderen Musikern in einer Jamsession zu spielen; doch für meinen 10-jährigen Sohn war Musik immer noch seine Privatsache. Es bereitete ihm große Schwierigkeiten, einem anderen Musiker zuzuhören, der ein Stück, das er bereits kannte, in einer anderen Fassung spielte. Auf der anderen Seite konnte Rex ein beliebiges Stück in einer Vielzahl von Stilen spielen. Er witzelte gern: „Ich kann eine Sonate in einen Walzer verwandeln, einen Mozart in einen Chopin oder sogar in einen russischen Tanz."

Im späteren Verlauf des Tages zeigte Rex noch einmal seine Abneigung dagegen, dass ein anderer Musiker in seine Sphäre eindrang, als wir die berühmten *Abbey Road Studios* besuchten, wo die Beatles Plattenaufnahmen gemacht hatten, und Derek „When I'm 64", eins von Rex' Lieblingsliedern, zu singen begann. Wieder hielt er sich die Ohren zu und bettelte: „Hör auf zu singen, Derek!"

In musikalischer Hinsicht war Derek kreativ und bestimmend. Er schien das tiefe Bedürfnis zu empfinden, die Stille in einem Zimmer mit einer Myriade von Tönen auszufüllen, und in den ersten Minuten mit diesem jungen Mann schossen mir zwei Fragen durch den Kopf: Würde mein Sohn imstande sein, sich in der Zusammenarbeit mit diesem Energiebündel zu behaupten? Und wie stand es im Vergleich mit seinen musikalischen Fähigkeiten um Dereks Persönlichkeit und soziale Kompetenz?

Die erste Frage wurde beantwortet, als Adam Rex einen *Ragtime* vorschlug, Scott Joplins „The Entertainer", den Derek schon vor 20 Jahren gespielt hatte. Weil mein Sohn dieses Stück noch nicht kannte, konnte er keine Rechte auf seine eigene Version beanspruchen und musste es unbedingt ausprobieren. Adam spielte den Rag einmal vor, und Rex musste einfach mit einstimmen, weil er den Wunsch mitzuspielen nicht im Zaum halten konnte. Bei diesem neuen Stück hatte er keinerlei Probleme, Derek mit seinen komplizierten Akkorden die Führungsrolle zu überlassen, während Adam das Tempo auf einem dritten Klavier angab.

„Sollen wir es nun mit mehr Swing spielen?", fragte der Klavierlehrer.

Derek schlug daraufhin jazzigere Töne an, während Rex sich weigerte, von dem erfahreneren Jazzpianisten im Regen stehen gelassen zu werden. „Das ist Blues, Baby!", rief er aus und schaltete einen Gang hoch.

Damit begann der Dialog der beiden. Ihre Körper bewegten sich zur Musik. Rex sprang auf seiner Klavierbank auf und ab, während Derek seinen Kopf von links nach rechts bewegte. Eine wahre Jamsession für alle Sinne!

„Toll, Adam und Derek!", rief Rex strahlend aus, als das Stück zu Ende war – ein guter Vorbote für die nächsten 10 Tage, in denen die beiden zusammenarbeiten würden. Doch noch war nicht klar, wie sie auf der persönlichen Ebene miteinander auskommen würden. Könnten sie sich auch jenseits der Musik wahrhaft begegnen?

Nach diesem ersten Zusammentreffen in London begleitete uns Derek mit seinem Klavierlehrer und dem Filmteam zurück nach Malibu. Bei diesem Besuch lernten wir den britischen Musiker besser kennen, und er beantwortete meine Frage, wie seine Musik und seine Persönlichkeit miteinander in Beziehung standen.

Rex nahm Derek nur zu gern mit in die Pepperdine-Universität, wo er die beiden letzten Jahre mit Sara gelernt hatte, und auch zur *Academy of Music for the Blind*, wo er ebenfalls Klavierstunden nahm, tanzen lernte und mit anderen blinden jungen Leuten spielte. Ganz egal, wo wir hinkamen: Sobald Derek ein Klavier berührte, beherrschte er die Szene. Doch noch spannender für mich war seine Fähigkeit, auf Menschen zuzugehen und sich mit ihnen zu unterhalten. Er kannte sich mit Umgangsformen und Etikette bestens aus – wenn er einem Menschen zum ersten Mal begegnete, streckte er ihm die Hand entgegen, als ziehe er ein Schwert, begleitet von einem ziemlich steifen und britischen: „Hallo, ich bin Derek." Darüber hinaus beobachtete ich, wie er ganz selbstverständlich Gespräche führte; etwas, das Rex bisher unmöglich war.

Adam Ockelford erklärte es mir. „Derek hat Gesprächsformen und -konventionen im Wesentlichen so gelernt wie Musik. Er mischt und variiert vorgefertigte Einzelteile, und heraus kommt eine Unterhaltung."

Diese Analogie fand ich faszinierend. Noch erhellender war es, dass Derek mit zunehmendem Alter etwas gefunden hatte, das er tatsächlich der Musik vorzog. Ich war verblüfft, als Adam sagte: „Er spielt nicht mehr so viel Klavier wie früher, weil er heute lieber mit Freunden ausgeht."

Ich glaube mich zu erinnern, dass mir der Mund offen stehen blieb, als ich das hörte – das war etwas, das ich mir auch für Rex sehnlich wünschte. Würde seine geniale Begabung ihm einen Weg in die Normalität eröffnen oder ihn immer in außergewöhnlichen Extremen gefangen halten?

Derek und Rex hatten zusammen mit Erwachsenen und Kindern an einem Esstisch in der Musikakademie Platz genommen. Derek unterhielt sich angeregt mit allen; Rex schwieg und wirkte in sich gekehrt. Im Gegensatz zu dem Briten zog er sich zurück, wenn zu viele Leute miteinander redeten. Er musste schon Einzelpersonen sehr aufmerksam zuhören, um eine Unterhaltung zu verarbeiten und eine Bemerkung einzubringen, sodass er sich im Allgemeinen in so einer Situation nicht am Gespräch beteiligte – außer wenn er sich dazu berufen fühlte, eine Bemerkung zu machen, die mit dem Gehörten überhaupt nichts zu tun hatte.

Als man in der Gruppe zum Beispiel über das Essen redete, warf Rex ein: „Adam, bist du Dereks Klavierlehrer?" Vielleicht würde Rex mit der Zeit auch Dereks Kommunikationsfähigkeiten erreichen.

Allerdings wurde nicht sofort deutlich, wie es wirklich um Dereks Fähigkeit stand, Gespräche zu führen. Das wurde gegen Ende des Mittagessens offenbar, als ich dem britischen Kameramann gegenüber bemerkte: „Ich finde es toll, wie intensiv sich Derek mit Menschen unterhalten kann."

Der Mann reagierte mit einem Lächeln. „Es ist faszinierend, stimmt, und es macht immer Spaß mit Derek." Doch dann fuhr er fort: „Aber man weiß nie, was man davon halten soll, was er sagt. Er erzählt Ihnen irgendetwas, das völlig glaubwürdig klingt, und dann merken Sie hinterher, dass nichts davon wahr ist." Er schüttelte seinen Kopf.

„Wie meinen Sie das?", fragte ich.

Die Erklärung war faszinierend: Derek verstand im Grunde nicht wirklich, was er sagte; seine Unterhaltungen folgten einfach einem bestimmten Muster, ohne dass seine Worte für ihn eine wirkliche Bedeutung hatten. Ich entschloss mich, von nun an genauer auf den Inhalt von Dereks Gesprächen zu achten. Der junge Mann warf immer wieder Bemerkungen oder auch eine Frage ein, und zwar so überzeugend, dass man nicht nur reagieren musste, sondern auch den Eindruck hatte, er wüsste, wovon er spräche.

Das wollte ich genauer wissen. Deshalb fragte ich ihn: „Derek, würdest du uns gern mal zu Hause besuchen und im Meer schwimmen gehen?"

„Das wäre schön, Cathleen! Ich würde gern im Meer schwimmen!" Adam wirkte etwas ungläubig, als Derek fortfuhr: „Zu Hause schwimme ich auch im Meer."

„Ach ja, Derek? Das ist toll. Bei uns gibt es jede Menge Surfer."

„Viele Surfer, ja! Ich surfe auch gern. Reite auf den Wellen, du weißt schon. Ich reite gern auf den Wellen."

„Du surfst auch, Derek?", fragte ich und ließ mich auf sein Spiel ein.

„Ja, Cathleen. Können wir im Meer bei eurem Haus surfen? Das würde ich wirklich gern tun, so wie zu Hause in England." Er klang ganz begeistert. „Wann können wir im Meer surfen, Cathleen?"

Adam drückte es am treffendsten aus: „Rex ist kognitiv viel

weiter fortgeschritten als Derek." Da lag der Unterschied: Rex dachte sich niemals etwas aus. Ein Gespräch zu führen war für ihn ein mühsamer Prozess, der sich anders als bei Derek keinesfalls wie von selbst ergab. Doch wenn er etwas sagte, stimmte es wirklich, und darum machte er im Vergleich mit Derek auch nur wenig Worte.

Wenn man Rex zum Beispiel fragen würde, was er seiner Mutter zum Geburtstag schenken wollte, würde er wohl antworten: „Keine Ahnung." Die Wahrheit eben. Ich stellte Derek während einer Drehpause dieselbe Frage, während wir über einen Marktplatz mit kleinen Restaurants und Boutiquen gingen. „Derek, würdest du gern für deine Mutter ein Geschenk besorgen, während du hier in Malibu bist?"

Derek dachte einen Augenblick nach, bevor er eine ungewöhnliche Antwort gab: „Ja, ich würde ihr gern ein Glas Wein kaufen!"

Irgendwie war es niedlich und sogar charmant, diesen gut aussehenden jungen Mann mit den aristokratischen Gesichtszügen und dem snobistischen britischen Akzent so etwas sagen zu hören. Es verriet sogar etwas über den Geschmack seiner Mutter, doch hielt es der Realitätsprüfung nicht stand.

Im Lauf der Woche, die wir miteinander verbrachten, wuchs meine Faszination noch weiter, und ich fragte mich, wie viel ich von dem, was ich bei Derek sah, in einigen Jahren bei meinem Sohn wiederentdecken würde. Derek und Rex bezeichnete man beide als musikalische Savants, als sei das eine Eintrittskarte zu einem Club, zu dem sich auf der ganzen Welt nur eine Handvoll Mitglieder zählen durften. Und doch waren sie Menschen mit einer ganz eigenen Persönlichkeit.

Während Dereks Nervensystem immer äußerst angespannt war und ihm eine fast manische Energie verlieh, die er für seine endlosen Läufe auf der Tastatur nutzte, lag Rex am gegenüberliegenden Ende des Spektrums. Er hatte Schwierigkeiten, immer genug Energie aufzubringen. Zu viel Lärm und Fröhlichkeit um ihn herum brachten ihn dazu, innerlich abzuschalten und sich zurückzuziehen. Beide brauchten das Klavier, um zu ihrem Gleichgewicht zu finden – Derek benutzte das Instrument, um sich zu beruhigen und seine innere Unruhe zu dämpfen, Rex spendete es Kraft und Kreativität.

Die beiden verbrachten eine Woche damit, sich gemeinsam auf das größte Konzert ihres Lebens vorzubereiten, das sie vor einem Publikum von voraussichtlich 10.000 Menschen im *Mandala Bay Inn* in Las Vegas geben würden. Doch es war nicht der Glamour von Las Vegas oder die Aussicht auf ein besonderes Erlebnis, die sich in mein Gedächtnis einbrannten.

Das war der Tag, an dem Derek und Adam uns zu Hause in Malibu besuchten und wir einen Spaziergang zum Strand machten. Hier geschah es zum ersten Mal, dass ich Dereks Persönlichkeit wirklich durchschimmern sah. Während unseres Londonaufenthaltes war es nur um Musik und das gemeinsame Klavierspiel gegangen. Und noch nie hatte ich den jungen Mann lächeln sehen, geschweige denn lachen. Er schien mir der Inbegriff des steifen, übermäßig ernsten Briten zu sein. Dieser Eindruck verstärkte sich vielleicht noch durch die Kombination von Behinderung und Genie – und ich wollte nicht, dass mein Sohn sich so entwickelte. Doch in Malibu entdeckte ich ganz andere Seiten an Derek.

Der Himmel wölbte sich grau über Malibu und entsprach nicht gerade dem Bild, das sich Briten vom Frühling in Kalifornien machen, dem Land des endlosen Sonnenscheins. Doch die Brandung war stark. Die Surfer versammelten sich in Scharen am „Point", unmittelbar nördlich unseres Wohnblocks, und mit den Dokumentarfilmern im Schlepptau führte ich Derek, Rex und ihr Gefolge hinunter zum Strand.

„Ach, das sorgt für Atmosphäre", versicherte mir Dereks Klavierlehrer Adam, als ich mich für den bewölkten Himmel entschuldigte.

Derek stieg die 17 Stufen bis zum Wasser hinab. Er zählte die Schritte beim Gehen, genau wie Rex, was mich zu der Annahme veranlasste, er kenne die Bedeutung von Zahlen. Aber Adam erklärte mir, dass er die Zahlen nur auswendig gelernt habe und mit dem dahinterliegenden Begriff nichts anfangen könne. Das ließ ich nicht gelten, weil ich wusste, dass Rex genau diese Fähigkeit besaß und sogar in Gedanken mitzählen konnte, wie oft er die Zahnbürste im Mund hin- und herbewegte. Das musste er genau

20 Mal in jedem Quadranten tun. Wenn er sie aus Versehen 19 oder 21 Mal putzte, wurde er ganz nervös.

Ich wollte Derek unbedingt selbst auf die Probe stellen. „Derek, kannst du fünfmal klatschen?“ Rex schaffte das im Schlaf. Er begann zu klatschen und zählte laut mit: „Eins, zwei, drei –“

Ich unterbrach ihn. „Nein, Derek. Meinst du, du könntest fünf Mal für mich klatschen, ohne laut mitzuzählen?“

„Das kann ich“, versicherte er mir. Und er begann – klatsch, klatsch, klatsch, klatsch, klatsch, klatsch, klatsch ... Adam blickte mich lächelnd an, als wolle er sagen: „Sehen Sie?“

Ja, ich sah. Ich begriff, dass mein Sohn und Derek zwei einzigartige Menschen waren, die ganz unterschiedliche Herausforderungen bewältigen mussten, auch wenn sie viel gemeinsam hatten. Doch was Derek wirklich ausmachte, ging über die Musik und die Behinderung weit hinaus.

Er beugte sich vor und fasste den Sand an. „Cathleen, ich glaube, ich würde gern einen Spaziergang im Sand machen. Möchte Rex auch einen Spaziergang im Sand machen?“

„Rex, was meinst du? Magst du Derek deinen Strand zeigen?“, fragte ich.

„Ja, gern!“, erwiderte Rex, denn er liebte den Strand und das Abenteuer, mit Derek zusammen zu sein.

Rex war es gewohnt, an diesem Strand spazieren zu gehen, doch Derek gab sich zunächst etwas zurückhaltend. Wir gingen alle Arm in Arm – Adam, Derek, Rex und ich – über den teilweise nassen Sand, als ich mich plötzlich fragte, wie Derek wohl reagieren würde, wenn ich ihn mit purer kalifornischer Energie konfrontierte, wie ich es die ganze Zeit mit Rex machte.

„Derek, sollen wir in die Brandung laufen?“, fragte ich.

„Ich glaube, ich würde gern in die Brandung laufen“, entgegnete er mechanisch, weil er nicht wusste, was auf ihn zukommen würde.

„Dann mal los“, sagte ich fröhlich. Ich drehte Rex so herum, dass er mit dem Gesicht zum Wasser stand, und damit die anderen gleich mit. Dann rannte ich los.

„In die Brandung!“, rief ich und zog das Trio mit, während das Wasser um unsere Beine spritzte.

„In die Brandung!", nahm Rex meinen Ruf auf und lachte, als das Wasser seine Beine umspielte. Adam wirkte etwas gehemmt, folgte uns aber. Wir rannten vor und zurück, in die Wellen hinein und dann wieder zum Strand.

„In die Brandung, Adam und Derek!", rief Rex noch einmal.

Derek lächelte. Das ermutigte mich, noch weiter zu gehen. Ich wollte Derek wirklich gern mal außer Rand und Band erleben. Ich stimmte in Rex' Lachen ein und zog alle mit nach vorn.

„Derek, es macht doch Spaß, in die Brandung zu laufen, oder?"

Gerade rollte eine etwas höhere Welle heran, die die aufgekrempelte Jeans des jungen Mannes unten anfeuchtete. Sein Lächeln wurde zu einem Lachen, zunächst zögerlich, doch dann immer lauter.

„Ja, Cathleen! Es macht Spaß, in die Brandung zu laufen!", wiederholte er meine Worte begeistert. Ich hatte nicht gewusst, dass so ein Lachen in Derek steckte, doch nun, wo es erst einmal aus ihm herausgebrochen war, wirkte es ansteckend.

Ich schaute auf den Ozean hinaus und sah drei Surfer auf ihren Brettern, die gerade eine große Welle abpassten. Sie waren eins mit der Natur und ihrem Sport. Alles sah so mühelos aus, eine fließende Choreografie, die von den Wellen bestimmt wurde – eintauchen und sich in den Wind lehnen, das Gewicht verlagern und sich wieder aufrichten.

Adam bemerkte die Surfer ebenfalls und machte einen Vorschlag: „Derek, wo wir doch gerade in Kalifornien am Strand sind, würdest du gern etwas von den Beach Boys singen?"

Immer noch lachend sagte Derek: „Warum nicht, Adam? Ich glaube, ich würde gern etwas von den Beach Boys singen."

Und bevor ich mich noch fragen konnte, wie Rex wohl darauf reagieren würde, hatten Derek und Adam schon „Surfin' Safari" angestimmt.

„Das Lied handelt vom Wellenreiten, Rex", erklärte ich und stimmte mit ein.

Während wir drei diesen kalifornischen Klassiker sangen, rief Rex: „Und noch ein letztes Mal in die Brandung!", und zog mich am Arm.

Rex stimmte in den Refrain ein, und während das Lied mit der Zeile „Come on a safari with me …" verklang, rief Derek: „Ich liebe die Beach Boys!"

Mit seinem britischen Akzent wirkte er immer noch etwas reserviert, doch seine ungezügelte Begeisterung entsprach bester kalifornischer Tradition und erinnerte mich an seine wilden Klavierimprovisationen.

„Ich liebe die Beach Boys auch!", sagte Rex und klang mit einem Mal sehr britisch.

Wieder brachen sie in Gelächter aus. Dereks Kopf und Oberkörper wippten hin und her, Rex hüpfte im Sand auf und nieder. Ich ließ meinen Blick von meinem kleinen Jungen zu diesem charmanten jungen Mann schweifen, in dem so viel Leben steckte, das nur herausgelockt werden musste. Das erfüllte mich mit Hoffnung für die Zukunft.

Am Ende unserer gemeinsamen Woche gaben Rex und Derek ihr Konzert in Las Vegas. Es war ein großartiges, beeindruckendes, glamouröses Ereignis, doch von allen Erlebnissen in dieser Woche mit unseren britischen Freunden kann ich mich am lebhaftesten an die Gespräche mit Derek erinnern – die Geschichten, die er erfand, in denen er Worte wie Melodien zusammenspann, um die Unterhaltung am Laufen zu halten, und den Tag am Strand, an dem wir lachten, sangen, in die Brandung rannten und einfach das Leben in vollen Zügen genossen.

Kapitel 16

Sein eigenes Tempo

Mein Plan mit euch steht fest: Ich will euer Glück und nicht euer Unglück. Ich habe im Sinn, euch eine Zukunft zu schenken, wie ihr sie erhofft.
Jeremia 29,11

Die musikalische Zusammenarbeit mit Derek öffnete Rex eine wichtige Tür, gerade als er das 5. Schuljahr und damit die Grundschule abgeschlossen hatte. Im Lauf der nächsten Monate gewann sein Spiel an Tiefe. Neben zahlreichen Solokonzerten im ganzen Land begann er nun in der weiterführenden Schule, auch mit anderen Musikern gemeinsam zu spielen. Und damit waren seine Mitschüler gemeint! Darauf hatte ich immer gehofft, doch es war nicht einfach, und die Aufgabe war damit auch noch nicht abgeschlossen.

Die weiterführende Schule bedeutete für Rex viele neue Herausforderungen, und manches machte mir selbst Angst – ein größeres, lauteres Schulgelände, ältere Kinder und ein rauerer Umgangston. Darüber hinaus musste er im Lauf eines Tages öfter den Klassenraum wechseln. Doch Rex' neue Lebenserfahrung – auch die musikalische –, die Reisen und die Erlebnisse der letzten Zeit hatten ihm den Weg für diese neuen Herausforderungen geebnet.

Nach Ablauf seines ersten Jahres auf der neuen Schule konnte ich sehen, wie sehr sich alles für Rex zum Besseren geändert hatte – in seiner Musik, seinem Leben und nun auch in der Schule.

Viele Probleme, mit denen ich mich während seiner Grundschulzeit herumgeschlagen hatte, von der Unterrichtsgestaltung bis hin zu der Frage, wie er am besten Kontakt mit anderen Kindern aufnehmen konnte, hatten sich nun weitgehend in Luft aufgelöst, als er die weitergehende Schule besuchte und zwei Lehrer bekommen hatte, die es wirklich verstanden, mit ihm umzugehen und ihn zu motivieren.

Die Erste war seine Förderlehrerin Lisa Szilagyi, besser bekannt unter ihrem Spitznamen „Mrs S.". Sie war seine Klassenlehrerin, bei der er einige Stunden pro Tag im Unterricht saß, um Förderunterricht zu erhalten. Außerdem ging er zu ausgesuchten „normalen" Kursen. Lisa S. definierte „hervorragende Leistungen im Förderunterricht" neu: Für sie bedeutete das, kreativ zu sein und mit den Eltern zusammenzuarbeiten (ja!), um Rex' eigentliches Wesen zum Vorschein zu bringen. Sie sorgte dafür, dass er alle seine Möglichkeiten einsetzen konnte, um Kontakte zu knüpfen oder Lerndefizite auszugleichen. Und sie war in der Lage, ihm die Bildung angedeihen zu lassen, die ihm das Gesetz eigentlich von Anfang an garantiert hatte – die sollte ja relevant für sein Leben sein – und die seine Grundschullehrer, um die Wahrheit zu sagen, ihm nicht wirklich vermitteln konnten, obwohl die Helfer, die ihm zugeteilt worden waren und sich allein um ihn kümmerten, ihn nachhaltig unterstützt hatten. Das hatte zur Folge, dass er trotz dieses schwierigeren Umfelds nicht mehr jeden Tag erschöpft nach Hause kam, sondern sogar vor Energie sprühte. Jeden Tag holte ich ihn vom Schulbus für die Förderschüler ab, und oft sang (nun gut, sagen wir, summte) er beim Aussteigen vor sich hin.

Zweitens gab es Bill Pixler, der das Schulorchester leitete und eine entscheidende Rolle dabei spielte, dass sich Rex in seinem neuen Umfeld zurechtfand. Unmittelbar zu Beginn des Schuljahres entdeckte ich, wie gut sich die beiden verstanden. Am Vorabend des ersten Schultags hatte eine Einführungsveranstaltung stattgefunden. Rex und ich waren spät dran und hatten Mühe, die richtigen Räume zu finden.

Als wir endlich ankamen, stellte sich der Lehrer gerade den vielen Eltern im Raum vor, die eingekeilt zwischen Notenständern, Schlag- und Tasteninstrumenten saßen. „Ich bin Bill Pixler“, sagte er, als Rex den Raum betrat, wobei ihm sein weißer Blindenstock den Weg an einem beeindruckenden Schlagzeug vorbei wies.

Als er die Stimme seines Lehrers hörte, verkündete mein Sohn selbstbewusst: „Also, ich nenne Sie dann einfach Bill.“

Die Eltern mussten lächeln, und der Orchesterchef lachte und meinte: „Schön, dass du da bist. Und ich freue mich, dass du in diesem Jahr bei uns Klavier spielst.“

Er ermutigte Rex, im Orchester mitzuspielen, weil er begriff, wie wichtig das für Rex sein würde. Zu Anfang des Jahres konnte Rex die anderen Instrumente und Kinder in demselben Saal kaum ertragen, die manchmal schräge Töne spielten, ihre Instrumente stimmten oder einfach in seinen „musikalischen Raum“ eindrangen. Dann steckte er sich die Finger in die empfindlichen Ohren, wedelte mit den Händen oder musste einfach den Saal verlassen.

Rex hatte gewaltige Fortschritte darin gemacht, seine Sinnesorgane zu desensibilisieren, doch die Musik war das Gebiet, auf dem er nach wie vor am empfindlichsten reagierte. Seine besondere Begabung machte ihm in dieser Hinsicht das Leben schwer. Es schien, als brächte sein Genie eine Intoleranz mit sich, die unmöglich zu überbrücken war. Doch sein Orchesterleiter wusste damit umzugehen und begegnete jeglichem Anflug von Überreaktionen ganz gelassen.

Im Lauf der Monate geschah wieder ein Wunder – mein Sohn reagierte nicht mehr so stark. Sein Gehirn empfing jeden Tag gerade genug Reize, um die frustrierende Unnachgiebigkeit Stück für Stück zu überwinden, ohne dass Rex daran zerbrach. Nach und nach wurde er flexibler und konnte viel mehr ertragen. Das hatte zur Folge, dass Rex sich im Lauf dieses Jahres von einem Kind, das den musikalischen Austausch mit anderen kaum aushalten konnte, nicht einmal mit einem so brillanten Musiker wie Derek, in einen jungen Mann verwandelte, der mit anderen zusammenspielte. Trotzdem musste ich mir eingestehen, dass es ein sehr langsamer Prozess war.

Der entscheidende Moment war das Frühlingskonzert an der

Malibu High School, wo Rex Mozarts Achtes Klavierkonzert spielen sollte, begleitet vom Schulorchester. Der Leiter des Orchesters hatte ihm eine große Chance gegeben und deutlich gemacht, dass er ihm zutraute, vor dem elterlichen Publikum gemeinsam mit anderen zu spielen. Das würde zeigen, wie die Musik ihm half, Kontakte zu anderen Menschen zu knüpfen.

Ich saß im Publikum, umgeben von Freunden, die ich gebeten hatte zu kommen, um meinen Sohn und mich zu unterstützen. Meine Nerven waren aufs Äußerste gespannt. Würde Rex die anderen durcheinanderbringen, wenn er sich verspielte? Ein ganzes Kinderorchester verließ sich darauf, dass er keine Fehler machte. Und wie stand es mit ihnen? Würden sie ihn verwirren, wenn sie nicht ganz synchron spielten? Sein Klavier hatte ihm die Tür zu einer Gruppe von Gleichaltrigen geöffnet, die von ihm abhängig waren und er von ihnen – eine neue Erfahrung von entscheidender Bedeutung für sein Leben. Dennoch musste ich mir wie so oft zuvor eingestehen, dass mein Sohn und ich uns gerade außerhalb unserer Sicherheitszone aufhielten.

Als der Dirigent den Stab erhob und das Orchester mit der 36 Takte langen Einleitung begann, bei denen Rex automatisch mitzählte und auf seiner Klavierbank auf- und niederhüpfte, betete ich, dass Gott neben meinem Jungen Platz nehmen würde. *Bitte halte seine Hände, wenn er spielt ... und meine auch, wenn du schon dabei bist*, flehte ich stumm. Mein Magen krampfte sich zusammen.

Als hätte er meine Gedanken gehört, kam Rex gegen Ende des Vorspiels zur Ruhe und setzte perfekt ein. Er spielte seinen Part gewandt und schön. Endlich konnte ich durchatmen. Doch dann spielte das Orchester wieder einige Takte ohne Klavierbegleitung, sodass die Hände meines Sohnes nicht beschäftigt waren. Er versuchte, sie nahe an den Tasten zu halten, und wartete auf seinen nächsten Einsatz, so wie wir es geübt hatten; doch die Aufregung war zu viel für ihn. Seine Hände schossen in die Höhe und wedelten wild herum.

Nein, Rex! Deine Hände müssen bereit für den nächsten Einsatz sein! Wie um alles in der Welt konnte er innerhalb eines Augenblicks mit seinen Händen aus dem Sturzflug auf den richtigen

Tasten landen? Er war doch blind! *Gleich kommt dein Einsatz, Rex. Deine Hände ... bitte!* Doch seine Hände flatterten immer noch wild herum, auf und nieder, bis er schließlich nur noch den Bruchteil einer Sekunde Zeit hatte.

Doch Gott sei Dank – länger brauchte er auch nicht. Seine Hände stürzten im freien Fall auf die richtigen Tasten. Er kannte die Partitur genau und wusste, was er tat. Ich hörte die Zuschauer nach Luft schnappen, als er genau zum richtigen Zeitpunkt die Tasten mit fast unheimlicher Präzision traf.

Ich entspannte mich, doch damit war die Sache noch nicht ausgestanden. Rex war anscheinend entschlossen, meinen Glauben an ihn und an Gott auf die Probe zu stellen, denn dieselbe Szene wiederholte sich nun jedes Mal, wenn das Orchester allein spielte. Das gesamte Konzert über ließ er die Hände bei seinem Einsatz aus irgendeiner zufälligen Position auf die Tasten fallen. Doch jeder Ton saß, als ob Gott seine Hände führte.

Vier Schläge auf einen Takt: Viervierteltakt. Das vielleicht gebräuchlichste Metrum – so hatte es Mozart komponiert, doch was Rex daraus machte, war alles andere als gewöhnlich.

„Das ist Wahnsinn“, bemerkte eine Freundin neben mir. Ich hörte andere „Unglaublich“ und „Unfassbar“ flüstern, doch als ich Gott im Stillen dankte, dachte ich mir: *Das ist wie aus einer anderen Welt.*

Als der Applaus für diese außergewöhnliche Darbietung verklungen war, sah ich, wie ein Junge in der ersten Reihe seine Videokamera ausschaltete: Nathan. Er war nur ein Jahr älter als Rex und selbst ein musikalisches Wunderkind. Er hoffte, Konzertpianist zu werden. Nathans Mutter saß neben mir und fragte mich nun, wie lange Rex an diesem Konzert geübt hatte. Sie schüttelte ungläubig den Kopf, als ich antwortete: „Drei Wochen.“

Plötzlich schoss mir eine Idee durch den Kopf. „Wäre es nicht schön, wenn Rex und Nathan mal etwas zusammen spielen würden?“

Nathan drehte sich auf seinem Platz um. „Das würde bestimmt Spaß machen“, meinte er. „Ich habe in diesem Jahr selbst ein Konzert gespielt ... Beethoven. Aber ich habe drei Monate gebraucht, um es einzuüben.“

Obwohl Rex es weit gebracht hatte, hatte er sich doch noch nie mit einem anderen Kind zum Spielen verabredet oder auch nur den Wunsch geäußert. Andere kamen gelegentlich auf ihn zu wie Drew damals im Vergnügungspark. Sie sprachen ihn in der Schule oder anderswo an, doch er zeigte kein Interesse. *Warum?*, fragte ich mich. Lag es daran, dass gleichaltrige Kinder nicht die notwendige Geduld aufbrachten, um eine längere Unterhaltung mit ihm zu führen? Und wenn das so war, könnte dieser Junge, der die gleiche musikalische Sprache sprach wie Rex, in der Lage sein, diese Grenze zu durchbrechen? Ich wusste, dass Nathan zu Hause unterrichtet wurde, damit er tagsüber Klavier spielen konnte.

„Wo wohnen Sie denn?“, fragte ich seine Mutter.

Mutter und Sohn tauschten einen amüsierten Blick. „Wir haben unsere Wohnung nur den Sommer über gemietet, weil wir danach auf Reisen sind. Aber jetzt im Juni sind wir noch hier und wohnen in einem Apartment am Strand, unmittelbar nördlich von Pepperdine.“

Wenn ich Gott um ein Zeichen gebeten hätte, um mich zu ermutigen, wäre es genau das gewesen. Denn es stellte sich heraus, dass sie praktisch um die Ecke von uns wohnten. Wahnsinn! Das war wieder ein Fingerzeig Gottes!

Rex war ein wenig erschöpft von der Schule, als Nathan vorbeikam, um mit ihm zu musizieren, aber ich hoffte trotzdem, dass die beiden etwas miteinander anfangen können würden. Rex in Kontakt mit anderen Kindern zu bringen war schwieriger, als ihn auf einen Auftritt vorzubereiten. Doch Nathan war ein ausgezeichneter Klavierspieler und ein begabter Junge mit viel Energie, und darum hoffte ich, dass er sich nicht gleich abschrecken lassen würde, falls mein Sohn sich nicht allzu begeistert zeigte.

Nathan strahlte, als er durch die Tür kam. Die Aussicht, Rex beim Spielen zu beobachten und auch selbst zu spielen, begeisterte ihn. Nathan meinte, am liebsten würde er zunächst einfach nur Rex zuhören. Der ältere Junge lauschte aufmerksam, als mein Sohn Debussys „Arabesque“ spielte, an der er gerade übte.

Als er schließlich an der Reihe war, sprach er Rex direkt an, nicht mich, wie es Leute sonst oft taten. „Rex, ich würde dir gern die Chopin-Etüde vorspielen, an der ich gerade arbeite.“

Das Stück trug den Spitznamen „Sturzbach“, und die Töne strömten tatsächlich wie gewaltige Wassermassen herab. Nathan spielte virtuos und begeisternd, was meinen Sohn vor Freude kreischen und auf seinem Stuhl hüpfen ließ. Noch nie zuvor hatte er einen Altersgenossen gehört, der so brillant Klavier spielte. Dann brachte Nathan noch ein Chopin-Impromptu zu Gehör und erntete dieselbe freudige Reaktion.

Als ich Rex' Interesse sah, hoffte ich, dass er mit Nathan ein Stück zusammen erarbeiten könnte. Ich erinnerte mich, dass der Junge genau dieser Idee gegenüber offen war, und versuchte daran anzuknüpfen. „Nathan, könntest du dir vorstellen, ein Stück einzuüben, das du mit Rex zusammen spielst?“

„Klar“, erwiderte er, ohne zu zögern.

„Weißt du, Rex lernt sehr schnell. Wenn du das mal erleben willst, könntest du ihm doch einen Teil des Chopin-Impromptus beibringen, das du gerade gespielt hast.“

„Gut“, entgegnete Nathan, obwohl ich vermutete, dass er sich nicht ganz sicher war, was dabei herauskommen würde. Er spielte ihm einen Melodiebogen vor, und Rex spielte ihn augenblicklich nach.

Nathan war fasziniert. „Das ist ja irre“, sagte er.

Ich wollte nicht, dass der Faden abriss, und schlug vor, dass Rex dieses Stück in einer anderen Tonart wiedergab, nämlich in D-Dur statt in a-Moll.

„Das schafft er?“, fragte Nathan ungläubig.

„Ich glaube schon“, meinte ich, doch in meinem Mutterstolz hatte ich für meinen Sohn gesprochen.

Jetzt ergriff Rex selbst das Wort. „Nein“, weigerte er sich rundheraus.

Ich wollte noch nicht aufgeben und schlug eine andere Tonart vor. Dieses Mal sprach ich mit ihm und nicht über ihn, wie ich es so oft bei anderen kritisierte. „Wie wäre es dann mit h-Moll, Rex?“, stachelte ich ihn an.

Wieder einmal hatte er ganz eigene Vorstellungen und setzte seinen Willen durch. Es ging ihm darum, die größere Herausforderung anzunehmen, und er meinte: „D. Ich spiele es in D.“

Er transponierte mit erstaunlicher Leichtigkeit. Nathan lächelte und meinte, er wünschte sich ein Stück von Rex' Gehirn. Doch gerade, als ich anfing, mir die beiden Jungen schon als Freunde vorzustellen, zerstob diese Hoffnung, als Rex aus heiterem Himmel sagte: „Nathan muss jetzt gehen."

Ich wusste, was das bedeutete: Rex war gerade an seine Grenzen gestoßen. Darum verabredete er sich auch niemals. Doch ich versuchte, der Äußerung meines Sohnes eine andere Richtung zu geben: „Nein, Liebling, ich glaube nicht, dass er schon gehen muss, oder, Nathan?"

„Doch, Nathan muss gehen", wiederholte Rex. Die Unabhängigkeit meines Sohns machte mir nun zu schaffen.

Der Junge wirkte einen Augenblick etwas bestürzt, denn er hat es genossen, mit Rex zu spielen, doch als er auf seine Uhr blickte, merkte er, dass es schon später war, als er mit seiner Mutter ausgemacht hatte, und meinte lachend: „Mensch, ich muss wirklich gehen. Aber das hat echt Spaß gemacht, Rex."

Als sich die Tür hinter ihm schloss, spielte Rex etwas, das nach einer *Nocturne* klang. Er improvisierte in diesem eindringlichen melancholischen Stil. Er schien ganz zufrieden, doch meilenweit weg zu sein, weg von Nathan, weg von mir, an diesem Ort tief in ihm drinnen, an dem ihn nur die Musik erreichen konnte.

„Rex, hat es dir Spaß gemacht, mit Nathan zu spielen?", fragte ich und versuchte, ihn zurückzuholen aus dieser Welt, zu der ich keinen Zugang hatte.

Er antwortete nur mit Tönen. Sie klangen wunderschön und traurig. In meinem Herzen machte sich die Sehnsucht breit, mein Kind zu erreichen. „Rex, hat es dir Spaß gemacht, mit Nathan zu spielen?", fragte ich noch einmal, drängender, hoffnungsvoll, sehnsüchtig. Doch wir befanden uns in zwei verschiedenen Welten.

Gemeinsam hatten wir es so weit gebracht. Seine Persönlichkeit kam immer mehr zum Vorschein, und er schaffte es immer klarer, sich in seiner Welt zu behaupten. Das war an sich gut, doch ich wollte nicht, dass er sich in sich selbst zurückzog. Ich wollte, dass er Kontakte knüpfte. Doch das war in all den Jahren kaum geschehen. Würde er jemals wirklich auf andere Menschen eingehen können, die Gesellschaft eines Gleichaltrigen brauchen und wünschen? Dereks Vorbild hatte mir Hoffnung geschenkt. Wenn er das mit seinen noch gravierenderen kognitiven Schwierigkeiten schaffen konnte, dann auch Rex. Deshalb hatte ich einen Versuch mit Nathan gewagt. Doch gerade, als alles gut aussah, kapselte sich Rex ein. Ich war entsetzlich enttäuscht, umso mehr, als Rex mich in meiner Frustration allein ließ.

Und doch war ich nicht ganz allein. Darum ging es ja überhaupt im Glauben. Gott konnte meinen Sohn erreichen, selbst wenn er mit sich und seiner Musik allein war. Und auch jetzt musste er bei mir sein, obwohl ich es nicht spürte. Selbst wenn ich manchmal den Eindruck hatte, er sei taub, genauso wie sich mein Sohn mir gegenüber taub stellte. *Bau nicht auf das, was du sehen kannst – vertrau mir einfach!*

Am nächsten Tag gingen Rex und ich zum Strand. Und dort, wo mir der weite Horizont vor Augen stand, beantwortete er meine Frage. „Mama, es hat Spaß gemacht, mit Nathan zu spielen!"

Rex hatte sich nur die Zeit gelassen, die er brauchte. Alles in seinem Leben geschah dann, wenn er es zulassen konnte – so funktionierte mein Sohn. Ich konnte ihn nicht zu etwas drängen, wenn er noch nicht dazu bereit war. Warum hatte ich das immer noch nicht kapiert? Auf Gott zu warten und zu hoffen bedeutete, auf Rex zu warten.

Er tauchte seine Füße in die Brandung, wie er es mit Derek gemacht hatte, und meinte: „Ich werde Nathan sagen, dass das Meerwasser wirklich kalt ist!"

„Das machst du, Liebling, das machst du!", entgegnete ich, und meine Stimme versagte fast, weil ich so berührt war.

„Nathan wird an unsere Tür klopfen, und dann sage ich: ‚Komm rein, Nathan', und dann will ich es ihm erzählen."

Ja!, jubelte ich mir selbst innerlich zu. Er hatte den Wunsch, mit Gleichaltrigen in Kontakt zu kommen. Er war da, und er musste ihn nur noch weiterentwickeln.

Zwei Tage später klopfte es wirklich an der Tür. „Komm rein, Nathan!", rief Rex aufgeregt und erfüllte so seine eigene Prophezeiung. Die Tür ging auf.

„Hallo, Rex! Wie geht es dir?", fragte Nathan höflich beim Hereinkommen.

„Gut. Und dir?", entgegnete Rex.

„Auch gut. Ich habe darüber nachgedacht, welches Stück wir zusammen spielen könnten, Rex. Es gibt einige Konzerte von Beethoven mit verschiedenen Klavierparts", sagte er.

Gerade als ich „Gute Idee!" rufen und so mal wieder meine eigenen Wünsche auf meinen Sohn projizieren wollte, hielt ich inne und biss mir praktisch auf die Lippen. Sekunden können sich eine Ewigkeit hinziehen, wenn man auf etwas wartet, das ein ganzes Leben ändern kann.

Ein Schlag. Zwei. Drei. Dann ein ganz neuer Takt. „Nathan, ich würde gern ein Beethoven-Konzert spielen."

Ja!, jubelte ich wieder innerlich.

Ich setzte mich ins Wohnzimmer, damit die beiden Jungen ungestört miteinander musizieren konnten. Das war nun meine Rolle: Ich brachte Dinge in Bewegung, mischte mich aber nicht mehr ein. Nachdem sie sich gegenseitig einige Stücke vorgespielt hatten, begannen sie, auf dem Klavier eine Art musikalische Unterhaltung zu führen. Rex nannte das „Frage und Antwort", ein musikalisches Spiel, das er an der Pepperdine-Hochschule kennengelernt hatte: Der eine spielte eine Phrase im Stil eines bestimmten Komponisten, auf die der andere dann antwortete. Jeder der beiden musste schnell und kreativ reagieren, damit die Unterhaltung nicht abriss. Das war Rex' Sprache. Doch auch Nathan beherrschte sie, und beide Jungen wussten sich geschickt darin auszudrücken. Und beide fanden Spaß daran.

„Wie wäre es mit etwas Russischem, Rex? Das hier ist im Stil von Strawinsky", meinte Nathan.

Rex lächelte. Er liebte die russischen Komponisten. Tschaikowsky, Rachmaninoff. Ich wusste, dass er dazu eine Menge zu sagen hatte.

Als ich die beiden Jungen beobachtete, wie sie ihr musikalisches Gespräch führten und nie um ein Wort verlegen waren, sei es nun ein Russe, Mozart oder Chopin, fragte ich mich, was die Zukunft für uns bereithielt. Würde Nathan Rex' Freund werden? Vielleicht. Doch wenn nicht, würde sich ein anderer finden. Es war jedenfalls erkennbar, dass Rex begann, auf andere zuzugehen, und die Musik als Ausgangspunkt benutzte.

Die Tür, die sich geöffnet hatte und durch die Nathan eingetreten war, war nur eine von vielen, die wir in unserem Leben vorgefunden hatten. Dafür dankte ich Gott. Ich wusste, wie groß diese Tür war, und ich wusste, dass noch viele weitere auf uns warteten, wenn ich nur vertraute. Gott zu vertrauen bedeutete, auch Rex zu vertrauen und seiner Spur zu folgen. Ich konnte ihm vieles ermöglichen, wie ich es immer getan hatte, doch ich musste auch unbedingt lernen, meinen Griff zu lockern und zuzulassen, dass er sich in seinem eigenen Tempo vorwärtsbewegte.

Rex lachte, als er Nathan im Stil Beethovens antwortete, und zwar so selbstbewusst und heiter, dass es auch Nathan zum Lachen brachte. Als die Töne den Raum erfüllten, hegte ich keinen Zweifel daran, dass Arbeit vor uns lag, viel Arbeit ... für meinen Sohn und für mich. Unser Weg war kompliziert. Wenn sich in seinem Körper und Geist die Extreme von Genie und Behinderung begegneten, wie sollte es auch anders sein?

Und doch entdeckte ich inmitten des Gelächters und der Musik eine andere Wahrheit. Was ich bisher in Rex' Leben nur bruchstückhaft wahrgenommen hatte – nämlich dass Gott mir zuzwinkerte, mir immer genug Kraft gab –, sah ich nun mit einem Mal unverschleiert. Aus den Teilen war etwas Ganzes geworden! Und in Wirklichkeit war es überhaupt nicht kompliziert, sondern in seiner Schlichtheit wunderschön und Ehrfurcht gebietend. Das wollte ich mir aufschreiben, um mich in Zukunft daran zu erinnern, in einem Monat oder einem Jahr, wenn ich es vergessen hatte ... oder zweifelte ... oder der Alltag diese Erfahrung unter sich begrub.

Es ist einfach so: Rex liebt sein Leben; jede Sekunde, jede Minute, jede Stunde, jeden Monat, jedes Jahr. Er ist eine Verkörperung der Gnade, so unwahrscheinlich das auch klingen mag – Gott hat ihm das Allerwichtigste mitgegeben: Mein Sohn weiß, dass das Leben wunderbar ist! Und durch meine Liebe zu meinem Sohn und mein wachsendes Vertrauen auf Gott habe ich es auch verstanden.

Nachgedanken

Eines Tages wurden aus den Buckeln Wörter, und die Wörter hatten eine Bedeutung, und die Bedeutung war ... Geschichten! Rex konnte Blindenschrift lesen! Fast fünf Jahre nachdem ich die Hoffnung aufgegeben hatte, dass seine Finger den verhassten „Buckeln auf einem Stück Papier" jemals einen Sinn abgewinnen konnten, bewies Rex erneut, dass man niemals nie sagen sollte, wenn es ihn betraf. Oder wo Gott im Spiel war.

Eines Abends setzte ich mich im Wohnzimmer hin und dachte über Rex und die Blindenschrift und das Wunder des Lebens und der Gnade nach. Die Schiebetüren zur Terrasse waren weit geöffnet. Zusammen mit dem Duft der Jasminbüsche, die direkt vor dem Terrassenfenster blühten, wurde die Abendluft zu einem betörenden Parfüm, das meine Sinne umfing. Dazu noch die sanften Wellen, die an den Strand spülten und mich in ihren Rhythmus einhüllten, und ich spürte, wie mich Frieden erfüllte.

Bis auf den Ozean war alles still, Rex lag in seinem Bett und schlief fest. Plötzlich riss mich Gekicher, das aus seinem Zimmer kam, aus meinen Gedanken. Als ich an seinem Bett stand, um nachzusehen, was los war, lachte er vor sich hin, weil er im Traum offensichtlich etwas Schönes erlebt hatte. In letzter Zeit tut er das öfter, manchmal sogar, wenn er wach ist. Dann verliert er sich in seinen eigenen Gedanken und lacht einfach. Manchmal kichert er vor sich hin, und manchmal lacht er sogar so, dass es seinen ganzen Körper schüttelt.

Verschiedentlich habe ich ihn gefragt: „Was ist denn so lustig, Rex?" Dann antwortet er unweigerlich: „Ich weiß nicht, Mama."

Ich persönlich glaube, dass das Gelächter den Schlusspunkt zu all seinen wunderbaren Durchbrüchen darstellt. *Du hast also wirklich geglaubt, ich würde niemals Blindenschrift lernen?* Doch das Gelächter bedeutet noch mehr. Es zeigt, dass Freude zu seinem innersten Wesen gehört. Das muss einfach so sein, wenn es ihn sogar im Schlaf überfällt und während seiner wachen Stunden in sein Unterbewusstsein eindringt. Wenn ich diesem wunderbaren Klang lausche und in sein Lachen mit einstimme, einfach weil es so ansteckend ist, begreife ich, dass es zu seiner Geschichte noch ein „Danach" geben muss. Hier also noch einige weitere Gedanken.

Die grundlegenden Fakten sind einfach. *Rex weiß über die Freude Bescheid, und er hat das, was ich gern hätte.* Doch die Entwicklung bis dahin war keineswegs einfach. Gehen wir also einige Schritte in die Vergangenheit zurück.

So wie Rex in einer dunklen, einsamen Welt lebte, bevor er durch die Musik seine Stimme fand, lebte ich in der Finsternis, bevor ich Gott fand oder, besser gesagt, bevor er *mich* fand. Natürlich wusste ich nicht, dass ich im Dunkeln lebte, denn in meiner Welt herrschte ständig Bewegung, und ich wohnte in der Stadt der Lichter – Paris. Wie konnte in dieser aufregenden Welt, in der ich als Model arbeitete und Karriere in der Hochfinanz machte, Dunkelheit herrschen? Und doch schlich sich manchmal ein vages Gefühl der Leere ein, wenn alles still war, die Bewegung für einen Moment aufhörte, obwohl es in dieser Welt so viel zu tun und zu sehen gab. Damals versuchte ich, dieses Gefühl zu „heilen", indem ich noch mehr arbeitete.

Ich wusste nicht, dass ich mit einer Leere im Herzen lebte, die durch materielle Güter nicht gefüllt werden konnte. Bevor ich Rex bekam, hätte ich nicht einmal von ihm träumen können. Doch genau das ist Gottes Spezialität – das Außergewöhnliche, das Unerwartete, das in dieser Welt schlicht Unglaubliche zu tun, das uns regelrecht umhaut! Ganz zu schweigen von unseren unausgesprochenen Bedürfnissen – oder Nöten, die wir uns nicht einmal selbst eingestehen.

Wenn ich mir das Porträt der jungen Frau anschaue, die ich damals war, sehe ich, wie fest ich das Lenkrad meines Lebens im Griff hatte. Ich hatte einen ausgeprägten Willen, war starrköpfig, wusste, was ich wollte und was am besten für mich war – so hatte mich mein Umfeld geprägt. Ich bemühte mich, den Ansprüchen gerecht zu werden. Unsicherheit war kein Charakterzug, der in Stanford geschätzt wurde, und mangelnde Überzeugung war nicht der Stoff, aus dem erfolgreiche Devisenhändler gemacht waren. Ich war in den Maßstäben der Welt um mich herum gefangen.

Dann kam Rex! Ich verlor sofort mein Herz, als ich in die Augen meines Babys blickte. Diese Liebe war unerschütterlich, unzerbrechlich, jenseits aller Gefühle, die ich jemals empfunden hatte. Damals konnte ich noch nicht ahnen, dass mich ein Wirbelsturm erwartete, der mein Leben umkrempeln sollte. Rex' ganzes Wesen drehte sich um das Unwägbare, das Fehlen jeglicher Garantie. Ich konnte keine Erwartungen hegen ... nicht einmal ganz grundlegende für dieses Kind, das ich so liebte!

Meine ganze bisherige Welt brach zusammen. Verwirrung, Verzweiflung und äußerste Hoffnungslosigkeit machten sich breit. Rex war ein Wirbelsturm in Windeln, der die Fundamente meiner Existenz zerschmetterte, ein Tornado, der mich bald in diese, bald in jene Richtung trieb. Auf unbekanntem Gelände taumelte ich vorwärts – es war eine Sache auf Leben und Tod. Das Einzige, was ich damals wusste, war, dass ich mein Kind nicht loslassen durfte. Ich war seine Mutter, und dieses Band der Liebe war der einzige absolute Wert, auf den ich mich verlassen konnte.

Seine Existenz war zuerst von Leiden, Problemen und Überempfindlichkeit geprägt. Er konnte nicht in dieser Welt leben, wie sie war ... oder wie er war. Und dieses Bild eines Gefangenen seines eigenen behinderten Körpers ließ mich auf die Knie fallen und brachte mich zu Gott.

Damals ahnte ich noch nicht, dass das, was ich bei Gott suchte (und finden würde), weit über das hinausging, was ich für meinen Sohn und mein Leben erwartete. Doch Gott ist größer als unsere Vorstellungskraft – er ist ein wirklich weiser Schöpfer!

Ich war nicht in der Kirche aufgewachsen, und daher klang es für mich wie eine Fremdsprache, als ich zum ersten Mal von Gottes rettender Gnade hörte, vor allem in Anbetracht dessen, was das Leben mit Rex bedeutete. Daher überraschte es mich noch mehr, als ich entdeckte, wie sich mein Herz veränderte, obwohl sich der Zustand meines Sohnes nicht verbesserte.

Ich war schon ein ganzes Jahr zur Kirche gegangen und hatte ausschließlich für Rex' Heilung gebetet und dafür, dass er endlich laufen und sprechen lernte. Zwar hatte Gott keines dieser Gebete für Rex erhört, doch er hatte begonnen, seine Mutter zu heilen. Mich! Er hatte bewirkt, dass ich an ihn glauben konnte, und das ging weit über mein Verstehen hinaus. Es war, als ob die Worte der Bibel meinen Verstand umgingen, das, was ich mit eigenen Augen sah, widerlegten und direkt in meinem Herzen Wurzeln schlugen. Wie konnte ich Hoffnung hegen, wenn alles, was wir taten, so hoffnungslos aussah? Die Antwortet lautet: Ich konnte es nicht. Nicht ohne Glauben.

Und so war das für mich das erste Wunder, das in meinem Leben sichtbar wurde, ein gutes Jahr bevor Rex dann doch noch sprechen, laufen und Klavier spielen lernte. Durch dieses Wunder des Glaubens, das Gott an mir getan hatte, begriff ich allmählich, dass er einen Plan für Rex' Leben hatte ... und für meins. Im Rückblick erkenne ich, dass er anfangen musste, mich und mein Herz zu verändern. Vielleicht konnte er mich so, wie ich früher gewesen war, nicht lassen. Vielleicht konnte ich selbst nichts mit mir anfangen, so wie ich gewesen war!

In den Jahren, nachdem dieser Same des Glaubens in mein Herz gelegt worden war, bin ich keineswegs immer glücklich und zufrieden „im Glauben gewandelt". Mein Weg glich oft eher einem Tauziehen mit Gott – ich zerrte mal in diese Richtung, mal in jene, grub die Fersen in den Boden oder lockerte auch mal meinen Griff, weil sein Gegenzug viel zu stark für mich war und die Wege, auf denen er mich führen wollte, mir Angst einjagten.

Wie oft vergaß ich, ihm zuzuhören, und brüllte ihn einfach an, er solle mir zuhören! Kümmerte er sich denn nicht um mich ... oder war er einfach taub? Oder hörte er sogar das, was ich *nicht* sagte?

Wer ständig in Ungewissheit lebt, lernt ganz neu, Gott zu vertrauen, seine Pläne über den Haufen zu werfen und alte Prägungen zu überwinden. Entweder wagt man es, loszulassen und zu vertrauen, oder Körper und Geist werden mit der Zeit kaputtgehen. Eins ist sicher – Gott ließ Rex und mich endlos lange im Sumpf sitzen. (Manchmal haben wir den Eindruck, wir befinden uns immer noch darin.) Doch in allen Wechselfällen des Lebens und Glaubenszweifeln, die ich im Lauf der Zeit mitgemacht habe, habe ich allmählich begriffen, dass Gott den Faden der Hoffnung niemals abreißen lässt, ohne den alles verloren wäre. Schmerz und Dunkelheit durchlebt zu haben hat mein Schvermögen so geschärft, dass selbst ein schummriges Lämpchen hell wie ein Diamant strahlt.

So vieles in Rex' Leben lässt sich nicht aus Büchern oder mit dem Verstand erklären. Früher habe ich immer versucht, Dinge zu analysieren und zu bewerten, die sich meiner Kontrolle entzogen. Das hatte ein gedankliches Chaos zur Folge, und ich bewegte mich von Gott weg. Jedes Mal, wenn das geschah und ich Gott krampfhaft um Antworten bat, kam ich mit leeren Händen zurück, verwirrt und verärgert.

Dann lauschte ich Rex' Klaviermusik, und sie raubte mir den Atem ... und sie sorgte dafür, dass ich mich und meinen Verstand nicht mehr so wichtig nahm. Ich wusste jenseits aller Vernunft, dass Gott da war, und der Rest der Welt blendete sich einfach aus. Es war, als ob Gott mich aufforderte, über den Tellerrand meines eigenen Verstandes hinauszublicken und ihm zu vertrauen. *Hör meine Stimme in der Musik. Hör auf jeden Ton. Mach dir keine Gedanken, wo das alles hinführt. Hör einfach auf die Klänge und begreife, dass sie schön klingen ... und du sollst wissen, dass ich Gott bin.*

Vertrauen. Jemandem wie mir fiel das schwer, denn ich war in dem Glauben aufgewachsen, dass sich Erfolg auf geistige Arbeit zurückführen lässt. Ich hatte mich in der Schule angestrengt, um lauter Einsen einzuheimsen, damit ich ein wirklich gutes College besuchen konnte. Das schaffte ich auch; ich ging nach Stanford. Nach dem College drehte sich auf den Finanzmärkten alles um Analysen, Fakten und Daten. Als Devisenhändlerin waren Wirtschaftsindikatoren und Diagramme mein täglich Brot, um kurz- und langfristige Entwicklungen einzuschätzen. Der prägende Faktor bei allem war mein Verstand.

Vertrauen. Wenn es nicht das Klavier war, dann Rex' Lachen, das unmittelbar aus seinem Bauch kam und jede Vernunft überstieg. Und ich wusste, dass ich das haben wollte, was er hatte: Freude, die schlicht und einfach Freude war, ganz dem Augenblick hingegeben, die seine Behinderung Lügen strafte und von seiner unmittelbaren Verbindung zu Gott erzählte.

Vor Rex' Geburt hatte ich nicht einmal gewusst, was Freude war. Das lag daran, dass jedes Glücksgefühl, das ich damals empfunden hatte, immer verzerrt und an Bedingungen geknüpft war. Damals hatte ich mich ständig gefragt, ob ich wirklich glücklich war und warum, oder auch, wann dieses „Glück" enden würde. Wie die meisten Menschen wünschte ich mir, dass mein Glück für immer anhielt, und deshalb befand ich mich andauernd auf der Suche, um dieses Ziel auf alle möglichen Arten zu erreichen – ich genoss das Abenteuer Paris in vollen Zügen, meinen beruflichen Erfolg, neue Erfahrungen, Romantik und Liebe. Wie das Analysieren führte mich auch diese Suche immer weiter weg von Gott. Ich flatterte von einem Erlebnis zum nächsten und wusste eigentlich nicht, wonach ich suchte.

Doch Gott wusste es, und er schenkte mir Rex – das Kind, das mein Leben nicht nur komplett umkrempeln würde, sondern mir auch durch sein eigenes Vorbild zeigte, dass wahre Freude von innen kommt, nicht aus materiellen Dingen oder einer bestimmten Lebenssituation heraus. Und damit wurde ein neues, beständigeres Fundament für mein Leben gelegt. Ein sinnvolles Leben.

Meine alten Wünsche und Sehnsüchte gehörten der Vergangenheit an. Wenn man mir heute mit Markttrends oder großartigen Renditeversprechen käme, würde ich wahrscheinlich so reagieren, als spräche man Suaheli mit mir. Nicht, dass an meinem alten Beruf etwas Verkehrtes gewesen wäre, nein, aber er hilft mir nicht, einen Sinn für mein Leben zu finden. Rex' Geburt dagegen gab mir ein Ziel und damit auch einen neuen Lebenssinn – ich wollte von den Wundern erzählen, die ich mit Rex erlebt habe, um so auch anderen zu helfen.

Heute arbeite ich nach einer beruflichen Weiterbildung leidenschaftlich gern mit seh- und anderweitig behinderten Kindern. Auch meine Erfahrung als Mutter eines behinderten Kindes nutze ich, um anderen Eltern zu helfen, die emotionalen Schwierigkeiten zu bewältigen, die dieses Ereignis mit sich bringt. Gern gebe ich die Einsichten weiter, die ich durch meine Fehler oder falsche Vorstellungen gewonnen habe, sei es nun in Einzelgesprächen oder auch vor einem größeren Publikum. Rex und ich hatten die Ehre, auf der ganzen Welt vor vielen Menschen sprechen zu dürfen.

Ich hoffe, dass dieses Buch anderen hilft, Mut zu fassen und eine andere Perspektive zu gewinnen, wie auch immer ihre persönliche Situation auch aussehen mag. Ich wünsche mir, dass ich den Segen, den ich durch meinen Sohn erfahren habe, anderen Menschen weitergeben kann.

Gott greift nicht nur anders ein, als wir es erwarten, sondern ich glaube auch, dass er ein Meister der Ironie ist. Ja, wirklich! Ich ging ins Ausland, um die Welt zu entdecken. Reisen! Paris! Die glamouröse Stadt der Lichter! Und doch entdeckte ich die Welt in ihrer ganzen Fülle erst durch Rex, als ich nämlich mit meinem kleinen Sohn wieder in meiner Heimat wohnte. Gott hat seine guten Gaben direkt vor meiner Haustür abgeliefert.

Lassen Sie mich das erklären: Zunächst einmal sorgten Rex' ausgeprägte Bedürfnisse dafür, dass ich keine Ablenkung von außen mehr suchen konnte – und damit konnte sich Gott meine Aufmerksamkeit sichern. Heute weiß ich, dass er auch schon vorher immer wieder versucht hat, mir etwas zuzuflüstern. Doch diese leisen Worte gingen im Lärm unter.

Dann wurde Rex geboren. Das war kein Flüstern, sondern ein markerschütternder Schrei, der mich innerlich durchbohrte und nicht verklingen wollte. Und als ich wirklich begann zuzuhören (das dauerte übrigens seine Zeit), begann ich die Wahrheit zu entdecken, die Gott mir nahebringen wollte. Anfangs noch nebelhaft und verschwommen, doch diese Wahrheit gewann immer mehr an Klarheit, als Rex selbst aus dem Gefängnis seines Körpers und seines Geistes ausbrach und seine Persönlichkeit immer mehr zum Vorschein kam. *Die ganze Welt* (die Welt, die ich durch ständige Ruhelosigkeit in der Überzeugung gesucht hatte, dass sie nur noch einen Schritt entfernt sei) *begleitet mich die ganze Zeit ... und sie ist mir in jedem beliebigen Moment vor Augen ... wenn ich mich nur dazu entschließe, sie auch wahrzunehmen.* So viele Jahre hatte man mich geprägt, das Gegenteil für wahr zu halten, doch Gott schenkte mir Rex, um mich jeden Tag daran zu erinnern, damit ich auf dem richtigen Weg bleibe.

Ich reise immer noch gern, umso mehr, als ich das viele Jahre nicht tun konnte, weil Rex' überempfindliche Sinne es unmöglich machten. Heute dagegen, auf Reisen oder zu Hause, sind *meine* Sinne schärfer geworden. Meine Augen sehen besser, die Welt wirkt frischer, und ich sehe sie viel schärfer, möglicherweise weil ich nicht mehr gleichzeitig überall hinschaue, wie es früher der Fall war. Rex' Mutter zu sein hat mir Ohren geschenkt, mit denen ich mitten im Chaos eine schöne Melodie wahrnehme, weil ich den Lärm herausfiltern kann.

Und heute liebe ich die Stille. Die Stille, die ich früher nie aushalten konnte, lässt heute mein Herz zur Ruhe kommen. Dann kann ich den Jasminduft, überlagert von der würzigen Seeluft, ganz bewusst einatmen. In der Stille höre ich die Sinfonie des Lebens, wenn mein Sohn vor sich hin kichert oder dieses atemberaubende Lachen tief aus seinem Bauch erschallen lässt. Ich lausche, wenn mein Sohn Klavier spielt und sich die Töne mit dem sanften Rhythmus des Ozeans draußen vor dem Fenster verbinden. Dann weiß ich, dass die Sehnsucht meines Herzens gestillt ist. In solchen Augenblicken höre ich alle Töne, die es gibt, sogar die subtilen Harmonien ... und in jeder Note klingt Gottes Wahrheit nach.

Dank

Zunächst möchte ich den Mitarbeitern der CBS-Sendung *60 Minutes* dafür danken, dass sie Rex und mir durch den Bericht über uns so viele Türen geöffnet haben. Mein Dank gilt auch Lesley Stahl, weil sie Rex von Anfang an ins Herz geschlossen und alles aus der Perspektive einer Mutter gesehen hat. Danken möchte ich auch Shari Finkelstein.

Tom Sullivan, meinem lieben Freund, der immer daran geglaubt hat, dass unsere Geschichte erzählt werden sollte. Danke für deinen Weitblick und dafür, dass du an Rex und mich geglaubt hast.

Meinen Agenten Jan Miller und Nena Madonia von *Dupree Miller & Associates*.

Ich bin dem gesamten Team von Thomas Nelson sehr dankbar, welches an dieses Buch geglaubt hat.

Vielen anderen, die Rex und mir auf diesem Weg halfen:

Dem Personal der Blindenschule, das Rex und mir half, Fuß im Leben zu fassen.

Meinem Bruder Alan, der mir den Weg zu Gott gewiesen hat. Und der *Malibu Presbyterian Church*, weil sie mir zur Heimat geworden ist.

Den Helden aus Rex' Schulzeit – seinen Helfern. Ohne ihr einzigartiges Engagement wäre er nicht dort, wo er heute ist. KD (Khadevis Robinson), Ari, Nanette, Caroline, Catherine. Und Rex momentanem Helfer, dem unvergleichlichen Jim O'Neil, der ihn sogar mit zum Surfen nahm.

Rex' Klavierlehrern: Sara Banta, David Pinto, Lynn Marzulli. Mein besonderer Dank gilt David und Gayle, weil sie es noch einmal mit der Blindenschrift versucht haben, obwohl ich es bereits aufgegeben hatte. Und Angela Rasmussen, Rex' Gesangslehrerin.

Gloria Terry Knutson und Jennifer Jackson, Rex' wunderbare Babysitter.

Meinen Freundinnen Raffaela, Naomi und Susan.

Meiner Familie für alle Gebete.